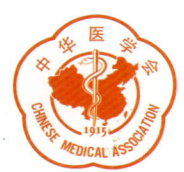

中国医学发展系列研究报告

# 医学信息学进展

## 【2015—2020】

中华医学会 编著

代 涛 主编

中华医学电子音像出版社
CHINESE MEDICAL MULTIMEDIA PRESS

北 京

图书在版编目（CIP）数据

医学信息学进展：2015-2020/ 代涛主编. —北京：中华医学电子音像出版社，2020.4
ISBN 978-7-83005-187-7

Ⅰ．①医… Ⅱ．①代… Ⅲ．①医学信息学 Ⅳ．① R-058

中国版本图书馆 CIP 数据核字（2020）第 039439 号

## 医学信息学进展【2015—2020】
YIXUE XINXIXUE JINZHAN【2015—2020】

| | |
|---|---|
| 主　　编： | 代　涛 |
| 策划编辑： | 史仲静　宫宇婷 |
| 责任编辑： | 宫宇婷 |
| 校　　对： | 朱士军 |
| 责任印刷： | 李振坤 |
| 出版发行： | 中华医学电子音像出版社 |
| 通信地址： | 北京市西城区东河沿街 69 号中华医学会 610 室 |
| 邮　　编： | 100052 |
| E - mail： | cma-cmc@cma.org.cn |
| 购书热线： | 010-51322677 |
| 经　　销： | 新华书店 |
| 印　　刷： | 廊坊市佳艺印务有限公司 |
| 开　　本： | 889 mm×1194 mm　1/16 |
| 印　　张： | 13 |
| 字　　数： | 340千字 |
| 版　　次： | 2020 年 4 月第 1 版　2020 年 4 月第 1 次印刷 |
| 定　　价： | 120.00 元 |

**版权所有　侵权必究**

购买本社图书，凡有缺、倒、脱页者，本社负责调换

# 内 容 简 介

本书为《中国医学发展系列研究报告》丛书之一，旨在记录中国医学信息领域的创新发展和学科建设，以期对该专业的后续发展起到良好的指导和推动作用。本书由国内医学信息领域的专家编写，回顾了中华医学会医学信息学分会第七届委员会开展的重点工作，介绍了《中华医学百科全书·基础医学·医学信息学卷》的编撰情况；系统总结了我国医学信息学的学科进展，重点梳理了医学信息学的发展概况和主要研究领域的前沿进展，详细介绍了健康医疗大数据与人工智能、医疗卫生信息化与"互联网＋医疗健康"、医学科技情报与医学创新、医学数字图书馆与知识服务、中医药信息学、医学信息标准、医学信息安全和隐私保护、医学信息教育与人才培养等方面内容，同时选编了医学信息学及健康医疗大数据等相关政策文件，以便读者了解最新政策进展。本书内容丰富、专业性强，可供从事医学信息学研究和应用的人员、卫生健康信息化建设者及相关管理者阅读参考。

# 中国医学发展系列研究报告
# 医学信息学进展【2015—2020】
# 编委会

**主　　编**　代　涛
**副 主 编**　钱　庆　刘章锁　陈　锐　董建成　王　伟
**编　　委**　崔　蒙　苏雪梅　谢志耘　唐小利　杨文秀　陈　亮　赵玉虹
　　　　　　丁汉升　应　峻　甄天民　尚　武　李后卿　余中心　甘华平
　　　　　　孙　艳
**编写秘书**　任慧玲　刘文君
**参编人员**　（按姓氏笔画排序）
　　　　　　于　彤　王　雪　任慧玲　全　宇　刘文君　刘宇薇　刘靓靓
　　　　　　刘新奎　许　丹　孙轶楠　杜　建　李　姣　李永洁　李园白
　　　　　　李沛鑫　李国正　李爱花　李海燕　张华敏　陈晓炜　房梦雅
　　　　　　徐海荣　郭继军　潘艳丽

# 序

习近平总书记指出："没有全民健康，就没有全面小康。"医疗卫生事业关系着亿万人民的健康，关系着千家万户的幸福。随着经济社会快速发展和人民生活水平的提高，我国城乡居民的健康需求明显增加，加快医药卫生体制改革、推进健康中国建设已成为国家战略。中华医学会作为党和政府联系广大医学科技工作者的桥梁和纽带，秉承"爱国为民、崇尚学术、弘扬医德、竭诚服务"的百年魂和价值理念，在新的百年将增强使命感和责任感，当好"医改"主力军、健康中国建设的推动者，发挥专业技术优势，紧紧抓住国家实施创新驱动发展战略的重大契机，促进医学科技领域创新发展，为医药卫生事业发展提供有力的科技支撑。

服务于政府、服务于社会、服务于会员是中华医学会的责任所在。我们从加强自身能力建设入手，努力把学会打造成为国家医学科技的高端智库和重要决策咨询机构；实施"品牌学术会议""精品期刊、图书""优秀科技成果评选与推广"三大精品战略，成为医学科技创新和交流的重要平台，推动医学科技创新发展；发挥专科分会的作用，形成相互协同的研究网络，推动医学整合和转化，促进医疗行业协调发展；积极开展医学科普和健康促进活动，扩大科普宣传和医学教育覆盖面，服务于社会大众，惠及人民群众。为了更好地发挥3个服务功能，我们在总结经验的基础上，策划了记录中国医学创新发展和学科建设的系列丛书《中国医学发展系列研究报告》。丛书将充分发挥中华医学会88个专科分会专家们的聪明才智、创新精神，科学归纳、系统总结、定期或不定期出版各个学科的重要科研成果、学术研究进展、临床实践经验、学术交流动态、专科组织建设、医学人才培养、医学科学普及等，以期对医学各专业后续发展起到良好的指导和推动作用，促进整个医学科技和卫生事业的发展。学会要求相关专科分会以高度的责任感、使命感和饱满的热情，认真组织、积极配合、有计划地完成丛书的编写工作。

本着"把论文写在祖国大地上，把科技成果应用在实现现代化的伟大事业中"的崇高使命，《中国医学发展系列研究报告》丛书中的每一位作者，所列举的每一项研究，都是来自"祖国的大地"、来自他们的原创成果。该书及时、准确、全面地反映了中华医学会各专科分会的现状，系统回顾和梳理了各专科医务工作者在一定时间段内取得的工作业绩、学科发展的成绩与进步，内容丰富、资料翔实，是一套实用性强、信息密集的工具书。我相信，《中国医学发展系列研究报告》丛书的出版，让广大医务工作者既可以迅速把握我国医学各专业蓬勃发展的脉搏，又能在阅读学习过程中不断思考，产生新的观念与新的见解，启迪新的研究，收获新的成果。

《中国医学发展系列研究报告》丛书付梓之际，我谨代表中华医学会向全国医务工作者表示深深的敬意！也祝愿《中国医学发展系列研究报告》丛书成为一套医学同道交口称赞、口碑远播的经典丛书。

百年追梦，不忘初心，继续前行。中华医学会愿意与全国千百万医疗界同仁一道，为深化医疗卫生体制改革、推进健康中国建设共同努力！

中华医学会会长

# 前 言

医学信息学是一门新兴的交叉学科，综合运用计算机科学、生物学、医学、数学、统计学等多学科的技术与方法，对医学数据、信息及知识进行收集和处理，并广泛应用于医学科技创新、临床诊疗与护理、疾病预防控制、药物研发、医疗保险、医学教育、卫生决策等方面。随着云计算、大数据、物联网和人工智能等新技术的不断涌现及其在卫生健康领域中的广泛应用，医学信息学的学科内涵与外延不断发展，迎来了新的历史发展机遇。如何利用好新的机遇，顺应医学信息学的学科发展规律，加强新理论、新技术、新方法的研究和应用，推动学科快速发展，是医学信息学工作者共同的责任。为此，我们编写了本书。

本书为《中国医学发展系列研究报告》丛书之一，由中华医学会组织编著，旨在为医学信息学的研究者和管理者提供医学信息学学科建设、医疗卫生信息化、健康医疗大数据及医学图书情报行业发展等信息，同时也为医学信息学学科研究和中华医学会医学信息学分会发展提供基础资料。

本书回顾并总结了中华医学会医学信息学分会第七届委员会开展的重点工作及近年来医学信息学发展的主要学术成果，旨在分析学科前沿进展，指导行业发展，并且注重科学性、指导性和连续性。本书共有十章，第一章回顾并总结了中华医学会医学信息学分会第七届委员会在学科建设和学术交流方面的主要工作；第二章总结了医学信息学学科的发展概况；第三至十章分别介绍了医学信息领域近年来的主要学术成果和前沿进展，包括健康医疗大数据与人工智能、医疗卫生信息化与"互联网+医疗健康"、医学科技情报与医学创新、医学数字图书馆与知识服务、中医药信息学、医学信息标准、医学信息安全与隐私保护、医学信息教育与人才培养。本书各章由相应领域长期从事医学信息学研究和实践的专家撰写，并且经过多次严谨认真的讨论、互审、修改及校对。感谢中华医学会医学信息学分会的顾问——中华医学会饶克勤副会长兼秘书长对本分会发展的关心和支持，感谢为本书撰稿的所有参编人员，感谢中华医学电子音像出版社编辑们细致、高效的工作。

希望本书的出版，能够有助于读者了解医学信息学的前沿进展，有助于推动医学信息学在我国卫生健康事业发展中发挥更加重要的作用。由于水平所限和时间仓促，本书难免有不足和疏漏之处，敬请读者批评、指正。

中华医学会医学信息学分会第七届委员会主任委员

代　涛

2019年9月

# 目 录

**第一章　中华医学会医学信息学分会第七届委员会现状** ······················· 001
　　第一节　组织架构 ························································· 001
　　第二节　学术交流与继续教育 ············································· 021
　　第三节　编撰出版《中华医学百科全书·基础医学·医学信息学卷》······ 032

**第二章　医学信息学发展概述** ················································ 035
　　第一节　学科内涵和研究范围 ············································· 035
　　第二节　前沿热点 ························································· 041
　　第三节　展望未来 ························································· 045

**第三章　健康医疗大数据与人工智能** ········································ 050
　　第一节　健康医疗大数据技术 ············································· 050
　　第二节　健康医疗大数据应用 ············································· 054
　　第三节　医学人工智能 ···················································· 058

**第四章　医疗卫生信息化与"互联网＋医疗健康"** ························· 065
　　第一节　医疗卫生信息化的研究与应用 ···································· 065
　　第二节　"互联网＋医疗健康"的应用与发展 ····························· 073

**第五章　医学科技情报与医学创新** ·········································· 082
　　第一节　医学科技情报研究的方法、指标与工具 ·························· 082
　　第二节　医学学科情报研究 ··············································· 085
　　第三节　技术产业竞争情报研究 ··········································· 088
　　第四节　数据驱动的医学知识发现 ········································ 092

**第六章　医学数字图书馆与知识服务** ········································ 099
　　第一节　医学图书馆数字资源 ············································· 099
　　第二节　医学图书馆知识服务与数据管理 ·································· 103
　　第三节　智慧医学图书馆与转型发展 ······································ 107

## 第七章　中医药信息学 ... 113
第一节　中医药信息国际标准研究进展 ... 113
第二节　中医药数据研究进展 ... 115
第三节　中医药知识图谱研究进展 ... 118
第四节　中药智能制造研究进展 ... 121
第五节　中医古籍研究进展 ... 125

## 第八章　医学信息标准 ... 136
第一节　国内外发展现状 ... 136
第二节　近年来行业热点标准 ... 139
第三节　医学信息标准建设面临的问题和挑战 ... 145
第四节　展望未来 ... 148

## 第九章　医学信息安全和隐私保护 ... 153
第一节　医学信息安全 ... 153
第二节　健康医疗信息隐私保护 ... 155

## 第十章　医学信息教育与人才培养 ... 160
第一节　医学信息专业教育 ... 160
第二节　医学信息素养教育 ... 168
第三节　医学信息继续教育 ... 173

## 附录　医学信息与健康医疗大数据相关领域政策文件选编 ... 178

# 第一章　中华医学会医学信息学分会第七届委员会现状

## 第一节　组织架构

中华医学会医学信息学分会（Chinese Society of Medical Information，CSMI）是隶属于中华医学会的二级专科分会。1993年6月5日，在卫生部陈敏章部长的大力支持下，老一代医学信息学专家陆如山、王树岐、肖梓仁、王汝宽发起并筹建中华医学会医学信息学分会，由医学图书馆和医学情报相关专业人员组成，在江苏南京成立，首届主任委员是中华医学会副会长兼秘书长王树岐教授。从此，中华医学会医学信息学分会成为中华医学会庞大学术组织阵容中的一个重要成员。

中华医学会医学信息学分会历经20余年的发展，受到国家卫生健康委员会主管部门领导的大力支持，在中华医学会的正确领导下，一直秉持"爱国为民、崇尚学术、弘扬医德、竭诚服务"的宗旨。中华医学会医学信息学分会在先后共七届五位主任委员（第一届主任委员王树岐，第二届主任委员肖梓仁，第三、四届主任委员王汝宽，第五、七届主任委员代涛，第六届主任委员徐一新）的带领下，经过全体常务委员和委员的辛勤努力，已经发展为拥有1个青年委员会、4个专业学组及在全国主要省市医学会下建有医学信息学分会的专业学术团体，是我国医学信息领域最重要的专业学术组织。

中华医学会医学信息学分会每年定期召开全国医学信息学术会议，多次组织全国医学信息教育可持续发展学术研讨会，特别是近年来，连续三届举办医院信息化新进展研讨班、生物医疗大数据与精准医疗专题研讨班等医学信息学继续教育培训项目，逐步打造精品学术会议和精品继续医学教育项目品牌，为我国医学信息学的学科发展、人才培养，以及健康中国建设做出积极贡献。

### 一、概况

中华医学会医学信息学分会第七届委员会于2015年6月17日在河南郑州成立，由来自全国各省、直辖市、自治区的67名成员组成。中华医学会医学信息学分会在中华医学会的正确指导和帮助下，各位同仁共同努力、与时俱进，积极发挥常务委员、委员的作用，民主办会，团结和带领全国医学信息学专业人才队伍，开展了大量学术研究和交流活动，建立起全国性专业学术交流平台，引领和推动了我国医学信息学的学科建设和快速发展。

中华医学会医学信息学分会第七届委员会顾问为中华医学会副会长兼秘书长饶克勤教授，主任委员为国家卫生健康委员会医药卫生科技发展研究中心副主任代涛研究员，前任主任委员为复旦大学图书馆医科馆徐一新教授，候任主任委员为中国医学科学院医学信息研究所/图书馆副所/馆长钱庆研究员。中华医学会医学信息学分会第七届委员会部分常务委员合影见图1-1，名单见表1-1。

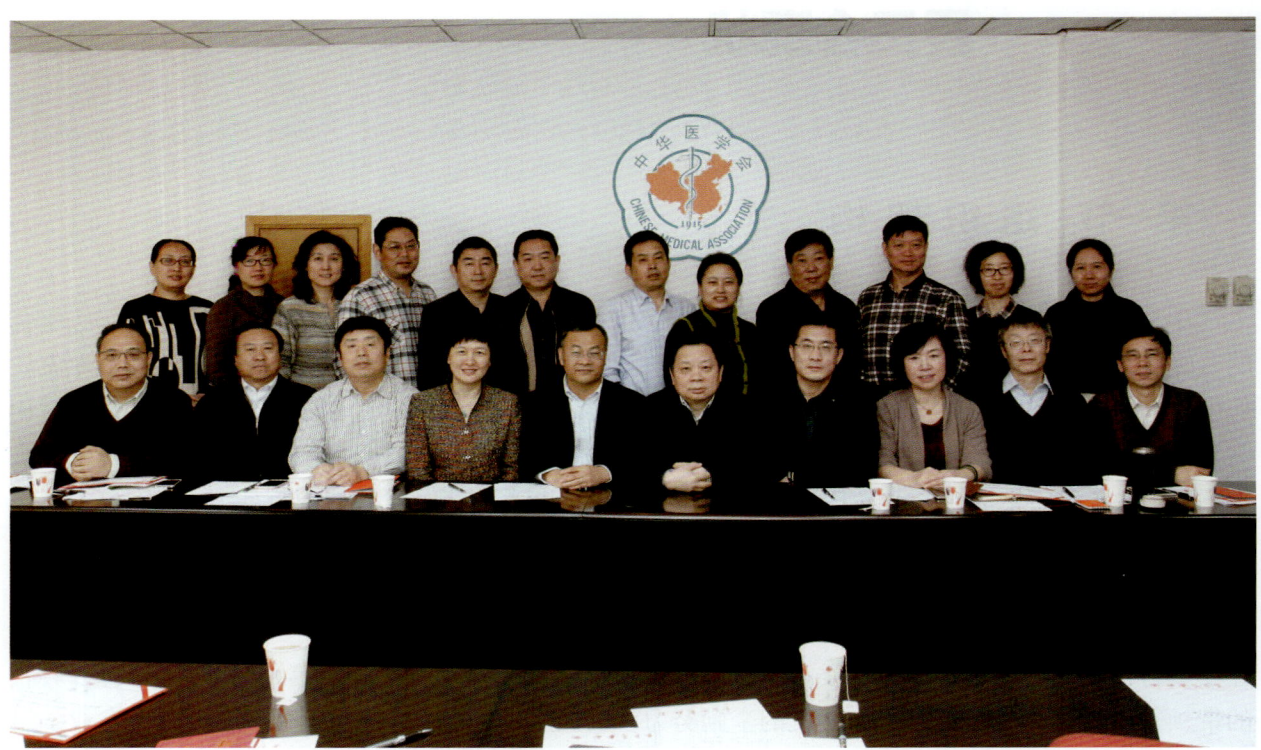

图 1-1　中华医学会医学信息学分会第七届委员会部分常务委员合影

表 1-1　中华医学会医学信息学分会第七届委员会名单

| 序号 | 职务 | 姓名 | 工作单位 |
| --- | --- | --- | --- |
| 1 | 顾问 | 饶克勤 | 中华医学会 |
| 2 | 主任委员 | 代 涛 | 国家卫生健康委员会医药卫生科技发展研究中心 |
| 3 | 前任主任委员 | 徐一新 | 复旦大学 |
| 4 | 候任主任委员 | 钱 庆 | 中国医学科学院医学信息研究所 |
| 5 | 副主任委员（4名） | 刘章锁 | 郑州大学第一附属医院 |
| 6 | | 陈 锐 | 中国人民解放军军事科学院 |
| 7 | | 董建成 | 南通大学 |
| 8 | | 王 伟 | 吉林大学 |
| 9 | 常务委员（17名） | 崔 蒙 | 中国中医科学院中医药信息研究所 |
| 10 | | 苏雪梅 | 中国疾病预防控制中心 |

（待续）

第一章　中华医学会医学信息学分会第七届委员会现状

（续表）

| 序号 | 职务 | 姓名 | 工作单位 |
|---|---|---|---|
| 11 | | 谢志耘 | 北京大学 |
| 12 | | 唐小利 | 中国医学科学院医学信息研究所 |
| 13 | | 谢学勤 | 北京市公共卫生信息中心 |
| 14 | | 吴　东 | 军事医学科学院卫生勤务与医学情报所 |
| 15 | | 杨文秀 | 天津市医学科学技术信息研究所 |
| 16 | | 陈　亮 | 山西医科大学第二医院 |
| 17 | | 赵玉虹 | 中国医科大学附属盛京医院 |
| 18 | | 丁汉升 | 上海市卫生和健康发展研究中心（上海市医学科学技术情报研究所） |
| 19 | | 应　峻 | 复旦大学 |
| 20 | | 甄天民 | 山东省医药卫生科技信息研究所 |
| 21 | | 尚　武 | 武汉大学人民医院（湖北省人民医院） |
| 22 | | 李后卿 | 中南大学 |
| 23 | | 余中心 | 重庆市卫生信息中心 |
| 24 | | 甘华平 | 四川省卫生健康政策和医学情报研究所 |
| 25 | | 孙　艳 | 空军军医大学 |
| 26 | 委员（43名） | 马　路 | 首都医科大学 |
| 27 | | 任慧玲 | 中国医学科学院医学信息研究所 |
| 28 | | 王　韬 | 首都医科大学附属北京天坛医院 |
| 29 | | 刘文君 | 中华医学会 |
| 30 | | 雷健波 | 北京大学 |
| 31 | | 郝继英 | 中国人民解放军军事科学院 |
| 32 | | 王　晖 | 国家卫生健康委卫生健康监督中心 |
| 33 | | 刘　帆 | 北京大学人民医院 |
| 34 | | 李　姣 | 中国医学科学院医学信息研究所 |
| 35 | | 狄　岩 | 河北省医学情报研究所 |
| 36 | | 张利中 | 山西医科大学第一医院 |
| 37 | | 其其格 | 内蒙古自治区医学科技信息研究所 |
| 38 | | 杨佐森 | 辽宁省疾病预防控制中心 |
| 39 | | 郭继军 | 中国医科大学 |
| 40 | | 曹锦丹 | 吉林大学 |
| 41 | | 李宏海 | 黑龙江省卫生健康委员会 |
| 42 | | 王　成 | 上海交通大学 |
| 43 | | 张红萍 | 江苏卫生健康职业学院（江苏省医学情报研究所） |
| 44 | | 沈百荣 | 苏州大学 |
| 45 | | 胡小君 | 浙江大学 |
| 46 | | 周　敏 | 浙江大学医学院附属第一医院 |

（待续）

(续表)

| 序号 | 职务 | 姓名 | 工作单位 |
| --- | --- | --- | --- |
| 47 | | 郑 杰 | 浙江数字医疗卫生技术研究院 |
| 48 | | 王 珩 | 安徽医科大学第一附属医院 |
| 49 | | 缪 崇 | 福建省妇幼保健院 |
| 50 | | 赵菊红 | 江西省医学会 |
| 51 | | 贾培民 | 山东省医药卫生科技信息研究所 |
| 52 | | 谢春枝 | 武汉大学 |
| 53 | | 马敬东 | 华中科技大学同济医学院 |
| 54 | | 罗爱静 | 中南大学湘雅二医院 |
| 55 | | 周旭毓 | 中山大学 |
| 56 | | 贺 莲 | 广东省医学学术交流中心（广东省医学情报研究所） |
| 57 | | 王红宇 | 广西壮族自治区医学科学情报研究所 |
| 58 | | 刘 谦 | 海南省人民医院 |
| 59 | | 赵文龙 | 重庆医科大学 |
| 60 | | 郑小华 | 四川省人民医院 |
| 61 | | 王晓华 | 遵义医科大学附属医院 |
| 62 | | 吴锦屏 | 云南省医学信息研究所 |
| 63 | | 刘小红 | 西藏自治区人民医院 |
| 64 | | 张小曼 | 西安交通大学 |
| 65 | | 张仲男 | 甘肃省肿瘤医院（甘肃省医学科学研究院） |
| 66 | | 李 宁 | 宁夏回族自治区人民医院 |
| 67 | | 蔡 艳 | 石河子大学医学院第二附属医院 |
| 68 | | 修 燕 | 新疆医科大学第一附属医院 |
| 69 | 秘书长（兼） | 董建成 | 南通大学 |
| 70 | 副秘书长（兼） | 刘文君 | 中华医学会 |
| 71 | 工作秘书（兼） | 任慧玲 | 中国医学科学院医学信息研究所 |

主任委员代涛研究员全面负责分会和青年委员会工作，前任主任委员徐一新教授指导帮助分会发展，候任主任委员钱庆研究员协助主任委员负责分会和青年委员会工作。各位副主任委员分工如下：刘章锁教授负责组织工作和科普工作，陈锐教授负责对外交流和继续教育工作，董建成教授负责各省市医学会医学信息学分会的基层建设等工作，王伟教授负责分会的学术工作和学组工作。经主任委员提名，常务委员会通过董建成、刘文君、任慧玲分别兼任中华医学会医学信息学分会第七届委员会秘书长、副秘书长和工作秘书。秘书长在常务委员会的领导下，负责协调沟通、统筹安排、内部建设等工作。

中华医学会医学信息学分会第七届青年委员会于2016年6月22日在山东青岛成立，由来自全国各省、直辖市、自治区的42名成员组成。青年委员会主任委员由分会主任委员代涛研究员兼任，副主任委员为胡德华、安新颖、刘新奎、张云秋。中华医学会医学信息学分会第七届青年委员会名单见表1-2。

中华医学会医学信息学分会下设4个专业学组，分别为医学信息教育学组、医院信息化学组、医学情报学组及医学图书馆学组（表1-3至表1-7）。

表1-2 中华医学会医学信息学分会第七届青年委员会名单

| 序号 | 职务 | 姓名 | 工作单位 |
| --- | --- | --- | --- |
| 1 | 主任委员 | 代涛 | 国家卫生健康委员会医药卫生科技发展研究中心 |
| 2 | 副主任委员（4名） | 胡德华 | 中南大学 |
| 3 | | 安新颖 | 中国医学科学院医学信息研究所 |
| 4 | | 刘新奎 | 郑州大学第一附属医院 |
| 5 | | 张云秋 | 吉林大学 |
| 6 | 委员（37名） | 李春英 | 北京大学 |
| 7 | | 黄利辉 | 中国医学科学院医学信息研究所 |
| 8 | | 李军莲 | 中国医学科学院医学信息研究所 |
| 9 | | 李园白 | 中国中医科学院中医药信息研究所 |
| 10 | | 马骏涛 | 中国人民解放军军事科学院 |
| 11 | | 王伊龙 | 首都医科大学附属北京天坛医院 |
| 12 | | 程瑾 | 中国人民解放军军事科学院 |
| 13 | | 李媛媛 | 天津医学高等专科学校 |
| 14 | | 骆达 | 天津市医学科学技术信息研究所 |
| 15 | | 刘玉华 | 河北省医学情报研究所 |
| 16 | | 田园 | 山西省肿瘤医院 |
| 17 | | 姚磊 | 内蒙古医科大学附属医院 |
| 18 | | 王孝宁 | 中国医科大学 |
| 19 | | 张晗 | 中国医科大学 |
| 20 | | 杨迎春 | 哈尔滨医科大学 |
| 21 | | 张凌 | 海军军医大学 |
| 22 | | 郭建军 | 江苏省人民医院 |
| 23 | | 吴辉群 | 南通大学 |
| 24 | | 吴斌 | 宁波市第一医院 |
| 25 | | 吴三兵 | 安徽医科大学第一附属医院 |
| 26 | | 叶荔姗 | 厦门大学附属中山医院 |
| 27 | | 王敏 | 山东省医药卫生科技信息研究所 |
| 28 | | 孙经杰 | 山东省卫生健康委员会 |
| 29 | | 赵菁 | 郑州大学第一附属医院 |
| 30 | | 李晓芸 | 武汉大学 |
| 31 | | 刘智勇 | 华中科技大学同济医学院 |
| 32 | | 王安莉 | 中南大学湘雅三医院 |
| 33 | | 郑利荣 | 广东省医学学术交流中心（广东省医学情报研究所） |
| 34 | | 吴易 | 广西医科大学第一附属医院 |
| 35 | | 何晓阳 | 陆军军医大学 |
| 36 | | 向明飞 | 四川省肿瘤医院（四川省第二人民医院） |
| 37 | | 魏巍 | 四川省卫生计生政策和医学情报研究所 |
| 38 | | 王栋 | 空军军医大学 |
| 39 | | 陈航 | 陕西省人民医院 |
| 40 | | 郝群 | 兰州大学第二医院 |
| 41 | | 罗朋立 | 青海大学附属医院 |
| 42 | | 陈曲 | 新疆医科大学第一附属医院 |

### 表1-3　中华医学会医学信息学分会第七届委员会专业学组

| 序号 | 专业学组 | 组长 |
|---|---|---|
| 1 | 医学信息教育学组 | 李后卿 |
| 2 | 医院信息化学组 | 刘章锁 |
| 3 | 医学情报学组 | 代涛 |
| 4 | 医学图书馆学组 | 唐小利 |

### 表1-4　中华医学会医学信息学分会第七届委员会医学信息教育学组名单

| 序号 | 职务 | 姓名 | 工作单位 |
|---|---|---|---|
| 1 | 组长 | 李后卿 | 中南大学 |
| 2 | 副组长（3名） | 金新政 | 华中科技大学同济医学院 |
| 3 | | 赵玉虹 | 中国医科大学附属盛京医院 |
| 4 | | 曹锦丹 | 吉林大学 |
| 5 | 组员（21名） | 胡西厚 | 滨州医学院 |
| 6 | | 王秀平 | 山西医科大学 |
| 7 | | 任淑敏 | 济宁医学院 |
| 8 | | 张帆 | 新乡医学院 |
| 9 | | 董建成 | 南通大学 |
| 10 | | 黄晓鹏 | 华北理工大学 |
| 11 | | 崔雷 | 中国医科大学 |
| 12 | | 曹高芳 | 滨州医学院 |
| 13 | | 刘莉 | 中南大学湘雅医学院 |
| 14 | | 张晓 | 河北北方学院 |
| 15 | | 邹恒 | 九江学院 |
| 16 | | 叶明全 | 皖南医学院 |
| 17 | | 崔少国 | 湖北医药学院 |
| 18 | | 陈锐 | 中国人民解放军军事科学院 |
| 19 | | 刘岩 | 山东省医药卫生科技信息研究所 |
| 20 | | 叶春峰 | 西安交通大学 |
| 21 | | 谢志耘 | 北京大学 |
| 22 | | 马路 | 首都医科大学 |
| 23 | | 李健康 | 南方医科大学 |
| 24 | | 于挽平 | 海南医学院 |
| 25 | | 张云秋 | 吉林大学 |
| 26 | 秘书 | 张士靖 | 华中科技大学同济医学院 |

### 表1-5　中华医学会医学信息学分会第七届委员会医院信息化学组名单

| 序号 | 职务 | 姓名 | 工作单位 |
|---|---|---|---|
| 1 | 组长 | 刘章锁 | 郑州大学第一附属医院 |
| 2 | 副组长（4名） | 李劲松 | 浙江大学 |
| 3 | | 张晓祥 | 华中科技大学同济医院 |
| 4 | | 刘文君 | 中华医学会 |
| 5 | | 钱庆 | 中国医学科学院医学信息研究所 |
| 6 | 组员（12名） | 马路 | 首都医科大学 |
| 7 | | 叶明全 | 皖南医学院 |

（待续）

（续表）

| 序号 | 职务 | 姓名 | 工作单位 |
| --- | --- | --- | --- |
| 8 |  | 叶 欣 | 厦门大学附属中山医院 |
| 9 |  | 刘 喻 | 无锡市人民医院 |
| 10 |  | 李小华 | 中国人民解放军南部战区总医院 |
| 11 |  | 李刚荣 | 陆军军医大学第一附属医院（重庆西南医院） |
| 12 |  | 吴立军 | 温州医科大学 |
| 13 |  | 吴 俊 | 南通市肿瘤医院 |
| 14 |  | 钟初雷 | 绍兴市人民医院 |
| 15 |  | 祝建中 | 南通大学附属医院 |
| 16 |  | 曹锦丹 | 吉林大学 |
| 17 |  | 孙 艳 | 空军军医大学 |
| 18 | 秘书（兼） | 祝建中 | 南通大学附属医院 |

表1-6 中华医学会医学信息学分会第七届委员会医学情报学组名单

| 序号 | 职务 | 姓名 | 工作单位 |
| --- | --- | --- | --- |
| 1 | 组长 | 代 涛 | 国家卫生健康委员会医药卫生科技发展研究中心 |
| 2 | 副组长（4名） | 崔 蒙 | 中国中医科学院中医药信息研究所 |
| 3 |  | 刘亚民 | 山东省医药卫生科技信息研究所 |
| 4 |  | 杨文秀 | 天津市医学科技信息研究所 |
| 5 |  | 苏焕群 | 广东省医学学术交流中心（广东省医学情报研究所） |
| 6 | 组员（21名） | 苏雪梅 | 中国疾病预防控制中心 |
| 7 |  | 王松俊 | 中国人民解放军军事科学院 |
| 8 |  | 刘会霞 | 北京市公共卫生信息中心 |
| 9 |  | 杜凯杰 | 上海市卫生和健康发展研究中心（上海市医学科学技术情报研究所） |
| 10 |  | 徐永柱 | 重庆市卫生信息中心 |
| 11 |  | 王治仁 | 云南省医学情报研究所 |
| 12 |  | 能昌华 | 河南省医学情报研究所 |
| 13 |  | 刘素刚 | 河北省医学情报研究所 |
| 14 |  | 易 易 | 四川省卫生健康政策和医学情报研究所 |
| 15 |  | 杨连第 | 湖北省医学情报研究所 |
| 16 |  | 彭曼华 | 湖南省医学情报研究所 |
| 17 |  | 曹迎庆 | 安徽省医学情报研究所 |
| 18 |  | 林 平 | 福建省医学科学研究院 |
| 19 |  | 杜 娟 | 浙江省医学情报研究所 |
| 20 |  | 张福林 | 深圳市医学信息中心 |
| 21 |  | 何 炜 | 杭州市卫生信息中心 |
| 22 |  | 刘 桥 | 武汉市医学科学研究所 |
| 23 |  | 徐 薇 | 宁波市医学信息研究所 |
| 24 |  | 田文敬 | 河南省中医药研究院信息所 |
| 25 |  | 施 毅 | 上海中医药大学 |
| 26 |  | 林丹红 | 福建中医药大学 |
| 27 | 秘书 | 刘 岩 | 山东省医药卫生科技信息研究所 |

表 1-7　中华医学会医学信息学分会第七届委员会医学图书馆学组名单

| 序号 | 职务 | 姓名 | 工作单位 |
| --- | --- | --- | --- |
| 1 | 组长 | 唐小利 | 中国医学科学院医学信息研究所 |
| 2 | 副组长（3名） | 贺　莲 | 广东省医学学术交流中心（广东省医学情报研究所） |
| 3 | | 翟俊霞 | 河北省医学情报研究所 |
| 4 | | 吴曙霞 | 军事医学科学院卫生勤务与医学情报研究所 |
| 5 | 组员（15名） | 李海燕 | 中国中医科学院中医药信息研究所 |
| 6 | | 杜　娟 | 浙江省医学情报研究所 |
| 7 | | 戎文慧 | 陆军军医大学士官学校（白求恩医务士官学校） |
| 8 | | 王　敏 | 山东省医药卫生科技信息研究所 |
| 9 | | 龙莉艳 | 中国人民解放军总医院 |
| 10 | | 谢志耘 | 北京大学 |
| 11 | | 郑利荣 | 广东省医学学术交流中心（广东省医学情报研究所） |
| 12 | | 张仲男 | 甘肃省医学情报研究所 |
| 13 | | 邵　琼 | 华中科技大学 |
| 14 | | 黄　芳 | 首都医科大学 |
| 15 | | 苏雪梅 | 中国疾病预防控制中心 |
| 16 | | 张　玢 | 中国医学科学院医学信息研究所 |
| 17 | | 周旭毓 | 中山大学 |
| 18 | | 杨坤杰 | 中国中医科学院中医药信息研究所 |
| 19 | | 万　明 | 中国疾病预防控制中心 |

## 二、中华医学会医学信息学分会第七届委员会常务委员介绍

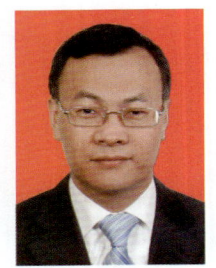

**代　涛**

中华医学会医学信息学分会第七届委员会主任委员，全面负责分会、青年委员会工作。

代涛，1969年出生，河南人。管理学博士，研究员，硕士研究生导师。现任国家卫生健康委员会医药卫生科技发展研究中心副主任。兼任《中国卫生政策研究》杂志主编，中国科学技术情报学会副理事长，中国医院协会医院专家咨询委员会委员和医院情报图书管理专业委员会主任委员等职务。长期从事医学信息学、医药卫生科技管理、卫生政策与管理等领域的研究与实践，主持完成国家科技重大专项、国家自然科学基金、国家卫生健康委员会等部委委托项目70余项，在《科学引文索引》（Science Citation Index，SCI）收录期刊和国内核心期刊上发表学术论文近200篇，主编和参编学术著作20余部，指导硕士研究生50余名。主持编写《中华医学百科全书·基础医学·医学信息学卷》，作为执笔人撰写《健康中国2020战略研究报告》，参与起草《健康中国2030规划纲要》，2009—2014年主持编写年度《中国医学科技发展报告》《中国医改发展报告（2009—2014）》等。

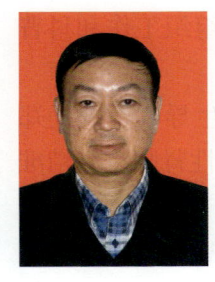

**徐一新**

中华医学会医学信息学分会第七届委员会前任主任委员，全面指导、帮助分会工作。

徐一新，1951年出生，浙江人。研究员，硕士研究生导师。1985年开始在复旦大学图书馆医科馆（原上海医科大学图书馆）工作。曾任复旦大学图书馆医科馆馆长，复旦大学图书馆副馆长，复旦大学图书馆常务副馆长，上海图书馆学会理事，中国情报学会理事，上海科学技术情报学会理事，中国"211工程"华东地区专家委员会专家，全国医学文献检索教学研究会理事长。主持"国家卫生健康委员会医学文献资源共享软件开发""华东地区医学资源共享系统"等项目。

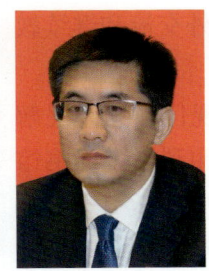

**钱　庆**

中华医学会医学信息学分会第七届委员会候任主任委员，协助主任委员负责分会、青年委员会工作。

钱庆，1970年出生，江苏人。研究员，硕士研究生导师。现任中国医学科学院医学信息研究所／图书馆副所／馆长，国家人口与健康科学数据共享服务平台工程技术中心主任，原国家新闻出版广电总局医学融合出版知识技术重点实验室主任。兼任中华中医药学会中医药信息学分会副主任委员，中国科学技术情报学会信息技术专业委员会委员，全国信息与标准化技术委员会第四分会委员。担任《医学信息学杂志》主编，《中华医学图书情报杂志》副主任委员，Journal of Information and Data Science、《情报工程》等期刊编委。

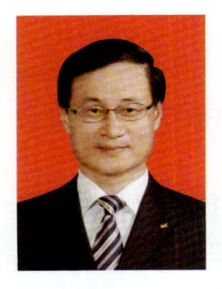

### 刘章锁

中华医学会医学信息学分会第七届委员会副主任委员，负责组织工作和科普工作。

刘章锁，1961年出生，河南人。教授，主任医师，博士研究生导师。现任郑州大学第一附属医院院长，郑州大学肾脏病研究所所长，河南省慢性肾脏疾病精准诊疗重点实验室主任。兼任中华医学会肾脏病学分会第十届委员会委员，中国研究型医院学会肾脏病学专业委员会主任委员，中国医院协会血液净化中心管理分会副主任委员，河南省医学会医学信息学分会、血液净化学分会、医学科普学分会主任委员等职务。获得"中原学者""全国优秀科技工作者""国家卫生计生突出贡献中青年专家"等荣誉称号。主持或完成国家级和省部级科研项目50余项，发表SCI论文70余篇。作为执行主编出版首套中华医学会肾脏病学会《肾脏病科普丛书》，获得国家科技进步奖二等奖；获得省级科技进步奖8项。

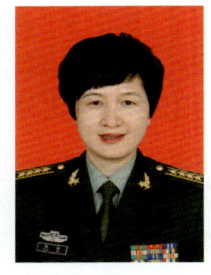

### 陈 锐

中华医学会医学信息学分会第七届委员会副主任委员，负责对外交流和继续教育工作。

陈锐，1963年出生，安徽人。研究馆员，硕士研究生导师。现任中国人民解放军军事科学院军事科学信息研究中心副主任，中国人民解放军军事科学院图书馆馆长。兼任中国图书馆学会常务理事、医学图书馆分会主任委员，中国索引学会副理事长，全国信息与文献标准化技术委员会委员，国家科技图书文献中心（National Science and Technology Library，NSTL）第四届理事会理事，全军卫生信息学专业委员会副主任委员，军队卫生信息标准化技术分委会副主任。承担国家和军队各类科研项目24项，获得国家科技进步奖二等奖1项，军队科技进步奖二等奖3项、三等奖9项。发表论文40余篇，出版著作10部。担任《中华医学图书情报杂志》总编及《图书情报工作》《中国中医药图书情报杂志》《医学信息学杂志》《中华医学科研管理杂志》编委等职务。2016年获得"全国优秀科技工作者"荣誉称号。

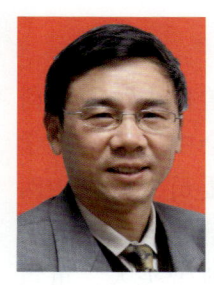

**董建成**

中华医学会医学信息学分会第七届委员会副主任委员兼秘书长，负责各省市医学信息学分会的基层建设工作和秘书处工作。

董建成，1957年出生，江苏人。教授，博士研究生导师。现任南通大学医学信息学系主任，南通大学数字医学研究所所长。兼任中国卫生信息与健康医疗大数据学会卫生信息学教育专业委员会副主任委员，江苏省卫生信息学会副会长，江苏省医学会医学信息学分会副主任委员，上海交通大学国家健康产业研究院健康大数据研究所执行所长，郑州大学第一附属医院医学大数据研究中心主任。主持和参与了国家重点研发计划、国家自然科学基金、科技部技术创新基金、国家星火计划等国家级和省部级科研项目20余项，发表学术论文180余篇，其中SCI收录30余篇。主编了精品教材《医学信息检索教程》（第1、2、3版）和《医学信息学概论》。获得国家发明专利、软件著作权及各类奖励30余项。

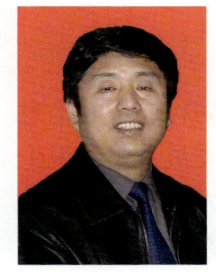

**王 伟**

中华医学会医学信息学分会第七届委员会副主任委员，曾任分会医学信息教育学组组长。负责分会的学术工作和学组工作。

王伟，1958年出生，吉林人。吉林大学公共卫生学院医学信息学系教授，医学信息学博士研究生导师。现任中国医药信息学会理论与教育专业委员会副主任委员（轮值主任委员），中国卫生信息与健康医疗大数据学会卫生信息学教育专业委员会副主任委员，中国中西医结合学会信息专业委员会副主任委员，吉林省健康协会会长。获得吉林省社会科学优秀成果奖、吉林省社科联优秀成果奖及吉林大学科研和教学成果奖多项。2013年获得首届吉林大学白求恩部颁发的医学教育贡献奖，2017年获得"中国医药健康信息化杰出贡献奖"。主编《医学信息学》等多部教材，发表学术论文170余篇。

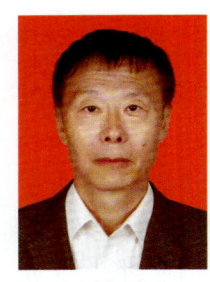

### 崔 蒙

中华医学会医学信息学分会第七届委员会常务委员。

崔蒙，1953年出生，山东人。研究员，博士研究生导师。曾任中国中医科学院中医药信息研究所所长、图书馆馆长。现任中华中医药学会中医药信息学分会主任委员，中国中西医结合学会信息专业委员会名誉主任委员，世界中医药学会联合会信息专业委员会会长，中国中医药信息学会中医药信息数字化委员会主任委员；国家中医药管理局重点学科"中医药信息学"学科带头人，重点研究室"中医药信息应用方法学研究室"主任，三级实验室"中医药信息数字化实验室"主任；《中国中医药图书情报杂志》主编，《国际中医中药杂志》副主编；国际标准化组织（International Organization for Standardization，ISO）健康信息技术委员会（TC215）和中医药技术委员会（TC249）注册专家。先后主持或参与国家级和省部级科研项目44项，获得国家级和省部级科技进步奖22项。发表论文180余篇。

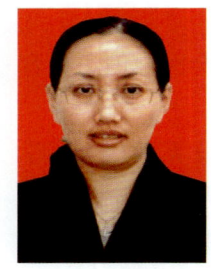

### 苏雪梅

中华医学会医学信息学分会第七届委员会常务委员。

苏雪梅，1968年出生，吉林人。研究馆员。现任中国疾病预防控制中心信息中心副主任。兼任中华预防医学会预防医学信息专业委员会主任委员，中国卫生信息与健康医疗大数据学会公共卫生信息专业委员会常务委员。先后承担和参与了中国疾病预防控制中心公共卫生信息资源规划项目、新址信息系统设计、新址信息化建设项目、中美新发和再发传染病合作项目、知识库建设与信息交流项目、公共卫生数据共享项目、"健康中国2020"战略规划公共卫生研究组工作、疾病预防控制信息集成适宜技术开发与应用项目、重大传染病专项相关项目、全民健康保障信息化工程、科技部重点研发慢病项目等工作。

# 第一章　中华医学会医学信息学分会第七届委员会现状

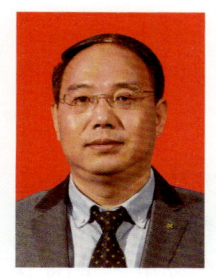

**谢志耘**

中华医学会医学信息学分会第七届委员会常务委员，参与分会医学图书馆学组、医学信息教育学组的工作。

谢志耘，1969年出生，湖北人。研究馆员。现任教育部中国高等教育文献保障系统（China Academic Library and Information System，CALIS）全国医学文献信息中心（北京大学医学图书馆）副主任。兼任中国图书馆学会医学图书馆分会副主任，全国医学文献检索教学研究会副理事长，北京地区高校信息素质教育研究会副主任委员。先后承担教育部、CALIS等省部级科研项目5项，获得相应奖励3项（其中一等奖1项）。在国内外期刊发表论文30余篇，其中在 Health Information & Libraries Journal 发表SCI论文2篇。主编《医学文献检索》《药学信息检索》等纸质教材、多媒体教材、网络教材10余部。担任《中国生物医学期刊引文数据库（电子版）》副总编辑及《中华医学图书情报杂志》《医学信息学杂志》编委。

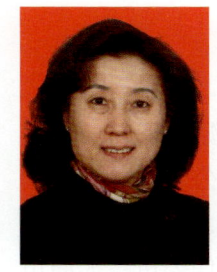

**唐小利**

中华医学会医学信息学分会第七届委员会常务委员。

唐小利，1966年出生，吉林人。研究馆员，硕士研究生导师。现任中国医学科学院医学信息研究所/图书馆副所/馆长。兼任中国图书馆学会常务理事、专业图书馆分会副理事长，中国科学技术情报学会第七届理事会科技查新专业委员会副主任委员。担任《中华医学图书情报杂志》《医学信息学杂志》《农业图书情报》编委。先后主持或参与国家社会科学基金、中国工程院、国家科技图书文献中心、中国医学科学院医学与健康科技创新工程等科研项目10余项。在SCI收录期刊和国内核心期刊上发表学术论文50余篇。

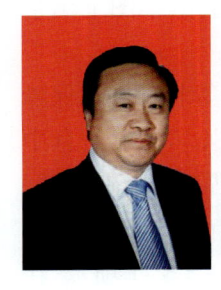

**杨文秀**

中华医学会医学信息学分会第七届委员会常务委员。

杨文秀，1956年出生，山西人。天津医科大学教授，硕士研究生导师。曾任天津市医学科学技术信息研究所所长，天津医学高等专科学校党委书记。现任天津市预防医学会副会长，天津市政协经济社会发展研究咨询委员会委员，全国卫生职业教育教学指导委员会秘书长。主持和参与国家自然科学基金项目3项；主持完成国家级项目10余项，省部级项目20余项。获得国家级教学成果奖2项，省市级教学成果奖30余项。

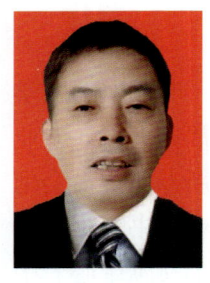

**陈 亮**

中华医学会医学信息学分会第七届委员会常务委员。

陈亮，1965年出生，山西人。主任技师，教授，高级人力资源管理师。现任山西医科大学第二医院信息管理处处长、博士后科研工作站管理办公室主任，山西医科大学兼职教授。兼任中国卫生信息与健康医疗大数据学会理事，中国医院协会信息管理专业委员会委员，山西省医院管理协会信息专业委员会主任委员，太原市公安局信息安全等级保护专家等职务。担任《中国医院知识仓库》《中国数字医学》《中国医药科学》编委。参编多部医学著作，在核心期刊发表多篇学术论文。

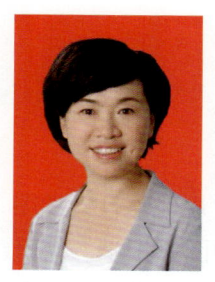

### 赵玉虹

中华医学会医学信息学分会第七届委员会常务委员。

赵玉虹，1963年出生，辽宁人。教授，博士研究生导师。现任中国医科大学附属盛京医院党委书记、临床流行病学教研室主任，中国医科大学信息学院文献学教研室主任。兼任中国卫生信息与健康医疗大数据学会卫生信息学教育专业委员会主任委员，中华预防医学会预防医学信息专业委员会常务委员，辽宁省医学会医学信息学分会主任委员等职务。主持国家科学技术部"十三五"重点研发计划项目1项、国家自然科学基金面上项目1项、辽宁省科学技术厅项目1项、美国中华医学基金会国际合作项目4项。承担国际合作、国家卫生健康委员会及省市级研究与教学课题10余项，获得省部级研究与教学奖励6项。承担国家级精品课程及精品资源共享课程1门，主编教材5部，副主编教材3部。近5年来，在国内外期刊发表学术论文100余篇。

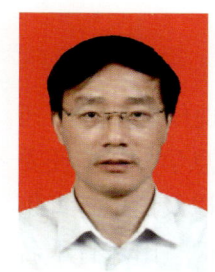

### 丁汉升

中华医学会医学信息学分会第七届委员会常务委员。

丁汉升，1967年出生，江苏人。研究员，博士研究生导师。现任上海市医学科学技术情报研究所（上海市卫生和健康发展研究中心）书记、副所长（副主任）。主持上海市第四轮公共卫生体系建设三年行动计划"上海市医养结合体系建设研究（GWIV-37）"、国家自然科学基金"基于护理需求度评估量表的老年护理服务对象分级模型研究（71073104）"等项目20余项，其中"建设上海市老年照护统一需求评估体系研究"获得第十届上海市决策咨询研究成果奖二等奖。发表学术论文40余篇，其中SCI论文11篇。

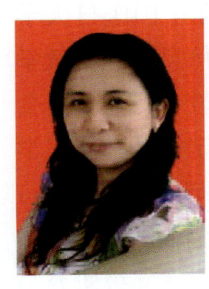

**应 峻**

中华医学会医学信息学分会第七届委员会常务委员。

应峻，1975年出生，江苏人。副研究馆员，硕士研究生导师。现任复旦大学图书馆副馆长。兼任中国图书馆学会医院图书馆分会委员。参与多项图书馆学、信息学课题研究，发表论文30余篇，参编《医学信息检索与利用》《循证医学与临床实践》等多部著作。获得"长三角优秀科技情报工作者"荣誉称号。获得CALIS高端咨询服务项目优秀案例奖、CALIS学科导航（临床医学）一等奖。

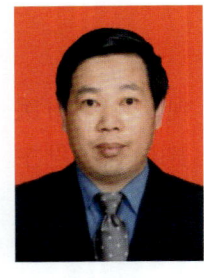

**甄天民**

中华医学会医学信息学分会第七届委员会常务委员。

甄天民，1963年出生，山东人。研究员，硕士研究生导师。现任山东省医药卫生科技信息研究所所长、党总支书记。兼任山东省医学会医学信息学分会主任委员。获得山东省科技进步二等奖3次，山东省十大科技成果1次，以及山东省青年科技奖、富民兴鲁劳动奖章。获得"山东省有突出贡献中青年专家""山东省千名技术专家""山东省医药卫生中青年重点科技人才"等荣誉称号。参编《城市昆虫学》《实用医学昆虫学实验技术》《疟疾控制的社会经济学研究》和 *Filariasis in Asian and Western Pacific Islands* 等著作，发表论文100余篇。

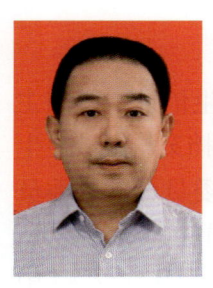

**尚　武**

中华医学会医学信息学分会第七届委员会常务委员。

尚武，1955年出生，山西人。研究馆员。曾任武汉大学人民医院（湖北省人民医院，武汉大学第一临床学院）图书馆馆长。现任中国图书馆学会医学图书馆分会副主任委员，中国医院协会医院情报图书管理专业委员会常务委员，湖北省医学会医学信息学分会主任委员，湖北省图书馆学会常务理事，湖北省信息学会常务理事，湖北省预防医学会医学信息专业委员会常务委员，湖北省图书馆学会医院图书馆工作委员会主任委员。担任《中华医学图书情报杂志》《中国生物医学期刊引文数据库（电子版）》编委。发表学术论文70余篇，主编出版著作4部，主持和参与科研项目3项。

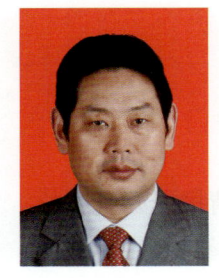

**李后卿**

中华医学会医学信息学分会第七届委员会常务委员，兼任医学信息教育学组组长，负责医学信息教育方面的教学研究与学术组织工作。

李后卿，1965年出生，湖南人。教授，硕士研究生导师。现任中南大学信息安全与大数据研究院医药信息系主任。兼任中国卫生信息与健康医疗大数据学会卫生信息学教育专业委员会常务委员，湖南省图书馆学会常务理事，湖南省科技情报学会常务理事。担任《中华医学图书情报杂志》《医学信息学杂志》编委。先后承担国家级和省部级各类科研项目20余项。获得湖南省教育厅教学成果奖二等奖、湖南省哲学社会科学成果奖三等奖各1项。主编《图书情报学领域中的知识问题研究》《卫生信息学概论》等著作10余部，发表学术论文80余篇。

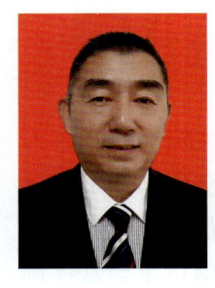

### 余中心

中华医学会医学信息学分会第七届委员会常务委员。

余中心，1962年出生，湖北人。副主任医师。现任重庆市卫生信息中心副主任、工会主席。先后担任中国卫生信息与健康医疗大数据学会健康档案与区域卫生信息化专业委员会首届副主任委员，中国民族卫生协会信息专业委员会常务委员（理事），重庆市云计算和大数据产业协会健康医疗大数据专业委员会副主任委员，重庆医科大学医学与社会发展研究中心研究员等职务。先后担任《重庆医学》《中国医药指南》《国际检验医学杂志》《医学信息学》《信息化观察》编委，《检验医学与临床》常务编委、编委会主任，《国际检验医学杂志》现任执行副主编，《中国卫生信息管理杂志》特邀编委、常务理事。

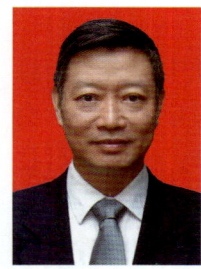

### 甘华平

中华医学会医学信息学分会第七届委员会常务委员。

甘华平，1955年出生，四川人。主任医师。曾任四川省医学情报研究所所长，四川省卫生健康信息中心（原四川省卫生信息中心）主任。近几年参与区域卫生信息化建设"863"科研项目2项、国家卫生健康委员会科研项目2项，主持省级科研项目11项，发表论文20余篇，获得四川省医学科技奖4项。

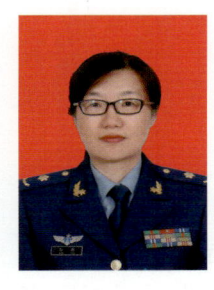
### 孙 艳

中华医学会医学信息学分会第七届委员会常务委员，兼任第七届医院信息化学组组员。

孙艳，1967年出生，陕西人。副研究馆员。现任空军军医大学图书馆馆长。兼任陕西省图书馆学会副理事长、协作协调委员会副主任委员，陕西省医学会医学图书情报分会常务委员，中国国防科学技术信息学会理事，CALIS全国医学文献信息中心学术委员会委员，全军卫生信息学专业委员会医学图书情报学组委员，全军医药卫生科技查新咨询专家。担任《中华医学图书情报杂志》《中国生物医学期刊引文数据库（电子版）》编委。先后承担军内外科研项目5项，主编图书5部，参与编写国家级教材2部，发表论文40余篇。获得军队科技进步奖及其他科研奖励多项；参与多个层次《医学文献信息检索》教学，获得全军信息素质教学二等奖。

## 三、中华医学会医学信息学分会第七届青年委员会副主任委员介绍

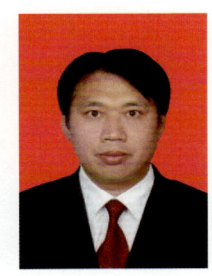
### 胡德华

中华医学会医学信息学分会第七届青年委员会副主任委员。

胡德华，1972年出生，湖南人。教授，博士，博士研究生导师。现任中南大学信息安全与大数据研究院医药信息系副主任，信息检索教研室主任。兼任中华医学会医学信息学分会第八届委员会委员、青年委员会副主任委员、医学信息教育学组组员兼秘书，湖南省医学会医学信息学专业委员会副主任委员。担任《中国生物医学期刊引文数据库（电子版）》副主编，*Journal of Information science*、*Journal of Academic Librarianship*、《图书情报工作》等期刊审稿人，《中华医学图书情报杂志》编委、审稿专家。承担国家社会科学基金、国家自然科学基金、全国教育科学"十一五"规划课题等科研项目20余项。获得湖南省科技进步奖、湖南省社会科学优秀成果奖等奖项10余项。在国内外核心期刊发表学术论文100多篇，出版著作20余部。

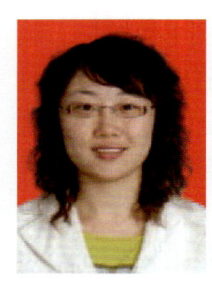

### 安新颖

中华医学会医学信息学分会第七届青年委员会副主任委员。

安新颖，1978年出生，黑龙江人。副研究员，硕士研究生导师。现任中国医学科学院医学信息研究所科技评价与战略情报研究中心主任。先后承担国家科技支撑计划子课题、国家自然科学基金青年科学基金项目、国家重点研发计划子课题、教育部人文社会科学项目等科研项目30余项。2014年带领团队开展医院科技评价研究，连续4年发布《中国医院科技影响力评价报告》。发表科研论文30篇。

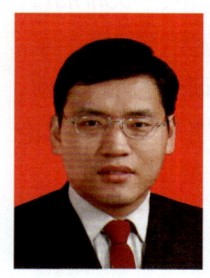

### 刘新奎

中华医学会医学信息学分会第七届青年委员会副主任委员。

刘新奎，1978年出生，河南人。博士，副教授，高级统计师，硕士研究生导师。现任郑州大学第一附属医院病案管理科主任兼疾病诊断相关分组（diagnosis related group，DRG）办公室主任。兼任中华医学会医学信息学分会第八届委员会常务委员、青年委员会副主任委员、医院信息化学组组员，中国医院协会病案管理专业委员会常务委员，中国医院协会医疗质量管理专业委员会病案质控学组副组长。获得河南省科学技术进步奖二等奖1项，河南省医学科学技术进步奖一等奖3项。近几年在SCI收录期刊、中华系列杂志等发表论文20余篇，主持和参与省部级、厅级科研项目10余项。

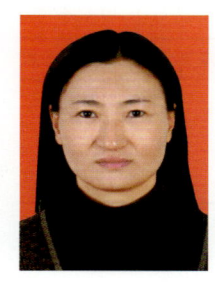

**张云秋**

中华医学会医学信息学分会第七届青年委员会副主任委员。

张云秋，1972年出生，吉林人。教授，博士研究生导师。现任吉林大学公共卫生学院医学信息学系信息检索教研室主任。兼任中华医学会医学信息学分会第八届青年委员会副主任委员，第七、八届医学信息教育学组组员。主持和参加国家社会科学基金、教育部人文社科规划项目、国家自然科学基金等科研项目10余项，发表学术论文70余篇，主持和参与多项各级各类教改课题，参编教材10余部。

（刘文君　钱　庆）

## 第二节　学术交流与继续教育

中华医学会医学信息学分会成立20多年以来，坚决贯彻执行中华医学会的章程，充分发挥桥梁作用，坚持民主办会、团结群众的优良作风，坚持以良好的学风和科学、求实、创新的态度，积极开展学术活动。

为了实现繁荣学术、培养人才的宗旨，中华医学会医学信息学分会常务委员会长期以来集中全会力量，积极组织并筹备每年定期召开的全国医学信息学术会议（中华医学会第X次全国医学信息学术会议，简称"学术年会"）。依据"重视学术前沿、重视实际应用、为年轻人提供学术讲台、老中青相结合"的原则，参会人员既包括医学信息学研究人员、管理人员，又包括高等院校相关专业教育工作者、医院信息化相关工作人员，每年参会人数不断增多，已逐渐成为行业内影响力较大的品牌学术会议，为医学信息学工作者提供学术交流平台，为我国医学信息学的学科发展、人才培养，以及健康中国建设做出了贡献。

为沿袭中华医学会医学信息学分会良好的传统，扎实做好人才培养和开展继续医学教育项目，第七届委员会在2016—2018年积极申报国家级继续医学教育项目并认真开展工作，已初步形成全国医学信息教育可持续发展学术研讨班、医院信息化新进展研讨班、生物医疗大数据与精准医疗专题研讨班等品牌医学信息学培训教育项目。分会正在逐步打造精品继续医学教育项目品牌。具体如下。

### 一、中华医学会全国医学信息学术会议

2016—2018年，中华医学会医学信息学分会第七届委员会举办了第二十二至二十四次全国医学信息学术会议（表1-8）。

表 1-8 中华医学会第二十二至二十四次全国医学信息学术会议情况

| 届次 | 召开时间 | 举办地点 | 参会代表（人） | 提交论文（篇） | 特邀报告（篇） | 交流论文（篇） | 优秀论文（篇） |
|---|---|---|---|---|---|---|---|
| 二十二 | 2016年6月22—25日 | 山东青岛 | 350 | 285 | 15 | 67 | 16 |
| 二十三 | 2017年6月21—24日 | 浙江杭州 | 320 | 222 | 15 | 47 | 13 |
| 二十四 | 2018年10月30日—11月2日 | 福建厦门 | 288 | 185 | 27 | 47 | 21 |

### （一）中华医学会第二十二次全国医学信息学术会议

由中华医学会、中华医学会医学信息学分会主办，山东省医药卫生科技信息研究所协办的"中华医学会第二十二次全国医学信息学术会议"于2016年6月22—24日在山东青岛召开（图1-2），来自全国各地医疗信息化、医学信息分析研究、医学信息学教育、医学图书馆学领域的350名专家参会，收录征文285篇。会议主题为"服务健康中国建设，促进健康医疗大数据应用"。本次会议邀请了中国科学院生物物理研究所陈润生院士、国家卫生健康委员会规划发展与信息化司张锋副司长和国家卫生健康委员会医药卫生科技发展研究中心副主任代涛研究员做专题报告，并邀请了中华医学会医学信息学分会常务委员做大会报告；开设3个分会场，交流了67篇论文。本次会议期间，召开了青年学术沙龙，邀请4名青年学者做专题报告，并开展青年学术交流活动。本次会议共评选出优秀论文16篇。

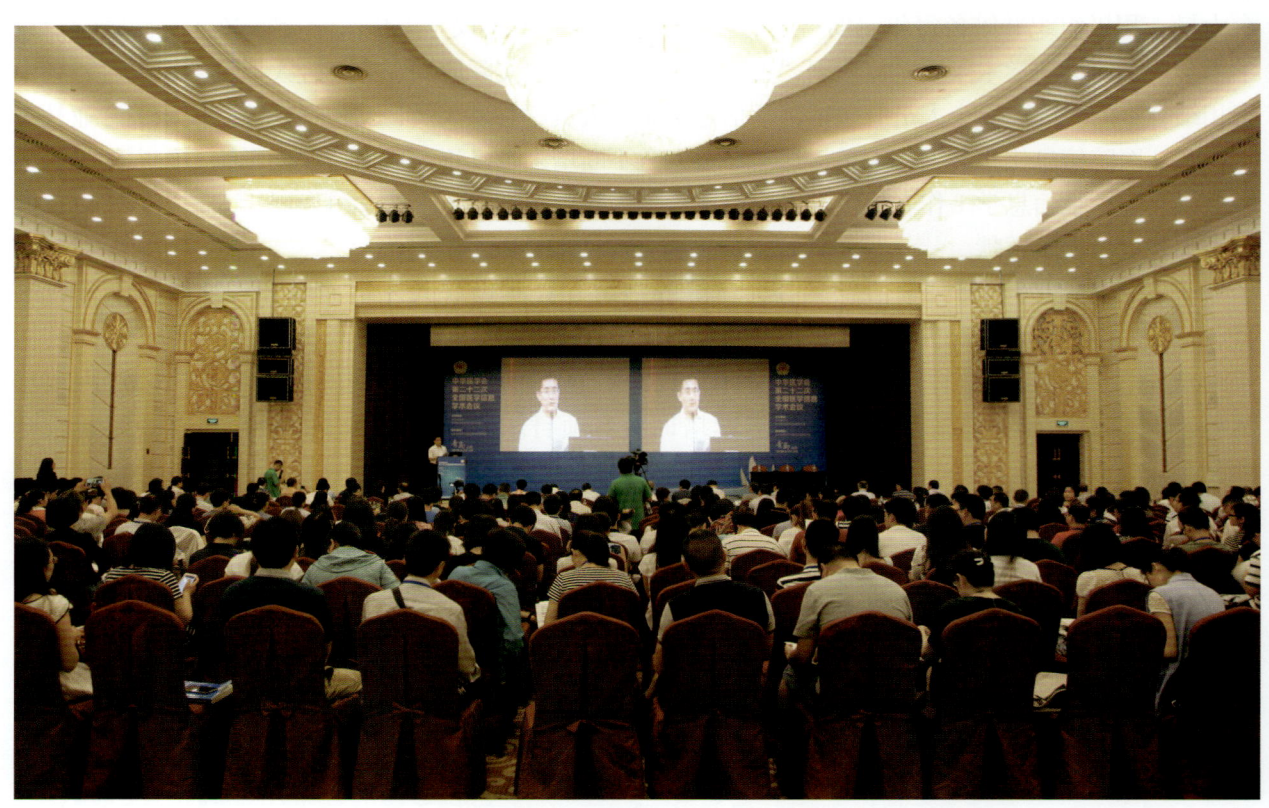

图1-2 中华医学会第二十二次全国医学信息学术会议

## (二)中华医学会第二十三次全国医学信息学术会议

由中华医学会、中华医学会医学信息学分会主办,浙江省医学会承办的"中华医学会第二十三次全国医学信息学术会议"于2017年6月21—24日在浙江杭州召开(图1-3,图1-4),来自全国各地医疗信息化、医学信息分析研究、医学信息学教育、医学图书馆学领域的320名专

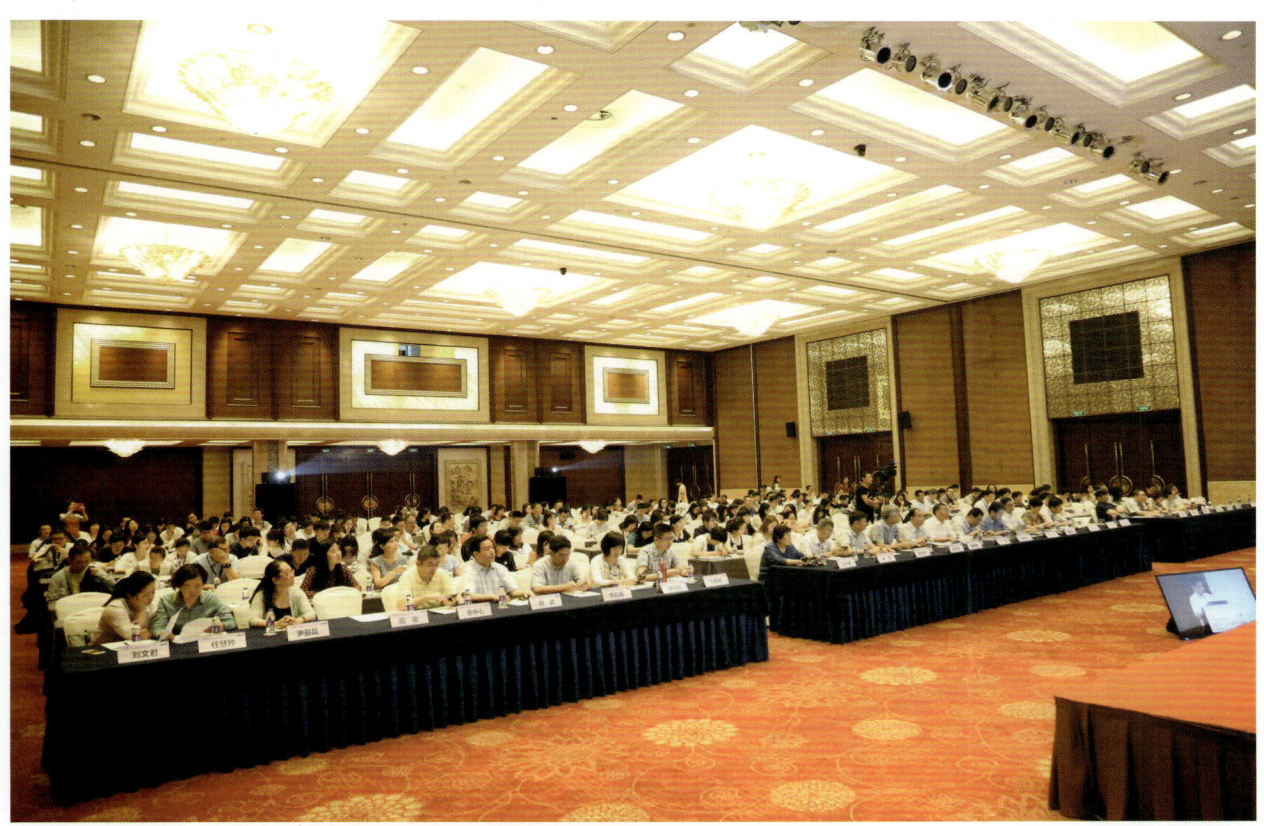

图1-3　中华医学会第二十三次全国医学信息学术会议

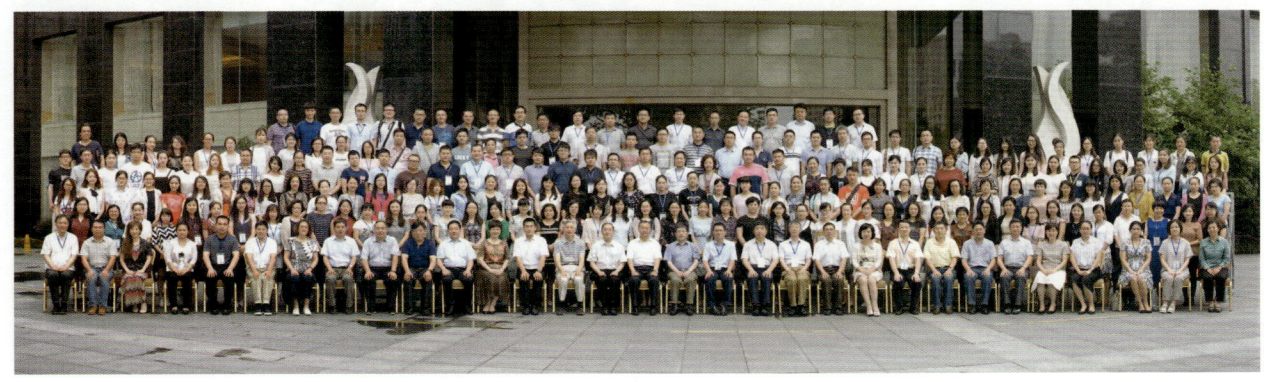

图1-4　中华医学会第二十三次全国医学信息学术会议合影

家参会，收录征文222篇。会议主题为"加强健康医疗数据研究应用，推动医学信息学创新发展"。本次会议邀请了上海市医疗改革办公室许速副主任、国家卫生健康委员会医药卫生科技发展研究中心副主任代涛研究员、复旦大学生物医学研究院刘雷教授、浙江大学生物医学工程与仪器科学学院院长李劲松教授及上海市卫生和健康发展研究中心（上海市医学科学技术情报研究所）吴凌放经济师做专题报告，并邀请中华医学会医学信息学分会常务委员做大会报告；开设3个分会场，交流了47篇论文。本次会议期间，召开了青年学术沙龙，邀请5名青年学者做专题报告，并开展青年学术交流活动。本次会议增加了《中华医学百科全书·基础医学·医学信息学卷》的发布环节，介绍了该书的编纂情况。本次会议共评选出优秀论文13篇。

### （三）中华医学会第二十四次全国医学信息学术会议

由中华医学会、中华医学会医学信息学分会主办，厦门市医学会承办的"中华医学会第二十四次全国医学信息学术会议"于2018年10月30日—11月2日在福建厦门召开（图1-5，图1-6），来自全国各地医学信息学研究、医学信息学教育、"互联网+医疗健康"、医学图书情报领域的288名专家参会，收录征文185篇。会议主题为"'互联网+医疗健康'背景下的医学信息学：变革与发展"。本次会议聚焦"互联网+医疗健康"背景下医学信息学变革与发展的关键问题、研究与实践，在会上进行交流研讨。本次会议邀请了国家卫生健康委员会医药卫生科技发展

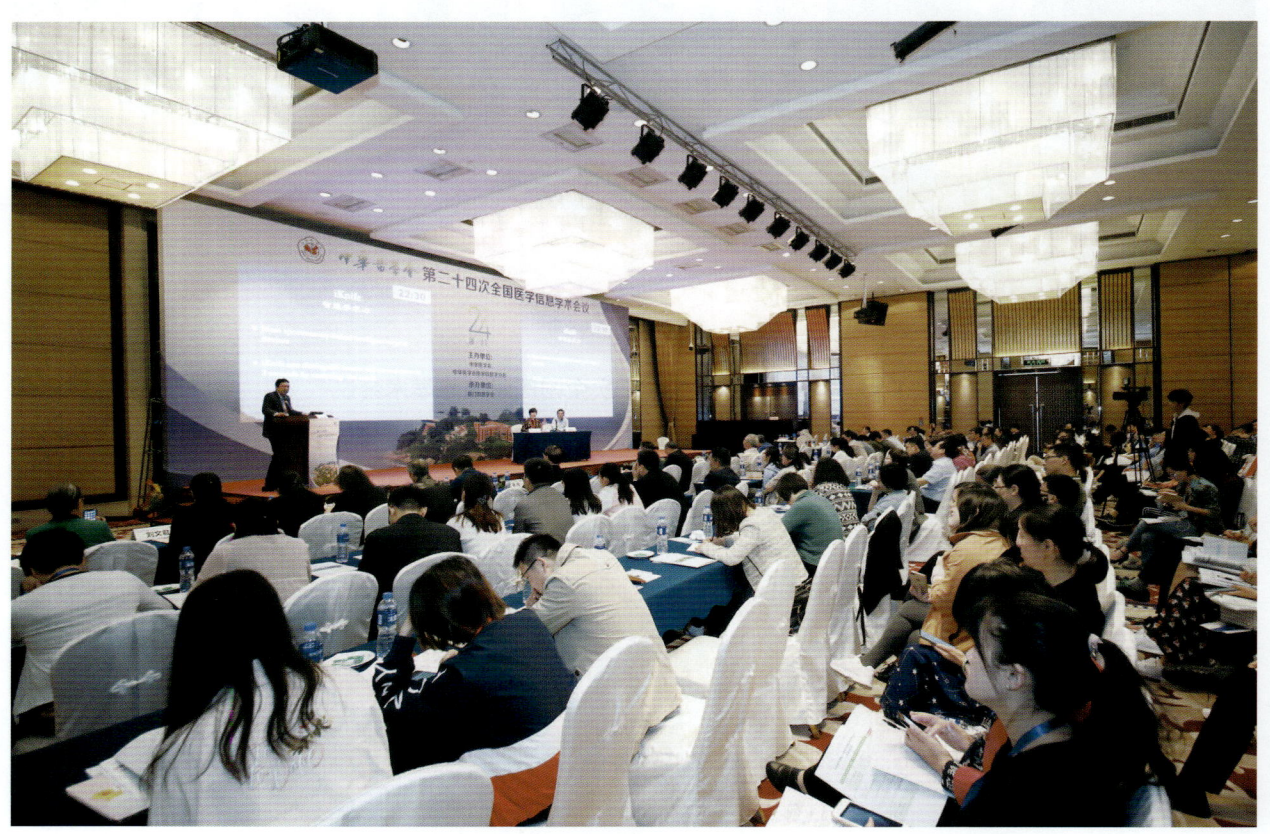

图1-5　中华医学会第二十四次全国医学信息学术会议

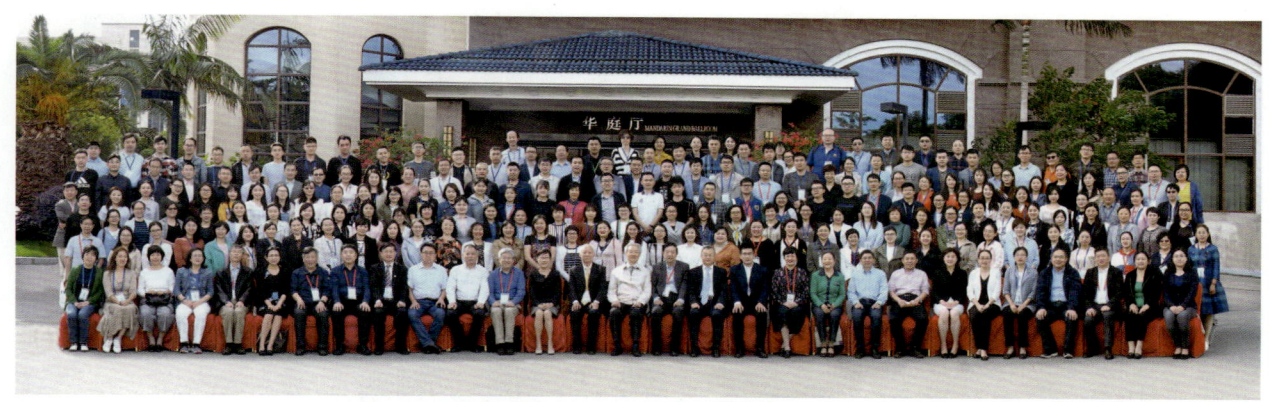

图 1-6　中华医学会第二十四次全国医学信息学术会议合影

研究中心副主任代涛研究员、国家卫生健康委员会统计信息中心王才有副主任、郑州大学第一附属医院刘章锁院长、山西医科大学党委副书记贺培凤教授及中南大学湘雅三医院信息网络中心王安莉主任（代党委书记罗爱静）做专题报告，并邀请了中华医学会医学信息学分会常务委员做大会报告。本次会议围绕"医学信息学研究及教育""互联网＋医疗健康""医学情报研究与医学图书馆"3个主题开设分组交流分会场，交流了47篇论文。本次会议共评选出优秀论文21篇，5家单位荣获论文投稿优秀组织奖。

## 二、全国医学信息教育可持续发展学术研讨会

### （一）第十一届全国医学信息教育可持续发展学术研讨会暨第二届全国医学信息学研究生论坛

2016年7月28—30日，由中华医学会医学信息学分会主办、中华医学会医学信息学分会医学信息教育学组承办、山西医科大学管理学院协办的"第十一届全国医学信息教育可持续发展学术研讨会暨第二届全国医学信息学研究生论坛"在山西太原举行（图1-7，图1-8），来自全国各地医学信息教育领域的90余名代表参加了本次会议。会议中心主题为"互联网＋背景下的医学信息专业教育可持续发展"。本次会议紧密围绕当前国家医药卫生信息化建设和卫生信息人才需求，加强了医学信息教育和学术交流，促进和深化了医学信息学教学改革和学科建设与发展。

### （二）第十二届全国医学信息教育可持续发展学术研讨会暨第三届全国医学信息学研究生论坛

2017年7月26—28日，由中华医学会医学信息学分会主办、中华医学会医学信息学分会医学信息教育学组承办、广西医科大学信息与管理学院协办的"第十二届全国医学信息教育可持续发展学术研讨会暨第三届全国医学信息学研究生论坛"在广西南宁召开（图1-9，图1-10），来自全国医学信息教育领域的108名代表参加了本次会议，其中教师83名、研究生25名，收录征文70篇。会议主题为"健康中国与医学信息教育可持续发展"。本次会议除邀请了中华医学会医学信息分会主任委员代涛等6名专家做专题报告外，还开展了学术论文交流，设置了医学信息学专业研究生论坛。本次会议评选出优秀论文15篇。

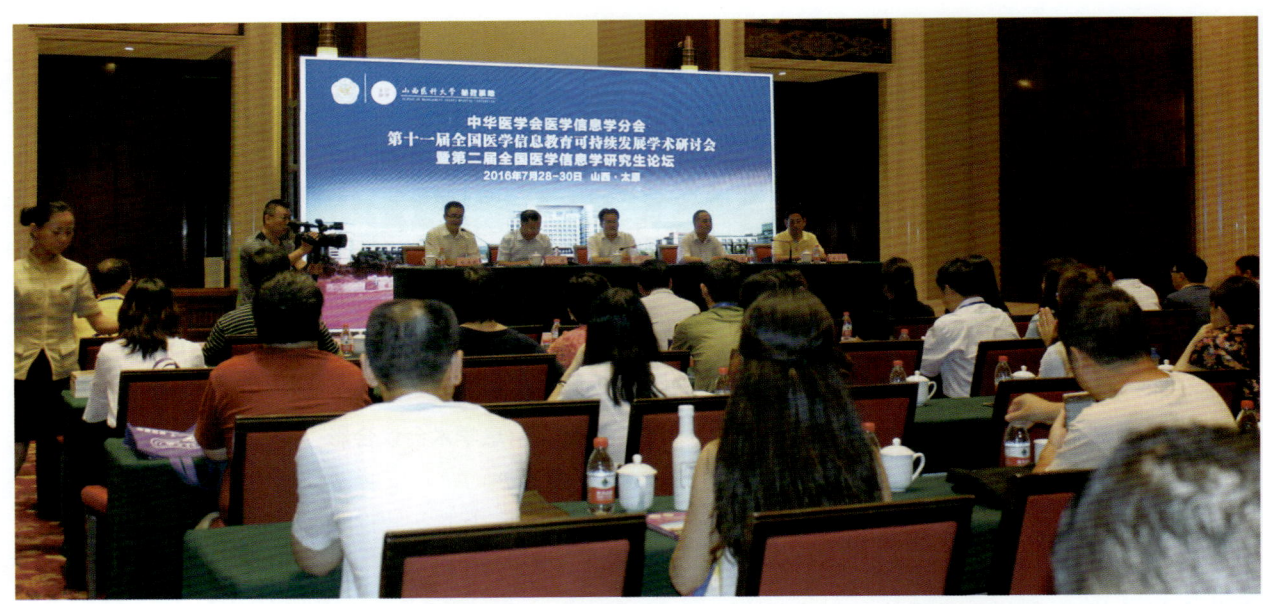

图 1-7　第十一届全国医学信息教育可持续发展学术研讨会暨第二届全国医学信息学研究生论坛

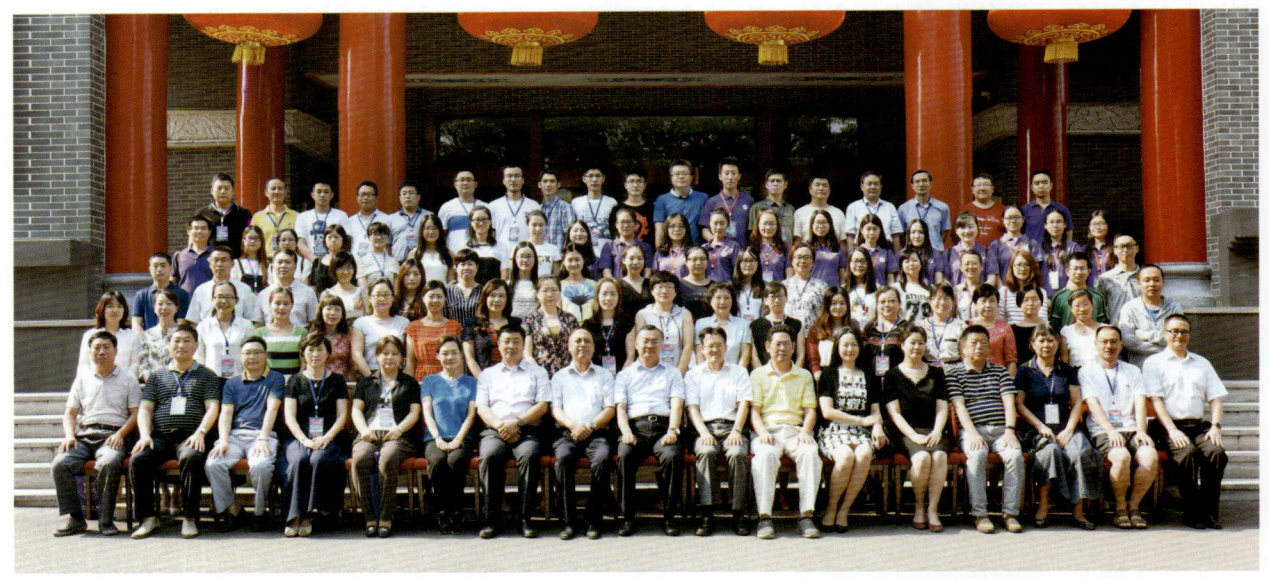

图 1-8　第十一届全国医学信息教育可持续发展学术研讨会暨第二届全国医学信息学研究生论坛合影

（三）第十三届全国医学信息教育可持续发展学术研讨会暨第四届全国医学信息研究生论坛

2018年7月26—28日，由中华医学会医学信息学分会主办、中华医学会医学信息学分会医学信息教育学组承办、安徽医科大学卫生管理学院协办的"第十三届全国医学信息教育可持续发展学术研讨会暨第四届全国医学信息研究生论坛"在安徽合肥召开（图1-11，图1-12），来自全国医学信息教育领域的150余名代表参加了本次会议。会议主题为"新时代医学信息教育创新与可持续发展"。本

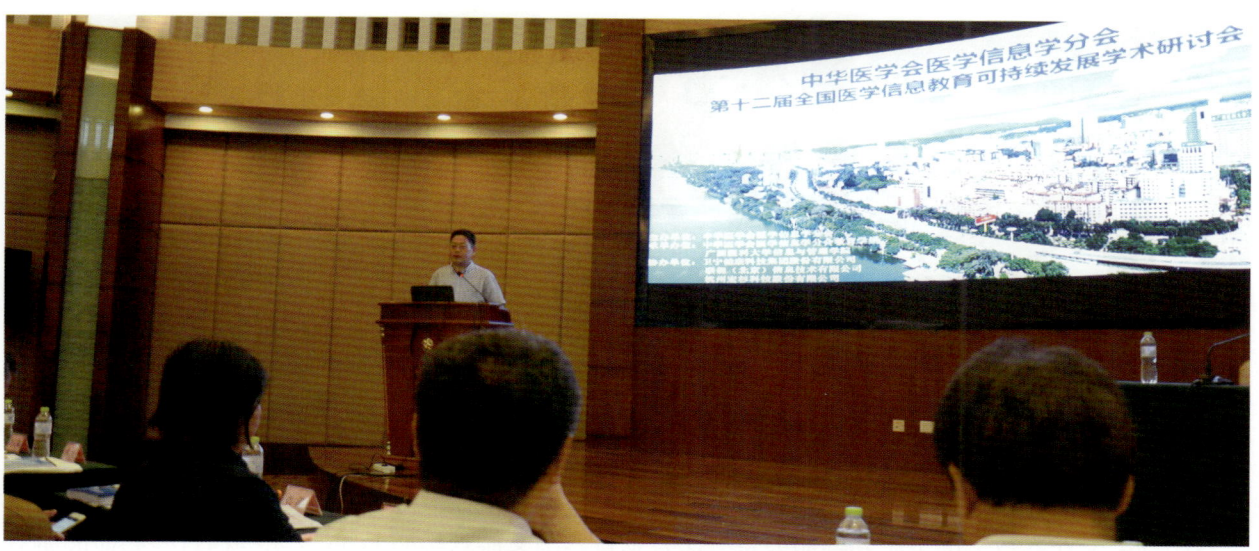

图1-9　第十二届全国医学信息教育可持续发展学术研讨会暨第三届全国医学信息学研究生论坛

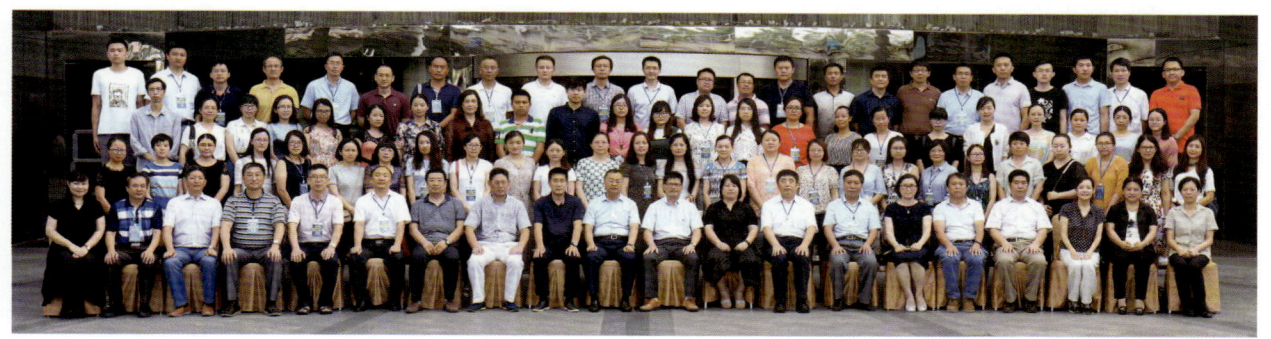

图1-10　第十二届全国医学信息教育可持续发展学术研讨会暨第三届全国医学信息学研究生论坛合影

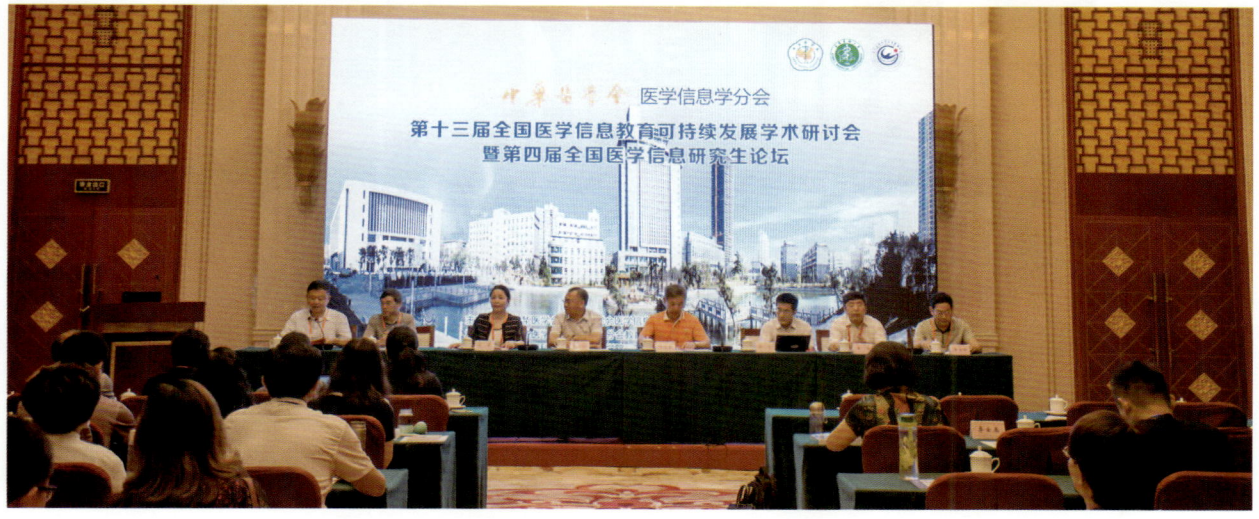

图1-11　第十三届全国医学信息教育可持续发展学术研讨会暨第四届全国医学信息研究生论坛

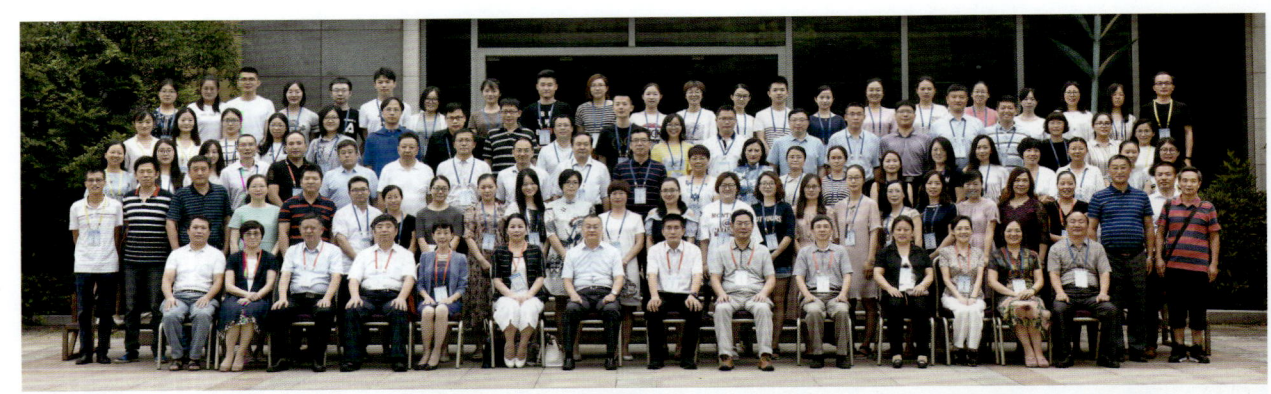

图 1-12　第十三届全国医学信息教育可持续发展学术研讨会暨第四届全国医学信息研究生论坛合影

次会议的活动内容包括学术研讨会、研究生论坛和校企合作论坛三部分。近 20 名业内顶级医学信息教育领域专家在会议上做报告和专题发言,还有来自全国各所高校的近 20 名医学信息学专业的研究生做了论文报告。本次会议交流了 17 个学术报告和 80 篇会议论文,共评选出 10 篇优秀教师论文和 10 篇优秀研究生论文。

### 三、医院信息化新进展研讨班

2017 年 11 月 16—18 日,由中华医学会医学信息学分会、河南省医学会、河南省医学会医学信息学分会主办,郑州大学第一附属医院承办的"2017 年医院信息化新进展研讨班"在河南郑州召开(图 1-13,图 1-14)。本次研讨班共有学员 100 余名,以全国各地医院信息部门、医学信息机

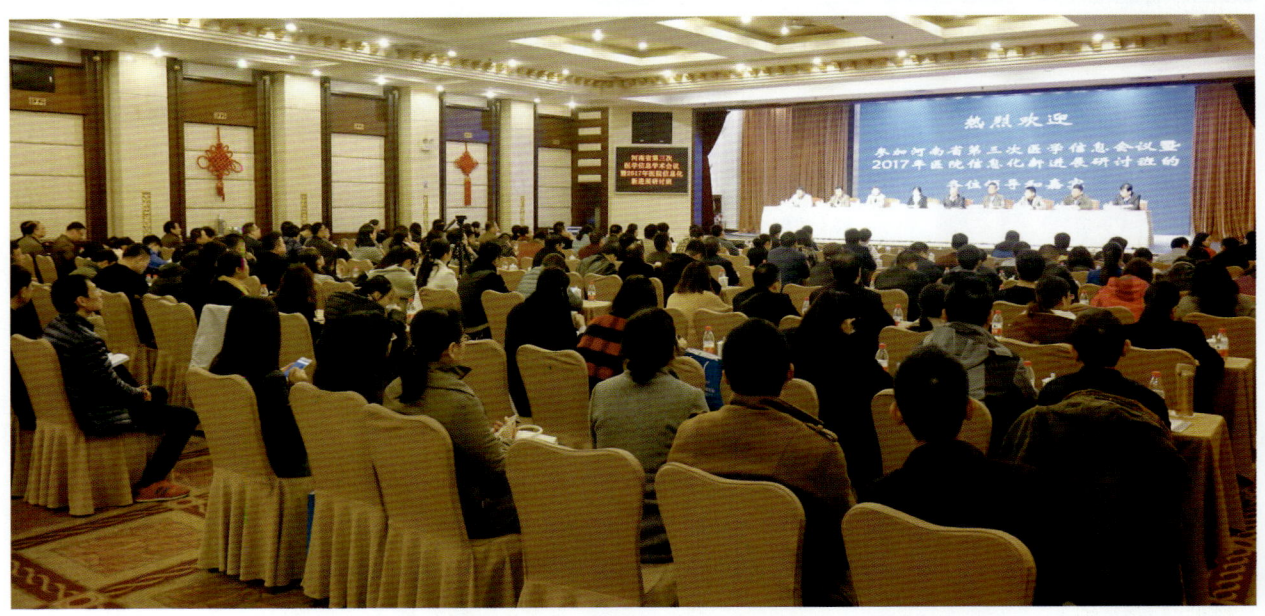

图 1-13　2017 年医院信息化新进展研讨班

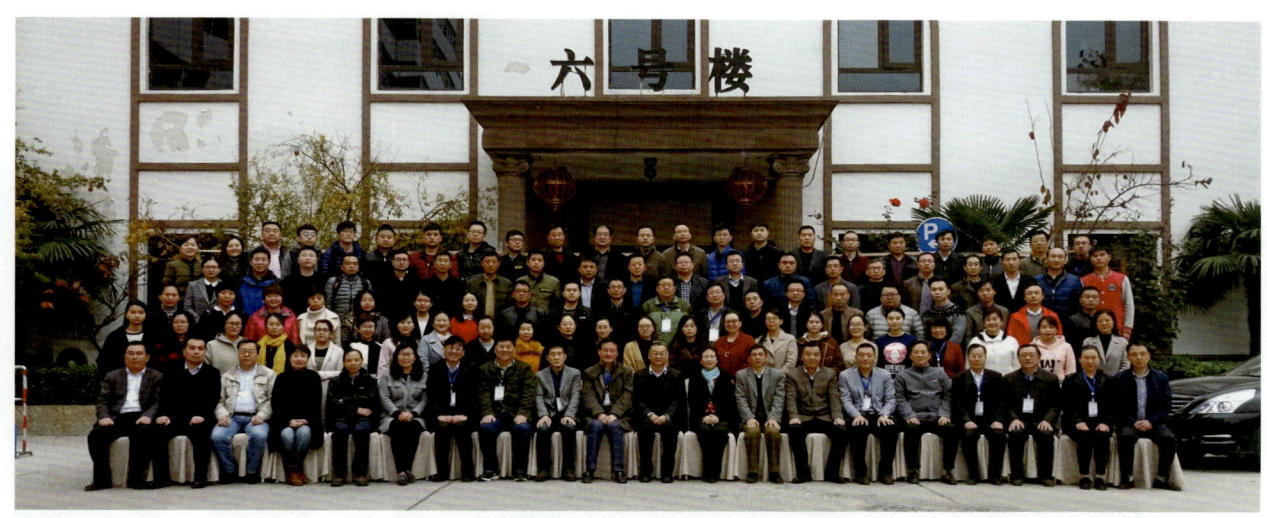

图1-14 2017年医院信息化新进展研讨班合影

构、医学图书与情报机构的学术同仁为主。本次研讨班以"医院信息化新进展"为主题，邀请9名专家做专题报告，授课专家均来自国内著名大学、医院、医学图书馆、医学情报所，授课内容涉及医院信息化建设、大数据推广与应用及信息时代的挑战与机遇等。各位学员就目前医院信息化的发展现状、建设难点及未来发展趋势做了充分讨论。本次研讨班期间，筹备成立了河南省医院信息化学组、医学情报学学组、医学信息教育学组和医学科技查新学组。

### 四、生物医疗大数据与精准医疗专题研讨班

#### （一）第一届生物医疗大数据与精准医疗专题研讨班

2016年9月21—23日，由中华医学会医学信息学分会、中华医学会继续教育部主办，中国人民解放军医学图书馆承办的"第一届生物医疗大数据与精准医疗专题研讨班"在云南大理召开（图1-15），来自全国7个省市的47名学员报名参加本次研讨班，特邀代涛、刘雷、崔恒阳、汪宁、方晓东、董建成、钱庆、刘帆、崔蒙、赵东升、谢学勤11名生物医疗大数据与精准医疗研究领域知名专家进行授课。授课内容涵盖了生物医疗大数据与精准医疗领域的前沿理论研究和应用实践案例实施的多个业内关注热点，包括计算机科学、人工智能、大数据及数据挖掘技术在医学研究领域的实际应用。每名专家讲座完毕后都为学员提供10~15分钟进行答疑和讨论，所有专家和学员就生物医疗大数据与精准医学的前沿问题进行了深入探讨。

#### （二）第二届生物医疗大数据与精准医疗专题研讨班

2017年9月25—28日，由中华医学会医学信息学分会、中华医学会继续教育部主办，中国人民解放军医学图书馆承办的"第二届生物医疗大数据与精准医疗专题研讨班（精准医学大数据管理与利用研讨班）"在贵州贵阳召开（图1-16），来自全国各地的100余名学员参加了本次研讨班。本次研讨班采用报告授课和研讨相结合的形式，共邀请了国内该领域13名知名专家进行授课，对精准医学相

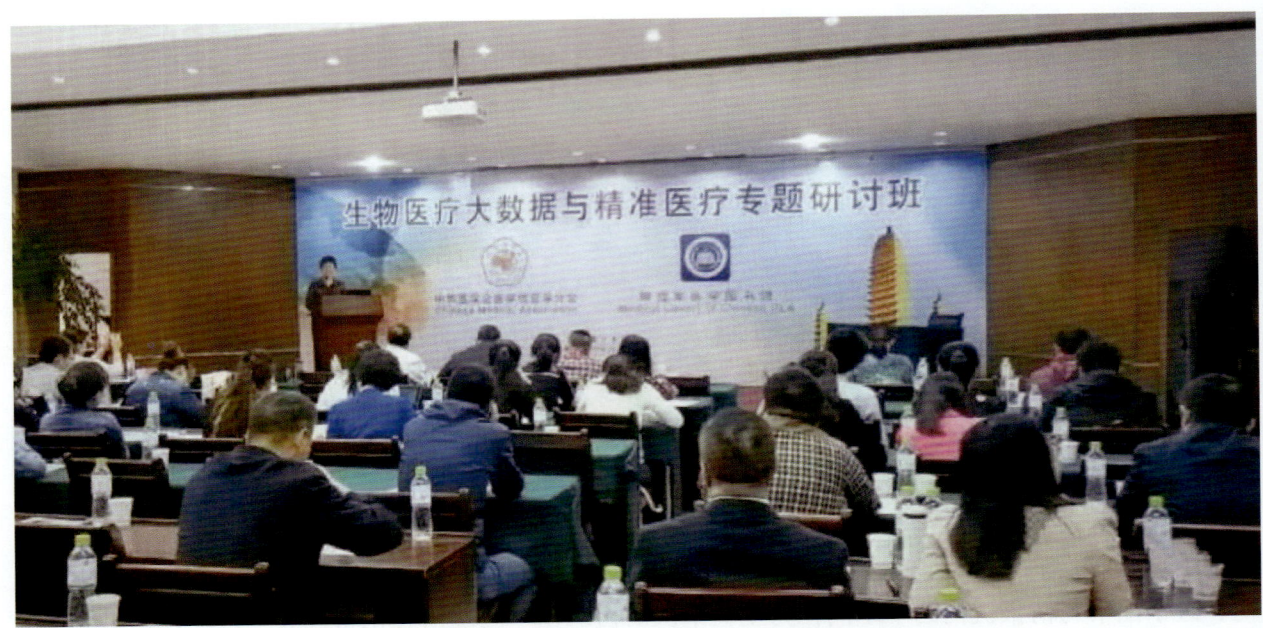

图 1-15 第一届生物医疗大数据与精准医疗专题研讨班

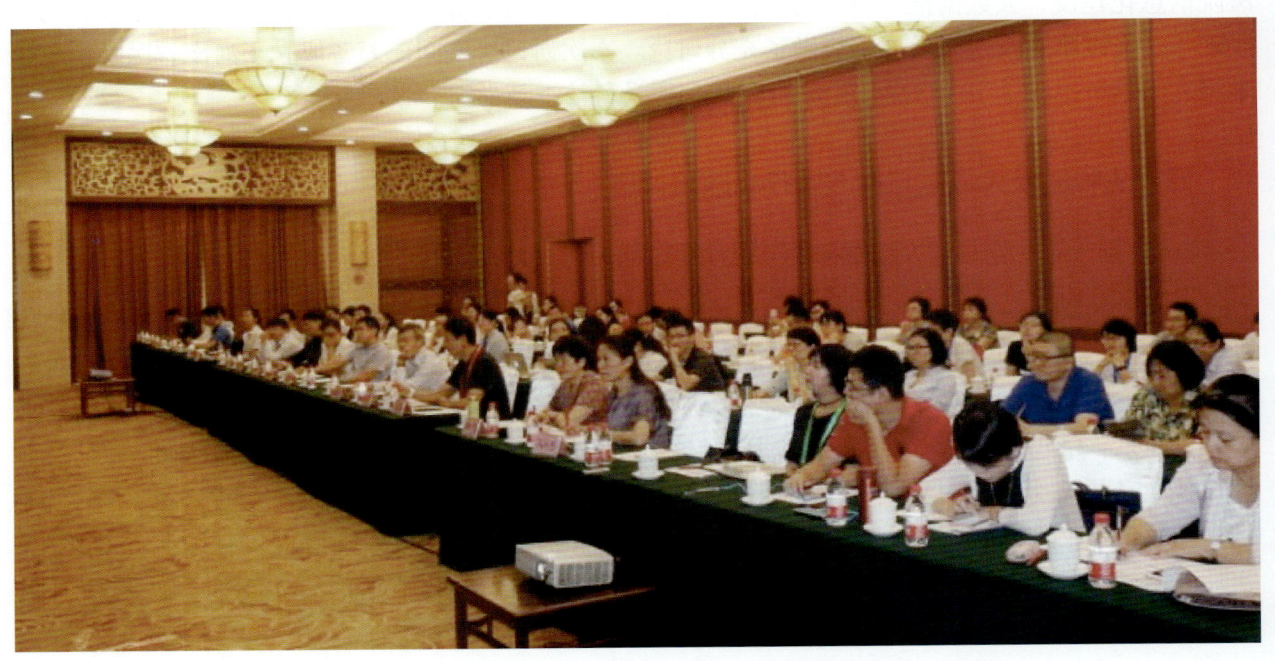

图 1-16 第二届生物医疗大数据与精准医疗专题研讨班

关理论、前沿技术、临床应用及平台建设等方面进行了充分探讨和交流。

（三）第三届生物医疗大数据与精准医疗专题研讨班

2018年9月26—28日，由中华医学会医学信息学分会、中华医学会继续教育部主办，中国人民解放军军事科学院图书馆和苏州大学承办的"第三届生物医疗大数据与精准医疗专题研讨班"在江苏苏州召开（图1-17，图1-18），来自全国各医院、医学信息机构等的90余名同仁参加了本次研讨班。本次研讨班以"精准医学、医疗大数据的关联应用"为主题，邀请了国内12名精准医疗和医疗大数据领域的权威专家介绍了精准医疗、医疗大数据的成果和进展，分享了相关经验，对参训人员在生物医学科技创新与医疗水平方面的提升给予了启示与指导。

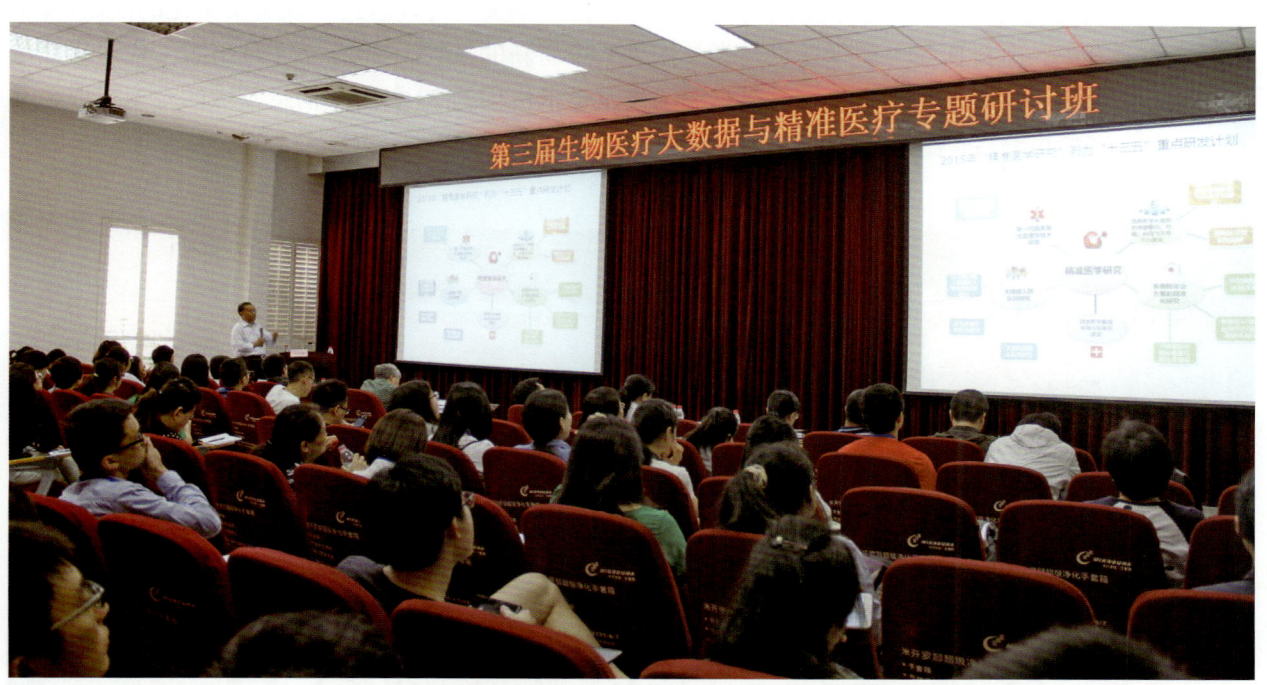

图1-17　第三届生物医疗大数据与精准医疗专题研讨班

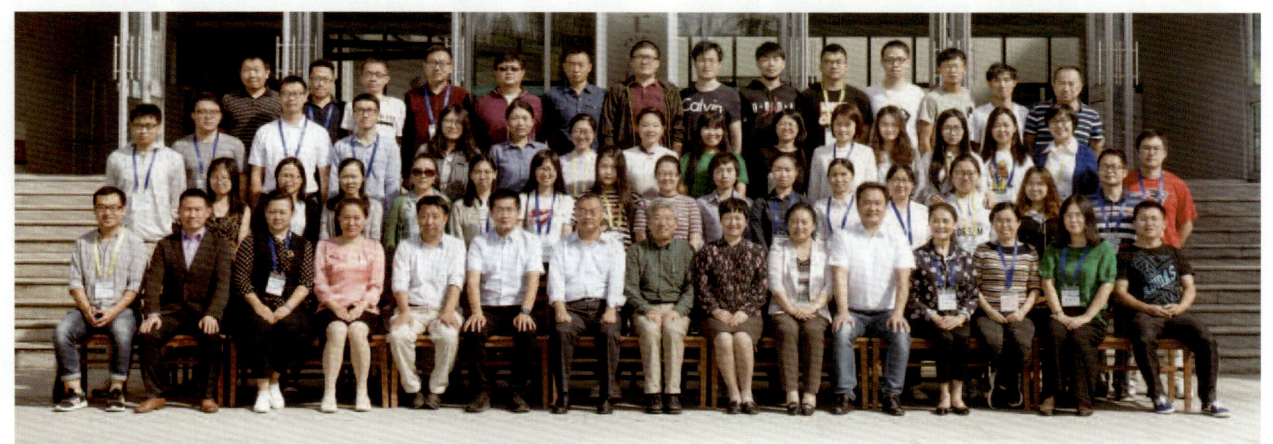

图1-18　第三届生物医疗大数据与精准医疗专题研讨班合影

（刘文君　钱　庆）

## 第三节　编撰出版《中华医学百科全书·基础医学·医学信息学卷》

《中华医学百科全书》是一项重大出版工程，肩负着全面总结国内外医药卫生领域经典理论、先进知识，回顾展现我国卫生事业取得的辉煌成就，弘扬中华文明传统医药璀璨历史文化的使命。《中华医学百科全书·基础医学·医学信息学卷》作为一个崭新的学卷于2017年4月出版，代涛研究员担任该卷的主编，编委会由来自全国著名高等院校及学术机构的29名医学信息领域的专家组成，共有116名专家参与编写（图1-19至图1-21）。

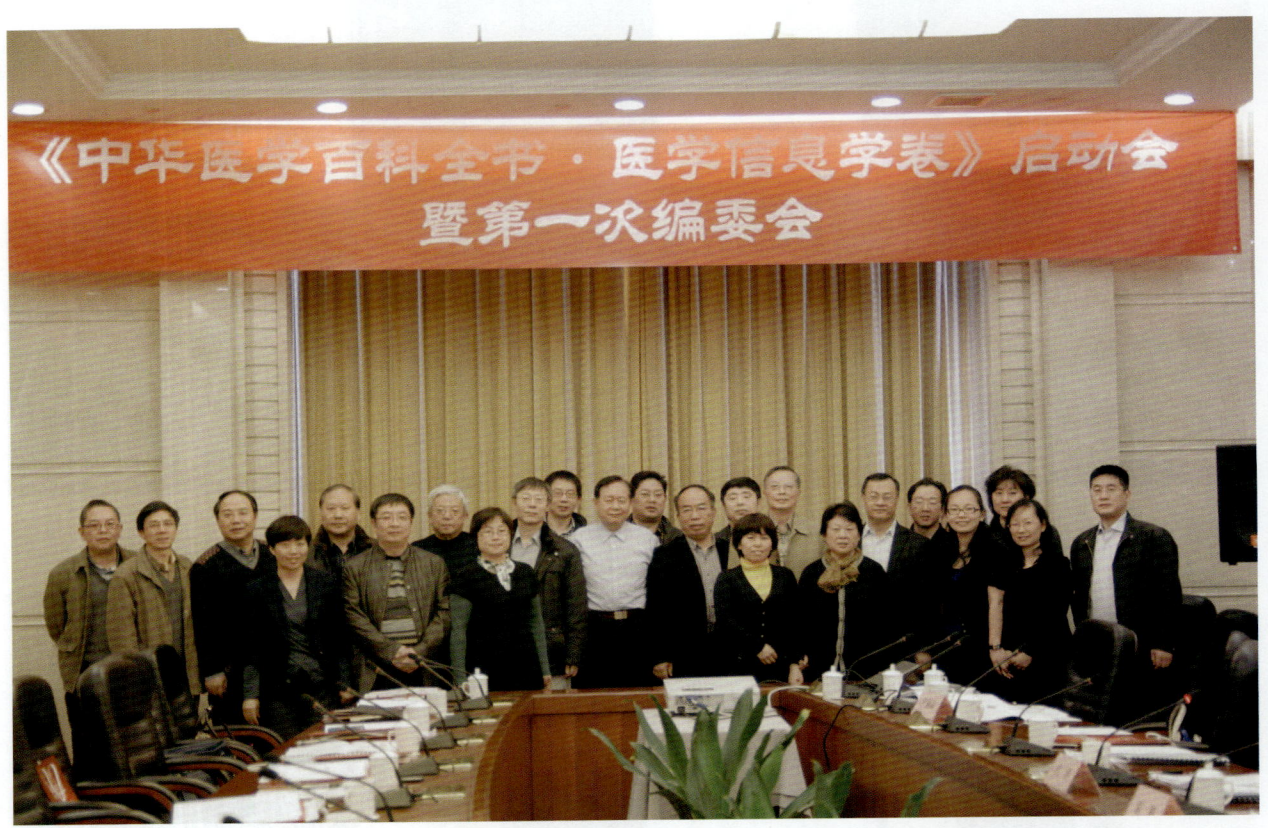

图1-19　《中华医学百科全书·基础医学·医学信息学卷》启动会暨第一次编委会（2013年3月）

《中华医学百科全书·基础医学·医学信息学卷》以条目形式把医学信息领域的知识进行概括，并且较为系统地描写出来，体系完整、结构严谨、内容简洁、文字精练。全卷共有374个条目，涵盖了医学信息领域的主要概念，包括共性条目、临床信息学、公共卫生信息学、公众健康信息学、生物信息学、药物信息学、中医药信息学、特种医学信息学、医学情报学、医学图书馆学10个部分，共57万字。该卷内容在编排上充分体现了"全、新、精、准"的严谨治学理念。"全"即系统、完整地反映了医学信息学的学科概念体系；"新"即基于最新的知识积累、研究进展和学界共识进行撰写；

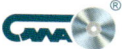 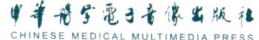

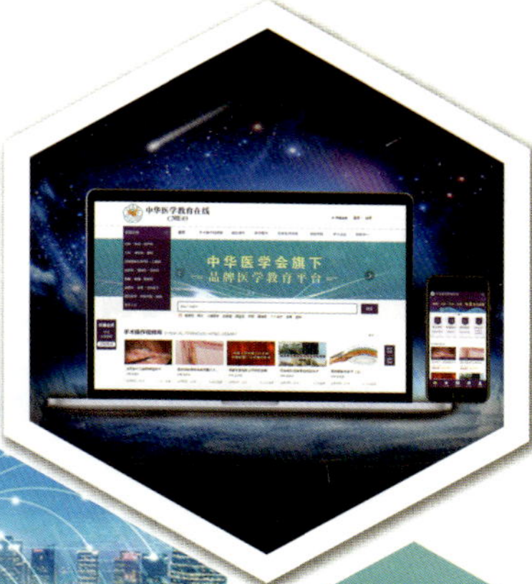

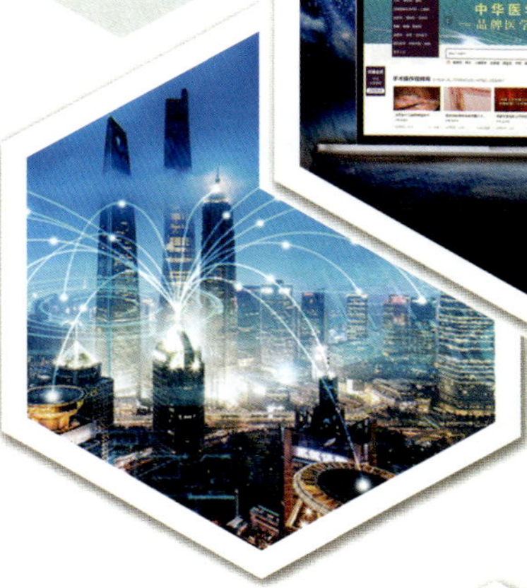

# 中华医学数字出版

中华医学电子音像出版社（以下简称音像社）成立于1987年，是由中华人民共和国国家卫生健康委员会主管，中华医学会主办，中华医学会独家注资，具有独立法人资格的医学专业出版机构。作为中国成立最早的电子音像出版社之一，经过30余年的发展，目前已成为集电子、音像、电子期刊、图书、互联网出版资质于一体的全媒体专业出版社。

音像社微信公众号

中华医学书屋

音像社官网：www.cma-cmc.com.cn

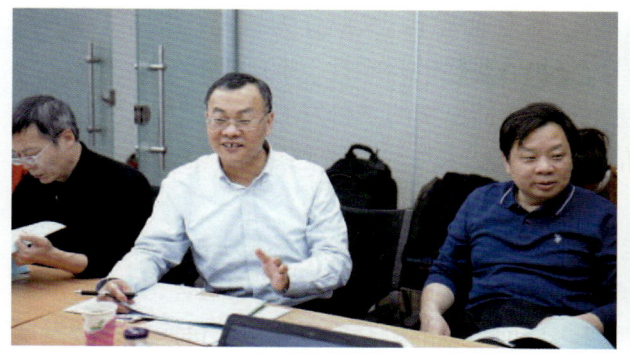
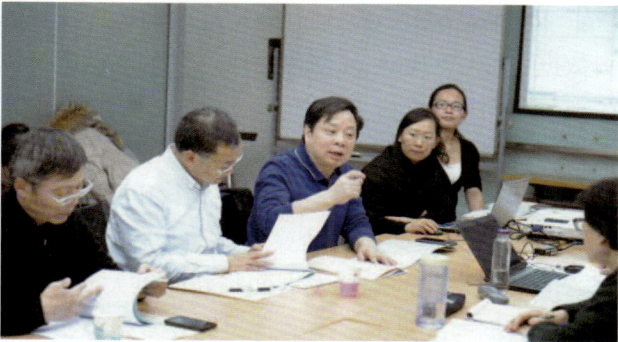
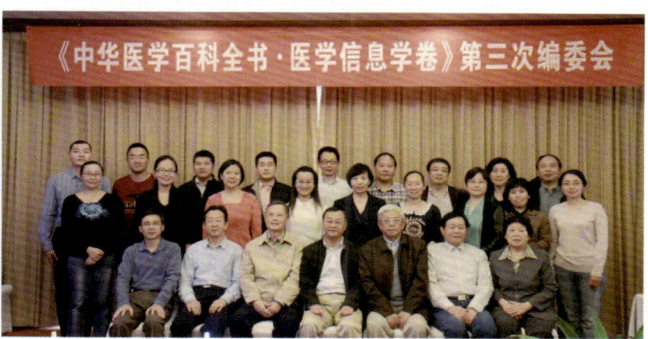

图 1-20 《中华医学百科全书·基础医学·医学信息学卷》多次举办编委会

注：A、B. 主编及编委会专家热烈讨论；C. 第二次编委会；D. 第三次编委会合影

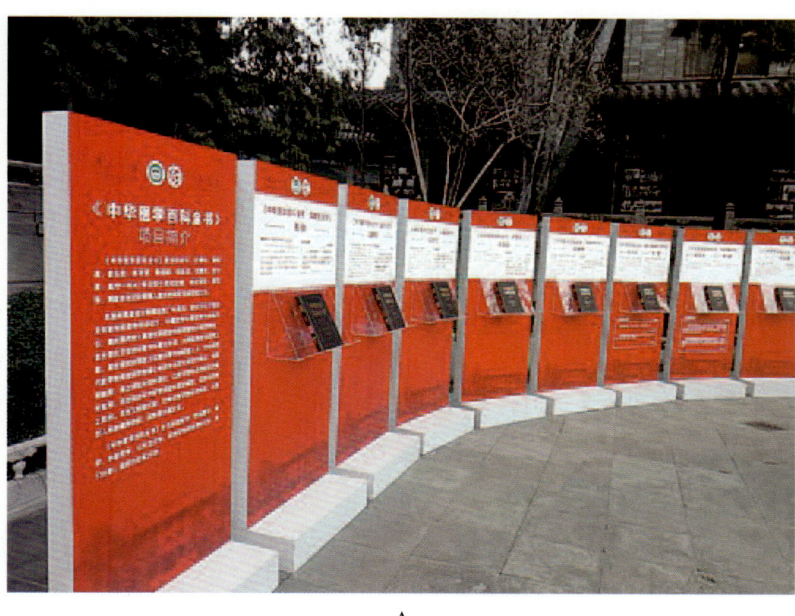
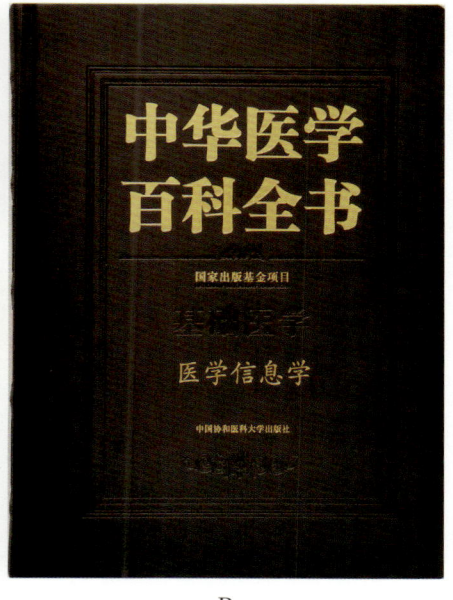

图 1-21 《中华医学百科全书·基础医学·医学信息学卷》出版（2017年4月）

注：A.《中华医学百科全书》项目简介展示；B.《中华医学百科全书·基础医学·医学信息学卷》封面展示

"精"即内容精炼、文字简洁;"准"即选择权威的、公认的专业著作、文献作为参考,根据可靠的资料数据、最佳的研究证据、公认的学术观点进行撰写,保证了书籍的科学性、准确性和权威性。

《中华医学百科全书·基础医学·医学信息学卷》对医学信息学的学科发展具有重大意义。凸显了在医学科学研究、服务实践和管理过程中,医学信息学在数据采集、存储、组织、整合、挖掘、协同与互操作等方面,发挥基础支撑作用。

目前,大数据、云计算、移动互联、人工智能等新兴信息技术已经在健康医疗领域广泛深入应用,医学信息学的学科发展面临新的重大机遇。医学信息学发展与医学创新应更加融合,包括技术、方法、数据与决策的多维融合,以及多来源、多类型、多层面数据的融合应用,以促进医学科技发展和健康医疗服务的个性化、精细化与智能化。国务院办公厅于2016年发布了《关于促进和规范健康医疗大数据应用发展的指导意见》,在加强健康医疗大数据保障体系建设中,强调了实施国家健康医疗信息化人才发展计划,强化医学信息学学科建设和"数字化医师"培育。希望在医学信息学研究者和教育者的共同努力下,构建适应大数据环境下"产、学、研"相结合的人才培养机制,造就一批高层次的人才队伍,共同推进医学信息学的学科发展。

(李　姣　代　涛)

# 第二章  医学信息学发展概述

医学信息学在辅助临床诊疗、公共卫生和健康管理、医学科技创新和医药研发、医疗保险、医学教育、卫生决策等方面发挥重要作用，特别是随着信息技术在卫生健康领域更加广泛深入地应用，使医学信息学的发展更受重视，迎来了新的发展机遇。本章简要介绍了医学信息学的学科内涵和研究范围，较系统地梳理了医学信息领域的前沿热点，并对其未来发展趋势进行展望。

## 第一节  学科内涵和研究范围

### 一、学科内涵

医学信息学（medical informatics）是一门综合运用计算机科学、生物学、医学、数学、统计学、管理学、情报学、生物医学工程学等多学科的技术和方法，对医学数据、信息、知识进行收集与处理、表示与存储、分类与标注、组织与整合、挖掘与分析、查找与定位，将其有效地应用于临床诊疗、医学科研实验、医学教育、医疗保险、卫生决策等方面的学科。医学信息学是交叉学科，与医学计算机科学、生物医学信息学、卫生信息学等其他学科有很多交叉，也是一门综合性学科。

医学信息学的处理对象和处理过程为对临床诊疗、公共卫生、患者行为与情绪、分子生物学、医药研发、中医药、医学情报文献等医学数据、信息和知识进行收集、处理；目的和用途为将所处理的数据、信息和知识有效地应用于临床诊疗实践、公共卫生与公众健康管理、医学科研实验、医药研发与管理决策、中医药研究与实践、医学科技评价与战略决策等方面，以辅助优选诊疗方法，提高医疗质量，扩大公共卫生监测范围，提升应急响应速度，促使公众获取健康信息，辅助个性化健康管理，帮助发现生物系统信息规律，促进医药研发和个性化治疗，协助规范药品生产和指导合理用药，推动中医药继承与创新发展，促进医学科研管理和医学科技创新，辅助医疗卫生决策等。

### 二、研究范围

医学信息学的研究范围可以划分为医学数据与信息、医学信息方法技术、医学信息系统及其应用、医学信息标准、医学信息安全与隐私保护等方面，也可以划分为临床信息学、公共卫生信息学等分支学科。

## （一）医学数据与信息

医学数据是指未被加工和解释的医学相关原始资料。医学信息则是指已经被处理、具有逻辑关系的医学相关数据，是对医学数据的解释，包括数字、文字、符号、图像等形式。信息包含多种属性，包括：①客观性；②依附性；③可识别性；④共享性；⑤可再生性；⑥可存储性；⑦可转换性；⑧知识性。其他相关概念还包括医学相关知识、情报和智慧等。其中，知识是指与人类知识体系相结合的、有价值的信息，知识的获取需要通过对信息进行归纳和演绎；情报是由一部分社会动态信息与知识进入社会交流系统，通过传递完成服务社会的目的而构成的；智慧是人发现真理，创造与运用知识的能力。医学数据→信息→知识→情报→智慧构成医学信息学研究的信息链。

医学信息包含3个层面，即语义、语法和语用。语义是指医学信息蕴含的意义，如医师诊断时需要分析信息的语义，其通常依赖上下文帮助理解含义。语法是描述医学信息的特有规则，如一系列代码或符号、字母、词语的拼写、音节的组成方式、生物信号的频谱和幅度等，医学信息的语法特征与其载体关系密切。语用表明医学信息为特定目的而服务，即简单的数字不具有任何含义，但在加上符合特定语法规则的文字描述后，就产生了语义内容，如"3.2"本身没有意义，但"白细胞3.2"就具有了意义，其可能是患者的临床血常规检验结果。可以通过医学信息的语用特征判断数据是否正常，从而决定采取何种治疗措施，如输血、食疗或用药。

在医学信息的传播过程中，携带信息的媒介称为载体，即用于记录、传输、积累及存储医学信息的各种实体，包括各种有形载体（以实物形态记录为特征，运用纸张、胶卷、胶片、磁带及磁盘传递和贮存医学信息）和无形载体（以能源和介质为特征，运用声波、光波、电波传递医学信息）。

医学信息是一种资源，通过利用医学信息资源可以充分发挥医学信息的效用，实现医学信息的价值。大量医学信息分散存储于不同的医学信息系统和数据库中，类型、形式多样，通过制定医学信息标准，对其进行规范，使之能够用于交换、传播，从而促进医学信息共享和共用。元数据是对信息资源的结构化描述，同时它也是一种描述信息。通过使用标准化的元数据，能够实现异地、异构医学信息资源的整合，提高医学信息资源的利用效率。本体是医学信息资源的知识表示和组织形式之一，常被用于构建医学知识库。信息技术快速发展，促使产生医学大数据，对其进行整合，利用数据挖掘、模式识别、图像处理、自然语言处理等信息处理方法和手段，能够从海量数据中发现隐藏的规律和知识，用于医学决策支持。同时，在医学信息的处理过程中要最大限度地保障医学信息安全。

医学信息的主要作用包括：①促进医学科技创新，医学信息是医学科技创新的重要支撑条件，是推动和促进新知识生成和转换的根本动力。②辅助医药卫生决策，医学信息是医疗卫生决策的科学依据，对患者及医疗机构的决策者都至关重要。例如，在医疗过程中，临床医师观察患者数据（如血常规、X线透视等），对数据进行解释或推理得到信息，根据这些信息合理制订相应措施，通过对信息进行归纳和推理，获得用于临床诊断和治疗的有价值信息即医学知识，将其保存和积累，可作为解释其他数据的根据。③支持医药卫生实践，各种信息资源为医药卫生事业的顺利发展和有效管理等提供了必要的信息保证。

## （二）医学信息方法技术

医学信息学兼具理论性和应用性。在研究过程中，除了采用基础的定性分析方法和定量分析方法，还需要与实际的医学应用相结合，涉及医学数据和信息的采集与存储管理、医学信息标准化与信息提取、医学数据整合与挖掘、医学信息查找与定位、医学信息共享与协同等相关技术和方法。

定性分析方法包括归纳、类比、相关等逻辑思维方法，以及内容分析法、德尔菲法、市场调查法等。定量分析方法包括层次分析法、实证分析法、统计分析法（如因子分析法、主成分分析法、回归分析法、聚类分析法等）、引文分析法（如引文网络分析、被引聚类分析、共被引分析等）、可视化分析方法等。医学文献计量也是重要的定量分析方法，主要根据文献集中分散规律、文献作者分布规律、文献词频分布规律等文献分布规律，文献增长规律、文献老化规律等文献动态规律，以及文献耦合、同被引等文献引用规律，对医学科学活动的投入（如科研人员、研究经费）、产出（如论文数量、被引数量）和过程（如信息传播、交流网络的形成）进行定量分析，从中找出医学科学活动的规律性。

医学数据和信息的采集与存储管理包括实时医学数据的采集与处理和大容量医学数据信息的采集、表达、存储、检索、传输、管理、长期保存等方法。医学数据标准化与信息提取包括半结构化和非结构化医学数据的处理、集中式和分布式医学数据的统一建模、自然语言处理、元数据的制定、医学本体的构建、基于医学本体的数据标注、医学命名实体识别、命名实体规范化、医学语义关系提取、医学知识表示等方法，目的是实现以统一的标准对多源异构数据进行归一化处理。医学数据整合与挖掘包括链接整合、数据仓库整合、联邦整合、数据网格整合和本体整合，多维数据建模、计算、统计，大量动态数据的学习、推理、挖掘，多元数据集的信息整合、分布式计算、医学模式识别、医学图像处理、医学文本生成及可视化等方法。医学信息查找与定位包括布尔检索、截词检索、邻近检索、限定检索、扩展检索、加权检索、精确检索、模糊检索、跨库检索、反馈检索、多样化检索、个性化检索及智能检索等方法。医学信息共享与协同包括医学数据的实时访问、交换共享、远程操作、协同操作、面向特定需求的信息再利用等方法。

## （三）医学信息系统及其应用

医学信息系统是指由计算机硬件、网络和通信设备、计算机软件、医学信息资源、操作人员和运行规则等组成，以处理医学信息为目的的人机系统。

一般来说，医学信息系统包括硬件系统、软件系统、医学信息资源、运行规则及操作人员。硬件系统是指对医学信息进行采集、存储、加工、使用和传输等处理过程中所使用的物理设备或装置。软件系统包括操作系统、支持软件、应用软件等。医学信息资源是信息系统的核心内容，包括各种医学信息。运行规则是指帮助用户使用和维护信息系统的说明材料。操作人员包括系统分析员、设计员、程序员、数据库管理员、普通用户和系统管理员。

根据不同应用目的而构建的医学信息系统主要包括医院管理信息系统、临床信息系统、公共卫生信息系统、医疗保险管理信息系统、公众健康服务平台、科学数据共享平台及医学文献检索系统等。其中，医院管理信息系统主要包括医院人力资源管理信息系统、医院财务管理信息系统、医院物资管理信息系统、药品管理信息系统、门诊管理信息系统及住院管理信息系统等。临床信息系统主要包括医师工作站、护理信息系统、手术麻醉信息系统、实验室信息系统、病理信息系统、医学影像信息系统、重症监护信息系统及临床决策支持系统等。公共卫生信息系统主要包括疾病预防控制信息系统、卫生监督信息系统、生命登记系统、妇幼保健信息系统及突发公共卫生应急指挥信息系统等。医疗保险管理信息系统主要包括城镇职工基本医疗保险管理信息系统、城乡居民基本医疗保险管理信息系统等。医学文献检索系统主要包括文摘检索系统（如中国生物医学文献服务系统、MEDLINE）、事实和数值型检索系统（如美国医师咨询数据库、医师案头参考书）、全文检索系统、引文检索系统（如 Web of Science）等。

医学信息系统的功能主要包括：①数据的获取和表示，辅助医务工作者完成统计数据和病例数据的收集和输入。②记录的保存和访问，提供记录的收集和保存功能，如存储医嘱或检验报告。③信息的交流和综合，便于决策者在任何时间、任何地点获取数据，实现独立计算机之间及位置不同的地点之间的信息共享。④监测，提供潜在危险提示和预防性措施等功能，有利于正确决策，如重症监护室的患者监测系统。⑤信息存储和检索，对数据进行有序存储，实现对不同时间数据的共享，并提供面向不同用户需求的检索服务。⑥数据分析，基于原始数据简化海量信息，并以明确、易理解的形式展现给医学决策者。⑦决策支持，深度解释数据，为医务工作者在病情诊断、患者治疗、护理资源分配等行动推荐方面提供有效建议。⑧教育，辅助学生及医务工作者获取医学相关知识、提升从业技能，如计算机辅助教学系统、临床决策支持系统等。

### （四）医学信息标准

医学信息标准是指在医学信息的生产、表达、传播、交换、利用等过程中获得最佳秩序，经过一致制定并由公认机构批准，以特定形式发布，作为共同遵守、可重复使用的规范化准则及依据。医学信息标准是实现信息互联互通、数据共享、业务协同的前提和依据，也是促进健康医疗大数据、"互联网＋医疗健康"和人工智能应用发展的重要基础。

从世界范围来说，医学信息标准可分为国际标准、区域标准、国家标准、行业（专业、协会、部门）标准和地方标准。

按标准的应用层次可分为：①基础类标准，包括信息模型、医学术语、标识、体系框架等方面。②数据类标准，包括数据元与元数据、分类与编码、数据集、共享文档规范等方面。③技术类标准，包括系统功能规范、系统技术规范、传输与交换等方面。④安全与隐私标准。⑤管理类标准，包括建设指南、测试评价、运维管理、监理验收等方面。

按标准的作用分类，可分为：①医学信息表达标准，用于规范和统一信息的表示和描述，包括医学术语标准、医学代码标准、疾病分类标准、数据元规范、医学元数据标准、医学本体等，典型标准如国际疾病分类法、医学系统命名法-临床术语等。②医学信息交换标准，用于医学信息系统、通信系统间的信息交换和互操作，包括医学信息交换标准和通信标准，典型标准如 HL7（Health Level Seven）卫生信息交换标准、医学数字影像和通信标准等。③医学信息处理与流程的标准，规范一个或多个系统间的信息处理流程。④医学信息应用软件和硬件的标准，包括软件产品标准、软件开发环境标准、计算机标准、网络布线标准、网络设备标准等。

医学信息标准有利于实现不同层次、不同区域、部门信息系统间的医学数据互操作，提高数据交换能力、对数据理解一致性能力及彼此协同工作的能力；有利于提高数据质量，采用标准化结构方式记录信息，如电子病例、临床信息记录能够有助于形成高质量的数据和形成规范化、透明化的医学数据管理和使用机制，避免重复工作；有助于促进分散在大量医疗仪器、设备及信息系统中的医学信息的集成和有效利用，促进医疗资源集成共享，有助于实现跨区域医疗；有利于提高医疗服务质量，提升医疗工作管理水平，推进医疗信息化快速发展。

医学信息标准由特定组织制定、颁布和执行。主要的组织包括：①国际标准化组织（International Organization for Standardization，ISO），是世界上最大的从事国际标准开发和发布的非政府组织，其下属技术委员会 215（Technical Committee 215，TC 215）的第 3 工作组主要关注卫生概念表达方面的工作。②国际健康术语标准开发组织（International Health Terminology Standards Development Organization，IHTSDO），属于非营利性组织，开发了医学系统命名法 - 临床术语（Systematized Nomenclature of Medicine-Clinical Terms，SNOMED-CT）。③美国国家标准学会（American National Standards Institute，ANSI），协助标准的开发与利用，认证和批准了 HL7 卫生信息交换标准。④美国材料与试验协会（American Society for Testing and Materials，ASTM），是世界上最早、最大的非营利性标准制定组织之一，致力于各种材料性能和试验方法的标准制定。除了上述组织外，国际上的标准化组织还有美国电子病历协会、国际电工委员会等。

### （五）医学信息安全与隐私保护

医学信息安全与隐私保护是指保护医学信息和医学信息系统不被未经授权地访问、使用、泄露及修改，保证医学信息和医学信息系统的保密性、完整性、可用性、可控性及不可否认性的措施。

医学数据和信息的安全与隐私威胁主要来自 2 个方面：一是自然灾害，如龙卷风、地震、山洪、雷击、火灾、鼠害等；二是人为灾害，包括盗窃型威胁（如窃取数据、设备、计算机资源等）、破坏型威胁（如破坏设备和文件、植入病毒等）、操作型威胁（如文件的误删改等）、处理型威胁（如非授权的程序修改等）及管理型威胁（如安全制度不完善、管理漏洞、安全意识淡薄等）。

为维护医学信息安全，可采用数据备份、病毒检测、防火墙、身份认证、数字签名、电子证书、加密、角色受限控制等技术。数据备份是指为防止数据丢失，将系统中的全部或部分数据集合复制到其他存储介质的过程。病毒检测是指使用杀毒软件对系统进行检测，删除或隔离被病毒感染的文件，并定期更新病毒库，防止病毒修改和删除系统中重要文件的过程。防火墙作为不同网络之间或不同网络安全域之间信息的唯一出入口，用于阻止未经许可的系统访问。医疗机构内所有可共享的计算机都位于防火墙内，机构外部的用户访问计算机时都要经过防火墙。监控并确保防火墙不被绕过也很重要，以防止如黑客攻击等不安全事件的发生。身份认证通常采用用户名和密码结合的认证方式，用于正确识别合法使用者及设备，从而使任何授权设备之间能够互通，而非法用户不能进入信息系统访问医疗信息。数字签名是指当需要进行数据录入时，管理者或授权者可使用自己专属的特有秘钥或生物秘钥（指纹、虹膜、声音）进行处理，目的是保证医学信息不被他人随意修改，从而保持医学信息的原始性和完整性。电子证书是指通过加盖时间戳的电子认证，以保留原始记录备查，从而保证信息的原始性和标准性。加密是指添加密码以保护医学数据存储及传输的安全，主要有私钥加密和公钥加密 2 种方法。角色受限控制是指通过对角色和权限进行访问控制，保护系统中医学信息、医疗记录的数据安全。

除了采用以上信息安全技术进行医学信息安全保护，还需要从安全管理制度、管理机构、人员安全、系统建设安全、管理系统运维等方面提高医学信息的安全。

### （六）医学信息学的分支学科

医学信息学有多个分支学科，各分支学科针对生命有机体的不同水平，从微观的分子、生化网络、基因，到宏观的组织、器官、个体、群体所产生的信息等多个对象进行研究。

1. 临床信息学　对患者医疗信息、临床研究信息和医学教育信息等进行有效收集、储存、检索、分析和利用，内容涉及临床信息、临床信息标准、医院信息系统、远程医疗等，应用于临床医学领域，以提高医疗工作效率和医疗质量。

2. 公共卫生信息学　对公共卫生信息的运动规律和应用开展研究，解决公共卫生信息收集、储存、分析和利用等过程中的问题，内容涉及公共卫生信息标准、疾病预防与控制监测信息、卫生监督信息、妇幼保健信息、疾病预防控制信息系统、突发公共卫生应急指挥信息系统等，应用于公共卫生领域，以提高人群健康水平、改善卫生环境。

3. 公众健康信息学　对公众的健康信息需求进行分析，研究促使公众获取健康信息的方法，内容涉及健康信息需求、健康信息素养、健康信息资源、健康信息传播、医疗保险管理信息系统等，最终用于促进公众健康。

4. 生物信息学　对分子生物学数据进行收集、存储、处理和分析，内容涉及基因组信息学、转录组信息学、蛋白质组信息学、计算系统生物学、结构生物信息学、转化生物信息学、生物数据审编等，应用于基础医学领域，以揭示生物分子系统的信息本质，帮助人们了解、掌握遗传信息的编码、传递及表达。

5. 药学信息学　对药物研发、生产和管理、临床应用各环节中的数据进行收集、管理、分析及处理，内容涉及药物研发信息、药物监管信息、药物市场信息、临床用药信息及相关信息系统等，应用于药学领域，以指导药物研究、规范药品生产及指导合理用药。

6. 中医药信息学　对中医药系统信息的运动规律及其作用开展研究，内容涉及中医药信息标准、中医临床信息学、中药信息学、中医药情报学、中医药图书馆学等，应用于中医药学领域，以提高中医药信息获取、转化、传播和利用的能力。

7. 特种医学信息学　对特殊条件下，满足航空、航海、航天等特殊卫生保健信息需求的信息处理方法开展研究，内容涉及军事医学、航空医学、航海医学、航天医学、地理医学、气象医学、抗震救灾、抗洪救灾、矿难救灾、海啸救灾及法医等领域所产生信息的收集、处理和利用，应用于特种医学领域，研究特殊环境信息现象及规律，为解决特有的卫生保健和防护等医学问题提供支撑。

8. 医学情报学　对医学情报产生、形成、搜集、分析、组织、传递、吸收及使用的过程和方法开展研究，内容涉及医学科技文献分析、医学科技期刊分析、医学专利分析、医学情报的分析和评价等各种方法，进行规律揭示，为医学科技评价、管理决策和知识服务提供支撑。

9. 医学图书馆学　对医学图书馆建设、管理和服务开展研究，内容涉及医学数字信息资源、医学文献组织方法、医学知识组织语言、医学文献检索、医学图书馆服务等，应用于馆藏管理、知识服务，以提高医学信息资源共建共享、传播利用。

（李　姣　代　涛）

## 第二节　前沿热点

### 一、健康医疗大数据的利用与共享

随着计算机科学和信息技术的快速发展及其在医疗健康领域的广泛应用，在医疗服务、健康保健及卫生管理过程中产生了海量数据和信息，形成健康医疗大数据。当前的医学数据和信息具有以下特征：①数量大、复杂性高，医学数据与信息的范围广泛，覆盖临床、公共卫生、生物医学、公众健康、中医药学、特种医学等多个方面。②内容和类型丰富，医学数据与信息的类型、属性、表达方式繁杂，包括电子病历、医学影像、检验和检查报告、临床指南等临床信息，疾病预防与控制信息、突发公共卫生事件监测信息、卫生监督信息、妇幼保健信息、电子健康档案等公共卫生信息，基因组数据、转录组数据、蛋白质组数据等生物组学数据，药物临床试验、药物筛查、药物专利、基本药物集中采购、医疗机构药品与疫苗电子监管等医药研发与管理数据，中医医案、方剂等中医药科学数据，城镇职工基本医疗保险、城乡居民基本医疗保险等医疗保险数据，患者行为表现、保健品购买记录、健身信息等行为与情绪数据，卫生资源与医疗服务调查、计划生育统计等统计数据，居民婚姻、家庭、计划生育登记等人口管理数据，与人类健康密切相关的空气污染物和气候状况等环境数据，医学全文数据库、医学文摘数据库、医学引文数据库等医学科技文献数据等。③存储分散，医学数据与信息往往存储在不同医疗卫生服务、管理和研究等机构所创建的数据库中，这些数据库具有异地、异构的特点，故存储较为分散。④时效性强，医学数据和信息具有时间特征，医学检测信息时间、影像信息的时间函数、医学文献的半衰期等均是反映相关数据和信息时效特征的重要指标。⑤私密性，医学数据和信息不可避免地会涉及有关患者姓名、年龄、病情等个人隐私内容，不能公开泄露，具有私密性。

大数据可发挥其全样本、深入关联、注重相关性等优势，解决以往存在的"信息碎片化""盲人摸象"等问题，提升人们的洞察力和统筹规划能力。随着信息技术和健康医疗领域的日益紧密结合，健康医疗大数据将日益给临床诊疗、药物研发、卫生监测、公众健康、政策制定和执行等带来创造性变化，全面提升健康医疗领域的治理能力和水平。近年来，健康医疗大数据的研究和应用在如火如荼地开展，我国政府也出台了一系列政策规划，将健康医疗大数据应用发展提升至战略层面。2015年相继出台《推进"互联网＋"行动的指导意见》《促进大数据发展行动纲要》，系统部署医疗健康服务大数据的发展工作。2016年相继印发《关于促进和规范健康医疗大数据应用发展的指导意见》《"健康中国2030"规划纲要》，将健康医疗大数据应用发展纳入国家大数据战略布局，夯实健康医疗大数据应用体系建设、全面深化健康医疗大数据应用。2017年颁布《"十三五"全国人口健康信息化发展规划》，推进健康医疗大数据资源共用、共享。

数据足量和全面是大数据应用和医学信息学发展的前提。为促进社会应用创新，各国政府正在着力推动政府数据开放，目前已有79个国家加入开放政府联盟。我国近年也在着力推进科学数据共享，国务院办公厅于2018年3月17日印发了《科学数据管理办法》。目前，国家人口与健康科学数据共享服务平台建设取得初步成效，承担着国家科技重大专项、科技计划、重大公益专项等人口健康领域科学数据汇交、数据加工、数据存储、数据挖掘及数据共享服务的任务，其目标是服务于科技创新、政府管理决策、医疗卫生事业发展，为创新型人才培养和健康产业发展提供科学数据共享服务。

## 二、医学人工智能技术的研究与应用

人工智能在医疗健康领域的应用研究主要包括：①疾病风险预测，基于患者人口统计学信息、生命体征及遗传信息等实现对患者疾病风险的预测。②医学影像辅助诊断，血管摄影、心血管造影、计算机断层成像（computed tomography，CT）、正电子发射断层成像（positron emission tomography，PET）、B超、磁共振成像（magnetic resonance imaging，MRI）等医学影像和病理切片的病灶识别和分类。③临床辅助诊疗，基于语音识别、自然语言处理及文本分析等技术，利用临床数据分析模型和知识库，提供诊断和治疗建议。④智能医疗机器人，包括智能义肢、外科手术机器人、辅助诊疗机器人、医疗保健机器人及导诊机器人等。⑤智能健康管理，基于移动医疗终端和可穿戴等设备，结合居民日常健康管理和慢病康复治疗需要，支持医院内外疾病信息共享，支撑居民开展自我健康管理。⑥医院智能管理，实现医院运营和临床业务的智能管理，辅助医院了解临床业务需求，提升医院服务管理能力。⑦虚拟助理，按医师指令和需求搜集、整理、推荐信息。⑧智能药物研发，借助深度学习，在心血管药、抗肿瘤药、常见传染病治疗药等多领域促进医药研发。⑨其他，包括辅助试管婴儿胚胎遴选、新生患儿基因解读、心电图监测、语音聊天缓解精神抑郁等。

在临床决策支持系统建设中，医学知识库和知识图谱在人工智能的可解释性方面发挥重要作用。医学知识库是指将医学知识结构化地组织到数据库中，并按照一定的规则进行组合和表达，使用户或计算机能够方便地访问和调用，并进行推理和学习的知识库。知识图谱旨在描述真实世界中存在的各种实体或概念及其关系，其构成一张巨大的语义网络图，节点表示实体或概念，边则由属性或关系构成。知识图谱技术提供了一种从海量文本和图像中抽取结构化知识的手段，知识图谱和大数据技术、深度学习技术相结合，正在成为推动人工智能发展的核心驱动力。现在的知识图谱已被用于泛指各种大规模的知识库。目前，医学知识库和知识图谱的研究热度在我国逐年上升，主要涵盖以下4个主题：①机构知识库（联盟）的开放存取、资源建设与共享、内容建设与质量控制。②高校图书馆知识、信息、学科的服务和管理。③基于本体的临床路径知识库的语义网建设、知识共享，尤其是精准医学知识库的构建日益受到重视。④计算机应用于医疗信息系统、信息处理和数据挖掘。

### 三、医学信息标准的制定与应用测评

近年来，我国以开发互联互通标准为重点，综合吸收国内外标准体系框架的积极成果，提出了新型医疗健康信息标准体系框架，从业务领域、标准内容和标准级别3个维度对信息标准进行分类。其中，业务领域包括医疗服务、公共卫生、计划生育、医疗保障、药品管理、综合管理、数据资源、信息平台、基础设施等。标准内容包括基础类标准、数据类标准、技术类标准、安全类标准、管理类标准等。标准级别包括国家标准、卫生行业强制标准、卫生行业推荐标准、团体标准、企业标准等。

标准研发工作按照"突出重点、有的放矢、急用先行、逐步完善"的原则，重点以电子健康档案、电子病历、医院信息平台、区域卫生信息平台及主要业务系统的互联互通和信息共享开展相关标准的制定和应用测评。为规范电子病历的临床使用和管理，促进电子病历的有效共享，研制并印发《电子病历应用管理规范（试行）》，取代2010年初发布的《电子病历基本规范（试行）》和《中医电子病历基本规范（试行）》，随后修订并发布最新的《电子病历系统应用水平分级评价管理办法（试行）》《电子病历系统应用水平分级评价标准（试行）》等相关标准、规范。为推进和规范二级以上医院的信息化建设，配合互联互通的国家、省、市、县四级卫生健康信息平台建设，先后制定和发布《医院信息平台应用功能指引》《医院信息化建设应用技术指引（2017年版）》《国家医疗健康信息区域（医院）信息互联互通标准化成熟度测评方案（2017年版）》《医院智慧服务分级评估标准体系（试行）》等相关标准、规范。为进一步推进区域卫生健康信息平台建设，制定了《省级人口健康综合管理信息平台建设技术规范（征求意见稿）》《居民健康卡注册管理基本数据集》《居民健康卡注册管理信息系统基本功能规范》《国家医疗健康信息区域卫生信息互联互通标准化成熟度测评方案（2017年版）》《基层医疗卫生信息系统标准符合性测试及应用成熟度测评方案》等标准、规范。为促进远程医疗快速、健康地发展，研制并发布了《远程医疗信息系统技术规范》。此外，为加强健康医疗大数据的服务和管理，促进"互联网＋医疗健康"的发展，充分发挥健康医疗大数据作为国家重要基础性战略资源的作用，国家卫生健康委员会于2018年制定并发布《国家健康医疗大数据标准、安全和服务管理办法（试行）》。

我国医疗健康信息标准应用工作以完善的技术体系为基础，以标准应用测评工作为着力点，同步开展测评工作分级管理试点。分别针对电子健康档案与区域卫生信息平台、电子病历与医院信息平台，研发了具有自主知识产权的标准应用测评技术体系，包括标准符合性测试规范、测评方案，以及独立的测试系统实验室环境和统一的测评管理信息系统，以确保测评工作规范地开展。并按照"以测促建、以测促改、以测促用"的原则，分批试点开展了国家医疗健康信息互联互通标准化成熟度测评工作。

在医学信息系统及其应用方面，建设以电子病历为核心的医院信息系统，实现电子病历信息化向门诊、药学、护理、麻醉手术、影像、检验、病理等各诊疗环节拓展，全面提升临床诊疗工作的信息化程度，发挥临床诊疗决策支持功能，推进系统整合和互联互通，从而促进医疗管理水平提高，改善医疗服务体验，促进智慧医院发展，是当前医院信息化建设的重点内容。为促进和规范全国医院信

息化建设，国家卫生健康委员会规划发展与信息化司组织国内相关单位专家和技术人员60余名，研究制定了《全国医院信息化建设标准与规范（试行）》，着眼于未来5~10年全国医院信息化应用发展的要求，从业务应用、信息平台、基础设施、安全防护、新兴技术应用等方面规范了医院信息化建设的主要内容和要求。

## 四、基于真实世界数据的医学研究

基于真实世界数据，在较大样本量的基础上，根据患者的实际病情和意愿选择治疗措施，开展长期评价等医学研究，已成为全球卫生服务领域广泛关注的话题。真实世界数据是涉及患者疾病诊疗收集的所有相关数据和信息，包括患者健康和疾病数据、医疗服务流程和诊疗数据信息等，其来源包括电子病历、医保数据库、电子设备和应用程序、患者登记项目及社交媒体等。与传统的临床随机对照试验相比，基于真实世界数据的医学研究具有以下特点：一是研究的实施地点及干预条件为真实的临床实践环境；二是受试者的选择一般不加特别的限制条件；三是干预措施和临床实际一样，并可由患者和医师进行交流而改变干预方法；四是需要良好设计的数据库，并记录患者（相对）的长期随访结果。

随着信息技术和数据科学的快速发展，基于多样化的真实世界数据体系形成的真实世界证据，已成为药品器械监管、目录制定、指南制定、疾病管理等医疗卫生决策的重要依据。为促进高质量真实世界证据的生产与使用，美国国会于2016年底公布了《21世纪治愈法案》，批准了关于利用"真实世界证据"取代传统临床试验扩大适应证；美国食品药品监督管理局（Food and Drug Administration，FDA）于2018年12月发布了《真实世界证据方案框架》及相关项目申报指南。在中国，吴阶平医学基金会和中国胸部肿瘤研究协作组研制出版了《真实世界研究指南（2018年版）》，中国真实世界数据与研究联盟研制了《真实世界数据与研究技术规范》，中华中医药学会发布了《中医真实世界数据采集操作规范（征求意见稿）》。

## 五、"互联网+医疗健康"的研究

我国政府着力推动"互联网+医疗健康"的发展，已成为行业和社会投资热点。"互联网+医疗健康"是以互联网为载体、信息技术为手段，与传统医疗健康服务深度融合，逐渐形成了一种新型医疗健康服务业态的总称。自《国务院关于积极推进"互联网+"行动的指导意见》于2015年7月4日发布以来，国务院及相关部委相继发布了多个政策文件，以促进健康医疗大数据、"互联网+医疗健康"等的发展，以及促进新一代人工智能技术在健康医疗领域的应用，如2018年4月28日发布了《国务院办公厅关于促进"互联网+医疗健康"发展的意见》。目前，BAT（B，百度；A，阿里巴巴；T，腾讯）、京东、360、小米等大体量公司凭借自身技术和资金优势率先进军移动医疗领域。"互联网+医疗健康"与人工智能相结合，有助于推动其在临床辅助诊断方面的应用，大幅度提高医师的工作效率，突破医疗服务资源的限制；"互联网+医疗健康"与精准医疗相结合，有助于深化"互联网+医疗健康"所倡导的"以用户为核心、提供个性化服务"的内涵；"互联网+医疗健康"与虚拟现实技术相结合，不仅有助于低成本、高效率地培养医疗服务人才，也可以使远程医疗变得更加具体、形象。此外，"互联网+医疗健康"本身也能为这些新技术的发展提供有力的推动作用，它能为这些新技术提供应用场景，更重要的是，"互联网+医疗健康"也是医疗健康大数据的整合性平台，能为这些技术的进一步发展提供必要的数据支撑，从而进一步推动其在医疗领域的应用。

（李　姣　代　涛）

## 第三节　展望未来

### 一、不断丰富医学信息学的学科内涵和外延

医学信息学的发展应顺应科学数据开放、移动医疗、精准医疗、智慧医疗等领域的发展趋势，不断丰富学科内涵，进一步理清学科范畴和学科体系，扩展研究对象、理论方法、关键技术、应用领域等，并针对特定领域或问题，积极探索交叉子学科构建的可能性。

### 二、推动数据驱动的医学研究范式的发展

医学科研主要经历了4种范式：第一范式是实验研究，其主要特征是以经验和实验为主，归纳描述自然现象；第二范式是理论研究，特征是利用模型和归纳，偏重理论总结和理性概括；第三范式是近几十年形成的计算和模拟，其特点是对复杂现象进行数值模拟、模型拟合与数据分析、计算优化等；第四范式是当今随着大数据的研究应用而产生的数据密集型研究，其特点是将理论、试验和计算仿真统一起来，由仪器收集或模拟产生数据，由软件处理数据，由计算机存储数据、信息和知识，由科学家管理、分析和挖掘数据。数据驱动的医学研究范式主要包括以下步骤：一是数据采集以获取高质量数据；二是开发算法以进行高效率的数据分析；三是数据解读以发现医学问题；四是效果评价以提供决策支持；五是知识发现以提高医疗质量。医学信息学的主要任务是对医学数据、信息、知识进行收集与处理、表示与存储、分类与标注、组织与整合、挖掘与分析、查找与定位，以提供将数据转换为知识的方法，它将越来越密切地全程融入数据驱动的医学研究范式。

### 三、医疗卫生信息化建设和"互联网+医疗健康"服务更加融合

医学信息学的理论方法将更加深入和广泛地融入医院信息化建设和"互联网+医疗健康"服务实践。医院信息化建设将在业务应用、信息平台、基础设施及安全防护等方面进行全面升级，大数据技术、云计算技术、人工智能技术、物联网技术等新兴技术将逐渐在医院信息化中落地。"互联网+医疗健康"将在政策推动和新兴技术的支撑下得到迅速发展。以卫生信息化和信息共享为基础的智慧医疗将成为未来医疗卫生信息化发展的主要潮流，逐步实现以个性化、智能化服务为核心的智慧医

院、区域医疗、家庭健康监护等多种服务模式。越来越多的医疗机构将应用互联网等信息技术拓展医疗服务空间和内容，构建覆盖诊前、诊中、诊后的线上线下一体化医疗健康服务模式；研发基于人工智能的临床诊疗决策支持系统，开展智能医学影像识别、病理分型、多学科会诊及多种医疗健康场景下的智能语音技术应用，以提高医疗服务的质量和效率。中医辨证论治智能辅助系统的应用将得到扩展和深化，以提升基层中医诊疗服务能力。基于人工智能技术、医疗健康智能设备的移动医疗将逐步形成示范，实现个人健康实时监测与评估、疾病预警、慢病筛查、主动干预。精准医学研究将集合诸多现代医学科技和信息科学发展的知识与技术体系，如流行病学中的大型人群队列研究、生命科学中的各类组学研究、技术科学中的基因测序技术飞速发展、信息科学中大数据分析技术的快速发展及医学科学中个体化治疗的应用，实现患者诊疗数据、基因测序数据、实验室数据、影像数据等的无缝融合，帮助明确罕见病病因，并寻找治疗方案，精准优化诊疗效果，实现精准临床决策支持，减少无效和过度医疗，避免医疗资源浪费。

## 四、支撑个性化、智能化的健康管理与服务

互联网、移动互联网、物联网、大数据、云计算、知识库、人工智能等新技术的快速发展和广泛应用，促进健康管理日益朝着个性化和智能化的方向发展。物联网技术将用户端延伸到任何物品和物品之间。医疗物联网将成为未来智慧医疗的核心。移动互联网使得移动随时、随地、随身和互联网分享、开放、互动成为可能，将促使可穿戴医疗和在线医疗服务等互联网医疗蓬勃发展。云计算使得共享的软硬件资源和信息（数据、平台、计算、开发、设施、软件等）可以按需提供给不同的计算机和其他设备，是支撑信息化应用和业务模式创新的核心。大数据处理技术、计算机视觉、自然语言处理、深度学习方法、增强学习方法等支持从海量数据中快速获得有价值的信息，同时需要构建大型的一站式通用智能医学知识库，实现学习、理解、推理和交互等功能，促使机器具备人类智能。医学信息学核心技术的应用将有助于实现集预防、治疗、康复和健康管理于一体的个人全生命周期的健康管理，促使医疗服务模式向覆盖诊前、诊中、诊后的线上线下一体化方向发展，促使医疗健康服务更加智能化和高效化，同时进一步拓展医疗健康服务相关业态。

## 五、更加关注医学信息安全与隐私保护

在医学信息安全与隐私保护方面，随着医疗健康大数据的应用发展，患者的隐私、医疗机构或企业的安全保护将面临全新的挑战，需要在数据采集、存储、挖掘、应用、运营、传输等多个环节形成系统性的保护。一要加强健康医疗关键信息基础设施安全保护、网络信息安全等级保护、网络信任体系建设，提高信息安全监测、预警和应对的能力；二要建立信息安全认证审查机制、数据安全和个人隐私影响评估体系，开展大数据平台和服务商的可靠性、可控性、安全性评测，以及应用的安全性评测和风险评估；三要加强数据安全监测和预警，建立安全信息通报和应急处置联动机制，建立健全"互联网＋医疗健康"服务安全工作机制，完善风险隐患化解和应对工作措施，将信息安全流程化、制度化；四要从技术上采取数据封装、数据分离、去除个人标识信息、数据访问控制和流转全程

留痕、数据泄露事故可追溯等措施进行医学信息安全与隐私保护，以及探索通过区块链等新兴技术实现高效安全的医疗数据共享。

### 六、需要培养更多高水平的医学信息学复合型人才

医学信息学正面临着良好的发展机遇，但在健康医疗大数据和智慧医疗健康发展应用的环境下，仍缺乏医学信息学专业人才，尤其是具有国际影响力的专业人才、学科带头人及行业领军人物。如何推进政府、高等院校、医疗机构、社会企业人才共育模式，如何创新专业技术人才继续教育形式是亟须思考和解决的问题。行业内需要尽快建立高层次、创新性、复合型的医学信息学科研团队，以需求为导向创造性地工作，提升专业人才的核心技术研发能力、协同工作能力及高效执行能力。

（李　姣　代　涛）

# 参 考 文 献

［1］代涛. 中华医学百科全书·基础医学·医学信息学卷. 北京：中国协和医科大学出版社，2017.

［2］李后卿，董富国，郭瑞芝. 信息链视角下的医学信息学研究的重点及其未来发展方向. 中华医学图书情报杂志，2015，24（1）：1-5.

［3］汤学军，董方杰，张黎黎，等. 我国医疗健康信息标准体系建设实践与思考. 中国卫生信息管理杂志，2016，13（1）：31-36.

［4］Wyber R, Vaillancourt S, Perry W, et al. Big data in global health: improving health in low-and middle-income countries. Bulletin of the World Health Organization, 2015, 93 (3): 203-208.

［5］Pentland A, Reid TG, Heibeck T. Big data and health: revolutionizing medicine and public health. WISH Big Data and Health report, 2013.

［6］代涛. 健康领域如何掘金大数据. 健康报，2015-09-28（6）.

［7］俞国培，包小源，黄新霆，等. 医疗健康大数据的种类、性质及有关问题. 医学信息学，2014，35（6）：9-12.

［8］黄明达. 21世纪人类大健康产业时代的机遇与挑战. （2015-10-09）[2019-09-26］. http://finance.china.com/fin/xf/201404/14/5888837.html.

［9］代涛. 健康医疗大数据发展应用的思考. 医学信息学杂志，2016，37（2）：2-8.

［10］中华人民共和国国务院. 国务院关于积极推进"互联网＋"行动的指导意见. （2015-07-04）[2019-09-26］ http://www.gov.cn/zhengce/content/2015/07/04/content_10002.htm.

［11］中华人民共和国国务院. 国务院关于印发促进大数据发展行动纲要的通知. （2015-09-05）[2019-09-26］ http://www.gov.cn/zhengce/content/2015/09/05/content_10137.htm.

［12］中华人民共和国国务院办公厅. 国务院办公厅关于促进和规范健康医疗大数据应用发展的指导意见.

（2016-06-24）[2019-09-26]. http://www.gov.cn/zhengce/content/2016-06/24/content_5085091.htm.

[13] 中国共产党中央委员会, 中华人民共和国国务院. 中共中央 国务院印发《"健康中国2030"规划纲要》. （2016-10-25）[2019-09-26]. http://www.gov.cn/zhengce/2016-10/25/content_5124174.htm.

[14] 中华人民共和国国家发展和改革委员会. "十三五"全国人口健康信息化发展规划.（2017-02-21）[2019-09-26]. http://www.ndrc.gov.cn/fzgggz/fzgh/ghwb/gjjgh/201707/t20170720_855015.html.

[15] Open Knowledge. Global open data index: tracking the state of government open data. (2015-09-09) [2019-09-26]. http://index.okfn.org.

[16] Open Government Partnership. What is the open government partnership? (2016-01-31) [2019-09-26]. http://www.opengovpartnership.org/.

[17] 中华人民共和国国务院办公厅. 国务院办公厅关于印发科学数据管理办法的通知.（2018-04-02）[2019-09-26]. http://www.gov.cn/zhengce/content/2018-04/02/content_5279272.htm.

[18] Esteva A, Robicquet A, Ramsundar B, et al. A guide to deep learning in healthcare. Nature Medicine, 2019, 25: 24-29.

[19] Shickel B, Tighe PJ, Bihorac A, et al. Deep EHR: a survey of recent advances in deep learning techniques for Electronic Health Record (EHR) analysis. IEEE Journal of Biomedical and Health Informatics, 2018, 22 (5): 1589-1604.

[20] Ravi D, Wong C, Deligianni F, et al. Deep learning for health informatics. IEEE Journal of Biomedical and Health Informatics, 2017, 21 (1): 4-21.

[21] Topol EJ. High-performance medicine: the convergence of human and artificial intelligence. Nature Medicine, 2019, 25: 44-56.

[22] 中华人民共和国国家卫生健康委员会规划与信息司. 关于印发全国医院信息化建设标准与规范（试行）的通知.（2018-04-13）[2019-09-26]. http://www.nhfpc.gov.cn/guihuaxxs/s10741/201804/5711872560ad4866a8f500814dcd7ddd.shtml.

[23] 孔祥溢, 王任直. 人工智能及在医疗领域的应用. 医学信息学杂志, 2016, 37（11）: 2-5.

[24] 刘振峰, 徐宁, 陶长俊. 人工智能在医疗领域中的应用及展望. 网络安全技术与应用, 2018, 17（8）: 98-99.

[25] 黄恒琪, 于娟, 廖晓, 等. 知识图谱研究综述. 计算机系统应用, 2019, 28（6）: 1-12.

[26] 王鑫, 邹磊, 王朝坤, 等. 知识图谱数据管理研究综述. 软件学报, 2019, 30（7）: 2139-2174.

[27] 侯梦薇, 卫荣, 陆亮, 等. 知识图谱研究综述及其在医疗领域的应用. 计算机研究与发展, 2018, 55（12）: 2587-2599.

[28] 陈吉, 刘蕊, 王盼杰, 等. 国内医学领域知识库研究主题分析. 中国医药导刊, 2018, 20（7）: 422-427.

[29] 刘雷, 王星. 精准医学知识库的构建. 中华医学图书情报杂志, 2018, 27（6）: 1-9.

[30] 孟群. 突出重点狠抓落实务力开创卫生统计与信息化工作新局面——在2012年全国卫生统计信息工作会议上的讲话. 中国卫生信息管理杂志, 2012, 9（2）: 8-12.

[31] 中华人民共和国国家卫生健康委员会. 关于印发国家健康医疗大数据标准、安全和服务管理办法（试行）的通知.（2018-09-14）[2019-09-26]. http://www.nhfpc.gov.cn/mohwsbwstjxxzx/s8553/201809/f346909ef17e41499ab766890a34bff7.shtml.

[32] 中华人民共和国国家卫生健康委员会医政医管局. 关于进一步推进以电子病历为核心的医疗机构信息化建

设工作的通知. (2018-08-28) [2019-09-26]. http://www.nhfpc.gov.cn/yzygj/s7659/201808/a924c197326440cdaaa0e563f5b111c2.shtml?from=singlemessage&isappinstalled=0.

[33] Sherman RE, Anderson SA, Dal Pan GJ, et al. Real-world evidence: what is it and what can it tell us? The New England Journal of Medicine, 2016, 375 (23): 2293-2297.

[34] Booth CM, Karim S, Mackillop WJ, et al. Real-world data: towards achieving the achievable in cancer care. Nature Reviews Clinical Oncology, 2019, 16 (5): 312-325.

[35] 孙鑫, 谭婧, 唐立, 等. 真实世界证据: 中国经验与体会. 英国医学杂志中文版, 2018, 21 (5): 250-253.

[36] Rep Upton Fred. H. R. 6-21st Century Cures Act. (2016-12-01) [2019-09-26]. https://www.congress.gov/bill/114th-congress/house-bill/6.

[37] U. S. Food & Drug Administration. Framework for FDA's real-world evidence program. (2018-12-01) [2019-09-26]. https://www.fda.gov/media/120060/download.

[38] 吴一龙, 陈晓媛, 杨志敏. 真实世界研究指南（2018年版）. 北京: 人民卫生出版社, 2019.

[39] 孙鑫, 谭婧, 王雯, 等. 建立真实世界数据与研究技术规范, 促进中国真实世界证据的生产与使用. 中国循证医学杂志, 2019, 19 (7): 755-762.

[40] 中华中医药学会. 中医真实世界数据采集操作规范（征求意见稿）. (2018-11-16) [2019-09-26] http://www.doc88.com/p-0741743660273.html.

[41] 中华人民共和国国务院办公厅. 国务院办公厅关于促进"互联网+医疗健康"发展的意见. (2018-04-28) [2019-09-26] http://www.gov.cn/zhengce/content/2018-04/28/content_5286645.htm.

[42] HeyT, Tansley S, Tolle K. 第四范式: 数据密集型科学发现. 潘教峰, 张晓林译. 北京: 科学出版社, 2012.

[43] 邓仲华, 李志芳. 科学研究范式的演化——大数据时代的科学研究第四范式. 情报资料工作, 2013, 34 (4): 19-23.

[44] 金梦, 孙可欣, 胡永华. 大数据时代医学信息学发展展望. 现代预防医学, 2016, 43 (20): 3831-3836.

[45] 刘兰英, 王邻. 个性化健康服务新模式探讨. 中国卫生产业, 2019, 16 (14): 190-192.

[46] 王红漫. 推动个性化健康产业进程. 中国医院院长, 2012, 7 (8): 64-66.

[47] 刘宁, 武琼, 陈敏. 个性化医疗服务类型及相关数据资源研究. 中国卫生信息管理杂志, 2016, 13 (1): 93-98.

[48] 许珊. "健康中国"信息化发展趋势研究. 电信网技术, 2018, 43 (3): 12-14.

[49] Kai F, Shangyang W, Yanhui R, et al. MedBlock: efficient and secure medical data sharing via blockchain. Journal of Medical Systems, 2018, 42 (8): 136.

[50] 中华人民共和国国家卫生健康委员会.《国家健康医疗大数据标准、安全和服务管理办法（试行）》解读稿. (2018-09-13) [2019-09-26] http://www.nhfpc.gov.cn/guihuaxxs/s10742/201809/51c0aa2c1bb04692b182b31d0e3acb7f.shtml.

# 第三章　健康医疗大数据与人工智能

2008 年，Nature 推出了《大数据》(Big Data) 专刊，美国计算机社区联盟阐述了在数据驱动背景下解决大数据问题所需的技术和即将面临的一系列挑战。2011 年，Science 推出了《数据处理》(Dealing with Data) 专刊，围绕科学研究中的大数据问题展开了讨论，说明了大数据对于科学研究的重要性；美国数据管理领域的知名专家联合发布了一份白皮书——Challenges and Opportunities with Big Data，详细分析了大数据产生的原因、处理流程及大数据面临的挑战。2011 年，麦肯锡全球研究院的 Big Data：The Next Frontier for Innovation，Competition，and Productivity 正式对大数据进行了定义，即大数据是指在一定时间内无法用传统数据库软件工具采集、存储、管理及分析其内容的数据集合。大数据技术则特指新一代创新型技术，能够突破常规软件的限制，是对大数据进行采集、存储、处理及分析技术的统称。随着大数据的发展及其逐步融入不同领域，大数据的有效利用、基于事实数据的业务改进和管理决策都离不开人工智能的支持，这也是第三次人工智能热潮比以往任何一次热潮的可行性评估都更准确的原因所在。

## 第一节　健康医疗大数据技术

### 一、通用技术

大数据技术正在各行各业落地应用，从某种意义上讲，已经成为一种基础的通用技术。一方面，大数据需要被更严密地组织与管理，才能切合不同行业应用的需要；另一方面，大数据需要与人工智能、物联网等技术紧密结合，才能更好地为行业应用挖掘其自身价值。大数据与数据治理、人工智能、物联网等技术的融合，将促进大数据技术的普及，为行业应用的开发降低成本。

（一）数据采集与预处理技术

大数据采集是对数据进行提取、转换和加载，以供数据挖掘发现潜在价值，进而为决策提供支持的技术。近年来，除了传统的系统日志法、数据库采集法之外，网络爬虫技术仍是重要的数据采集方法。在针对具有标准定义数据的关系型数据库（MySQL、Oracle）基础上，非关系型数据库（HBase、Redis、MongoDB、Couchbase、LevelDB 等）发展迅速，为不确定需求的数据采集和分析提供了基础。戚斌等提出了一种网络化数据库数据采集系统的设计方法，采用多点多终端数据交互动态算法和多终端数据映像技术，优化了终端上传数据，不仅可实时动态映像终端数据，还可以在离线状态下上传调取数据。卞伟玮等设计开发了基于爬虫技术的健康医疗大数据采集整理系统，构建统一资源定位系统（uniform resource locater，URL）种子库，使用网络爬虫（web crawler）获取已经授权网站的各类数据，建立不同类型的健康医疗数据库系统。杨君等采用Python语言开发的Scrapy网络爬虫数据采集系统是一款可高效快速提取结构化网站数据的开源爬虫系统，具有高度的可扩展性、可操作性和可移植性，可根据不同需求进行个性化修改，除抓取屏幕外，还可通过应用程序接口（application programming interface，API）提取数据，应用较为广泛。

海量的原始数据庞大而复杂，如果对其直接开展应用，会造成大量人力、物力资源的浪费。对原始数据进行数据预处理，可以降低数据分析和利用的成本，节约数据资源，提高开发效益。常用的数据预处理技术主要有4种：①数据清洗，清除数据集中的重复数据，验证数据的完整性、一致性、有效性、准确性及可解释性，处理无效值和缺失值，光滑噪声数据，纠正原始数据中存在的错误，使处理后的数据达到使用期望的标准。②数据集成，将不同来源、不同格式、不同性质的数据在逻辑上或物理上有机地集中，从而实现全面的数据共享，主要涉及命名实体识别、冗余和相关分析、数值冲突的检验和处理问题。林广和等根据命名实体识别在自然语言处理领域中的应用研究，构建了一种基于细粒度词表示的端到端模型［细粒度字符级词表示模型（fingrained character-level word representation model，Finger）-双向长短时记忆网络（bi-directional long short-term memory network，BiLSTM）-条件随机场（conditional random model，CRF），Finger-BiLSTM-CRF］，首先提出了一种基于注意力（attention）机制的细粒度字符级词的表示方法，融合了形态学信息和单词的字符信息，联合进行实体识别。③数据变换，将数据转化为适合进行数据分析或挖掘的数据格式，常用的策略有数据光滑、数据属性构造、数据聚集、数据规范化、数据离散化、概念分层。刘云等提出一种基于数据清理和数据离散化的自动优化数据预处理方法（auto optimize algorithm，AOA），通过数据集的特性检测以获得数据集分布特征，选择合适的数据异常值检测方法进行数据清理，完成与分布特征适配的离散化方法处理，比较不同离散化方法的最小欧氏距离，获得最优离散化的预处理结果。④数据归约，在保留原始数据完整性和独特性的基础上，获得比原始数据集小得多的精简数据集，可有效降低数据挖掘的复杂度，在减少人力、物力及时间投入的同时，具有良好的数据挖掘质量。数据归约主要采用维归约技术、数据压缩技术及数值归约技术等。

### （二）数据存储技术

传统的网络数据存储技术可分为直连式存储（direct attached storage，DAS）、网络附加存储（network attached storage，NAS）和存储区域网络（storage area network，SAN）3种类型。随着云计算概念衍生出来的云存储则是一种基于网络的数据存储技术，亦称分布式存储。该技术通过集群应用、网络技术或分布式文件系统，可将网络中大量不同类型的存储设备通过应用软件集合起来协同工作，共同提供数据存储和业务访问功能，可分为块存储、对象存储和文件存储。与传统的存储技术相比，虚拟化是云存储技术的核心，不仅可以用于划分服务器性能，而且可以对计算机硬件重新划分，动态分配资源，从而使服务器达到最大利用价值。虚拟化通过借助服务器集群管理相关数据，具有较强的适用性、可扩展性和容错能力，在降低成本的同时，大大提高了现有硬件的利用率、系统资源管理的灵活性和使用效率。大数据背景下的云存储技术主要包括虚拟技术、重复删除技术和数据备份技术。

### （三）数据分析与挖掘技术

数据分析技术主要是利用计算机并行化和堆叠化处理各类数据，主要包括数据挖掘技术、可视化分析、预测性分析和深度学习等。数据挖掘技术以大数据技术、统计学技术、人工智能、自主学习、自动识别等为基础，从海量原始数据中提取具有潜在价值的数据，为决策支持提供依据，具有较高的流行性、技术种类繁多、处理数据量大、数据平均价值度低的特点。张凯萍等提出在大数据背景下联合使用相关技术开展数据挖掘的方法，包括分类技术、聚类技术、关联技术、回归分析、特征分析、偏差分析、Web挖掘的联合和交叉使用。李付平等为挖掘《脾胃论》用药组方规律，采用关联规则和复杂系统熵聚类数据挖掘方法，发现使用频次最高的10味中药的前8味是补中益气汤的药物组成，并根据无监督熵层次聚类分析结果演化出4首新方。Yu等利用数据挖掘和可视化技术，将数据以图像的形式展示出来，并进行交互处理，用于海量数据的关联分析，提高了数据挖掘效率。Van Poucke等将临床数据库集成到数据挖掘环境中，使用可视化工具（RapidMiner）进行预测建模、参数优化、特征选择和模型评估，实现了对重症监护患者临床数据的可扩展预测分析。

### （四）安全与隐私保护技术

健康医疗大数据的安全保障和隐私保护的关键技术包括身份认证技术、数据隔离技术、访问控制技术和审计技术。黄婧等认为身份认证是一种计算机系统验证访问用户身份的有效解决方法，在口令认证、智能卡认证、密码认证、多因素认证等众多身份认证技术中，动态口令认证是当前较为安全的一种认证方式。智能卡认证技术具有硬件加密功能，其安全性和可靠性高于口令认证技术。赵森等提出了多云环境下基于智能卡的认证方案，解决了多云环境下智能卡存储的访问秘钥随注册云的个数增加而呈线性增长的问题，有效地减少了智能卡的存储费用，且可抵御多种攻击。数据隔离技术包括共享表架构、分离表架构和分离数据库架构。访问控制技术则是对访问主机数据的用户进行合法性认证，通过特定的方法准许或禁止用户访问数据，可根据用户需求、数据安全要求等设置用户访问级别和权限，以防止非法用户访问，降低健康医疗大数据管理和应用的安全风险。数据访问控制技术可分为基于角色挖掘的访问控制、基于属性加密的访问控制和基于风险自适应的访问控制3种类型。

## 二、主要应用技术

### （一）健康医疗数据的本体建模技术

健康医疗数据的建模是一个在信息反馈中不断进行动态调整的过程，信息反馈越多，模型设定越准。健康医疗数据分类的复杂性决定了其模型的多样性，依靠人工进行临时调整是十分困难的，动态建模是实现数据分类及时性和准确性的关键环节。洪漪等认为正确而连贯的数据流对用户做出快速、灵活、科学的决策起决定性作用。因此，如何做好数据建模，即建立正确的数据流和数据结构具有重要意义。在大数据背景下，"多种架构支持多类应用"的理念成为数据库行业应对大数据的基本思路，故而出现了适用于事务处理应用的 OldSQL、适用于数据分析应用的 NewSQL 和适用于网络应用的 NoSQL，三者互为补充。但在一些复杂应用场景中，单一数据库架构不能完全满足应用场景对海量结构化和非结构化数据的存储管理、复杂分析、关联查询、实时处理和控制建设成本等多方面需求，以致不同架构数据库混合部署成为满足复杂应用的必然选择。需要使用专业的数据建模工具来帮助建立数据逻辑模型和物理模型，生成数据定义语言、数据描述报告，实现数据成果共享。常用的数据建模工具包括 PowerDesigner、ER/Studio、Enterprise Architect、ERwin、InfoSphere 等。

### （二）多源异构数据的整合技术

健康医疗大数据具有来源差异性、结构高维性、价值稀疏性等特点，导致挖掘数据集中的异质性、共同性和降维去噪成为大数据分析的目标与挑战之一。曾汪旺等针对健康医疗大数据中多源异构特征产生的数据质量问题，提出了在不影响数据生产系统的基础上，增加数据实时采集子系统和增量式映射管理平台，先将数据生产系统上的实时数据和历史数据经过采集和过滤后，再将数据分发至备份数据存储集群，然后由映射管理平台对这些异构数据进行实时整合，建立缓存库和知识库，并为大数据分析平台提供标准化的数据接口。

### （三）基于本体的语义搜索技术

在计算机科学领域中，本体为一定领域词汇的基本定义、关系及其之间的规则，目标是捕获相关领域的共同知识，定义共同认可的术语，从而实现对领域知识的推理。大数据具有多样性和价值密度低的特点，使决策者耗费大量时间在信息需求的表达上，而基于本体的语义描述能力可有效屏蔽数据异构性，提高信息搜集的全面性和准确性。周诗源等针对语义搜索过程存在效率低、用户推荐误差大的问题，提出了一种基于抽取规则和本体映射的语义搜索算法。首先根据用户的语义搜索要求抽取语义元素和属性，解决了数据利用率偏低的缺陷；然后建立语义模型，构建本体之间的元素与属性间的映射，消除用户需求与计算机之间的语义偏差；再将语义搜索算法应用于用户个性化推荐系统。其结果表明，该语义算法有效提高了搜索效率，降低了用户个性化的推荐误差。

### （四）健康医疗知识的发现技术

随着区域卫生信息平台的建设日趋完善，健康医疗数据库的规模逐渐扩大，其数据的复杂性亦日益增加。尽管积累了大量的健康医疗数据，但仍极少能将这些数据中有价值的知识挖掘出来，服务于日常的健康医疗决策中。梁昌勇等研究了含有非连续性属性数据的决策知识，发现可将遗传算法（genetic algorithm，GA）和条件概率（conditional probability，CP）整合到数据推理技术中，进而提出了一种适应含离散变量诊疗决策数据的推理方法（case retrieval method bases on genetic algorithm and conditional probability，CRMGACP），该方法融合了条件概率和遗传算法的推理技术，可用于构建知识支持系统，辅助健康医疗决策。刘洋等提出了健康医疗混合数据的模糊粗糙集分类挖掘方法，该方法兼顾规则挖掘和数据融合的功能，通过设置合适的参数寻找近似局部覆盖，提高了粗糙集规则挖掘算法在健康医疗混合数据中的分类精度，同时控制了生成规则的数量。

（董建成　陈晓炜）

## 第二节　健康医疗大数据应用

2016年，国务院办公厅印发了《关于促进和规范健康医疗大数据应用发展的指导意见》（国办发〔2016〕47号），明确了健康医疗大数据是国家重要的基础性战略资源。2018年，国家卫生健康委员会印发了《国家健康医疗大数据标准、安全和服务管理办法（试行）》（国卫规划发〔2018〕23号），引导和推动健康医疗大数据逐步走向规范应用。

### 一、临床大数据

#### （一）临床决策支持

IBM公司的Watson机器人是健康医疗大数据应用于临床决策的典型代表。IBM Watson for Oncology（WFO）是使用自然语言处理（neuro-linguistic programming，NLP）技术评估结构化和非结构化数据的认知计算机系统，能够快速为医师提供基于证据的癌症治疗方案，分为推荐、供考虑和不推荐使用3种。Zhou等为比较WFO提出的治疗方案与我国癌症中心的医师实际临床决策间的一致性，探讨中美癌症治疗的差异，将362例癌症患者的回顾性数据纳入WFO，比较WFO与我国肿瘤医师提出的治疗方案。其结果显示，卵巢癌的一致性程度最高（96%），随后是肺癌（80%）、乳腺癌（80%）、直肠癌（74%）、结肠癌（64%）、子宫颈癌（64%），胃癌的一致性程度（12%）最低，表明中美两国的癌症治疗存在一定差异，在应用WFO提供癌症治疗决策时需要进行本土化研究，为临床决策支持系统辅助诊疗决策提供了新的思路。Johnson等探讨了放射治疗对四肢和躯干浅表软组织肉瘤及深层软组织肉瘤的治疗价值，发现进行临床决策支持实践时必须同时考虑2种或2种以上方法的优缺点，重视随机对照试验。另外，Marcelin、Aragones等分别对艾滋病筛查和抑郁症诊疗的临床决策支持进行探讨，证明利用健康医疗大数据有助于提高医师的临床诊疗决策水平。

#### （二）药物研发和重定位

健康医疗大数据中包含大量的组学数据、临床数据、生活方式、地理位置等内容，结合患者的临床表型数据可以挖掘药物靶点信息、药物-疾病关系等相关内容，有助于缩短药物的研发周期，降低研发成本，提高研发成功率。Berg Health是一家数据驱动型生物医药研究公司，利用大数据分析技术，结合生物模型、基因组学、蛋白质组学和代谢组学技术，从海量数据中挖掘可用数据，探寻药物治疗方案，将药物研发周期缩短到1年左右，大大加快了药物研发进程。袁升月等设计开发了药物大数据平台，搜集来自 ChEMBL、FAERS、DrugBank、TID 数据库和已发表文献中抗乳腺癌血药浓度及药效学数据，通过平台中的药代动力学/药效学数据模块、小分子/生物治疗分子模块、药物模块、靶点模块和药物不良反应模块，为抗乳腺癌药物的研发提供原始的血药浓度、药物理化性质、药物不良反应等原始临床试验数据和开发指导建议。汪浩等假设相似化学结构的药物可能具有相似的适应证，针对美国 FDA 批准的药物，从多个不同数据库中获取药物-疾病治疗关系、疾病-药物不良反应关系、药物化学结构、疾病本体数据等，计算其药物-药物相似矩阵和疾病-疾病相似矩阵，获得具有潜在治疗关系的药物，为药物重定位研究提供了新手段。

### （三）药物不良反应和药品管理

药物安全检测系统和药品管理系统对监测药物不良反应、提高药品管理质量、保障患者用药安全具有重要意义。Osokogu 等研发了一个以儿科为重点的药物-事件关联数据集，使用数据挖掘方法比较并检测儿科药物安全性不同方案间的差异，创建了药物-事件交叉对照数据集，为动态检测儿童药物安全性提供了证据支持。在药物的临床管理中，孙国权等基于健康医疗大数据探讨了创伤严重度与抗菌药物使用的关系。该研究基于《疾病有关健康问题的国际分类》（第 10 版）[简称《国际疾病分类》（第 10 版）（International Classification of Disease 10，ICD-10）] 和简明创伤评分（abbreviated injury score，AIS）进行药品数据标准化匹配，发现不同创伤评分患者用药种类和剂量的差异，从而为抗菌药物的临床应用和创伤救治药材标准的制定提供了循证决策依据。

## 二、健康大数据

### （一）健康管理

健康管理是采用现代医学和现代管理学的理论、技术、方法和手段，对个体或群体整体健康状况及其影响健康的危险因素进行全面检测、评估、有效干预及连续跟踪服务的医学行为和过程，其目的是以最小投入获取最大健康效益。自《"健康中国 2030"规划纲要》发布以来，将全民健康提高到国家战略层面，强调坚持以人民为中心的发展思想，坚持预防为主，强化早诊断、早治疗、早康复。由此全面推动了居民健康管理和健康大数据的快速发展。尹薇薇等设计开发的基于区域卫生信息平台的居民电子健康档案系统，采用 Web 应用程序开源集成框架技术，建立了以居民健康为中心的不同生命阶段、主要健康问题和健康服务活动为内容的数据采集框架，为区域健康管理提供了一个新的方向。陈晓萍等提出了基于移动医疗技术的居民健康管理流程框架，结合传统的健康信息采集和移动医疗设备，借助健康风险评估、疾病预防、预警、预报，以及大数据、人工智能技术，以上海市闸北区为试点，建立了全方位的健康管理系统架构，为健康大数据的系统采集、海量存储、安全传输、规范处理和可靠应用提供了可能。

### （二）慢病管理

慢病（non-communicable disease，NCD，慢性病或慢性非传染性疾病）是由于不良生活方式、行为习惯、生态环境、生物遗传及卫生保健等多因素长期影响所致的疾病，心脏病、糖尿病、肺病和癌症被称为全球死亡率最高的四大慢病。慢病具有病程长、难治愈、负担重的特点，同时也是可以有效预防和控制的疾病。慢病管理（NCD management，NCDM）是指对慢病及其风险因素进行定期检测、连续监测、评估和综合干预管理的医学行为及其过程，以达到延缓疾病进程、降低疾病风险、提高生活质量、减少医药费用的一种科学管理模式。传统的分级式管理、契约式管理和自我管理模式正逐渐地被基于互联网的慢病管理平台（NCD management platform，NCDMP）所代替，可灵活改变目标人群和医护目的，形成针对性、实用性更强的慢病管理，提高慢病服务质量，节约医疗卫生资源。del Busto等设计和创建了预防慢病的社区干预协作平台，将促进健康、慢病预防和管理目标结合起来，制订共同的社区干预措施，基于社会生态模型的干预层次方法已成为构建平台的基本模型。为了在不同层次上设计和实施有效的社区干预，实现良好的关系和职能伙伴关系，必须考虑的关键因素是处理体制上的差异、环境的复杂性和可变性、确定角色和责任及管理资源。

### （三）公共卫生监测与预测

近年来，越来越多的国家和地区高发各种传染病，如严重急性呼吸综合征（非典型肺炎）、埃博拉病毒、禽流感等。随着公共卫生和健康医疗大数据的日益积累和挖掘利用，针对传染病的发生机制、发展规律、流行特征、监测技术、暴发时间和地区分布的预测预警研究越来越受到重视，为政府和社会提高应急能力、制定卫生政策提供了新的手段。王若佳等通过窗体顶端挖掘网络数据与我国流感疫情的内在机制，利用关键词的时序特征实现了较为精准的提前预测。研究者先从信息行为、信息搜寻行为等理论概念出发，对百度指数与流感病例数据之间的逻辑关系进行探讨，建立理论框架；然后以理论框架为基础，用范围选词法对百度搜索词进行筛选，利用互相关分析选出具有先行性质的关键词，构建了预测模型；通过对比融合百度指数的3种预测模型，评估其预测效果。互相关分析显示，可提前10周预测流感疫情的关键词内容和流感疫苗相关，提前1周的关键词多涉及流感的症状表现，而同步类关键词多为常用搜索词或治疗方法。模型对比结果显示，多元线性回归模型、支持向量机模型和神经网络模型都能有效地进行流感预测，无论是提前10周还是提前1周，支持向量机模型的效果最好。高昭昇等以登革热为例建立健康医疗大数据模型，分析导致登革热暴发的可能因素及其潜在的暴发地区。研究者在文献回顾研究的基础上，整合公共卫生、健康医疗、社会环境的相关数据，将流行病学变量、气候变量、环境变量等作为自变量，经过数据清洗、归约和整合，建立大数据分析模型，应用五折交叉验证法开展预测结果的对比分析，发现传染病暴发的多个相关性较大变量，证实健康医疗大数据技术构建的分析模型有助于传染病的防控和预警。

## 三、生物大数据

随着"人类基因组计划"的完成，高通量测序技术得到快速发展，使得生命科学研究获得强大的数据产出能力，包括基因组学、转录组学、蛋白质组学、代谢组学等生物学数据，具有明显的大数据特点。2018年，中国科学院北京基因组研究所生命与健康大数据中心针对生命科学的一些重要研究领域，开发了系列特色专业数据库，为科研人员进一步破解生命奥秘提供重要的数据支持。当前，生命科学研究和应用已进入大数据时代，生物大数据爆发使原来假说驱动的传统研究模式转变为大数据与假说共同印证的系统研究模式正在到来。

## （一）精准医学研究

2011年，美国国家科学院、美国国家工程院、美国国立卫生研究院及美国国家科学委员会共同发布了《走向精准医学》报告，提出了通过遗传关联研究和与临床医学紧密接轨，来实现人类疾病的精准治疗和有效预警。2015年，美国第44位总统奥巴马在国情咨文演讲中提出并启动了"精准医学（precision medicine）"计划，呼吁增加医学研究经费，推动个体化医学研究的发展。其目标主要有2个。一为开展更多、更好的癌症治疗。通过扩展基于遗传的临床癌症研究及探讨癌症生物学的根本性方面建立一个国家"癌症知识网（cancer knowledge network）"，激发科学发现并指导治疗决策，加快有效的、定制的癌症治疗方案设计和检测。二为建立一个大型志愿者的国家队列研究。发起建立百万以上志愿者参与的国家队列研究，提供包括医疗记录、基因谱、代谢物和体内体表微生物、环境和生活方式数据、患者来源信息及个人随身装置和传感器等数据。队列研究将对高水平研究人员开放，激发来自多个学科的科学家参与，从而应用他们的创造性思维产生新的视野。目前，精准医学的应用还局限于癌症的诊疗和预防干预、药物的开发和使用及癌症基因组学的研究。Alcaide M等根据KRAS基因突变的部分丰度推断可能会影响传统具有挑战性的临床标本的肿瘤纯度及其在精准医疗中的潜在应用，提出了一种独特的液滴数字聚合酶链反应（polymerase chain reaction，PCR）方法，能够同时检测和定量KRAS基因外显子2、3、4点突变和拷贝数的变化，提取了100个DNA样本，验证了13个突变位点。结果显示，适度降低检测极限，这种分析方法将是一个快速、有效的手段，可用于推断活检标本运送KRAS基因突变的纯度，通过无创性连续监测循环肿瘤DNA来评估临床反应和（或）检测复发的早期迹象。由此可见，在精准医学的帮助下，医师可以更好地描述癌症与基因的关系、个体差异与罹患癌症的风险，以便对个体罹患某种疾病的可能性进行筛查，或根据个体差别采取相应的措施来阻止疾病的发生。

## （二）癌症个性化诊疗及预后

癌症个性化诊疗和预后一直是热门话题。随着组学生物技术的快速发展、生物大数据和随访数据的日积月累，大大提高了人们对癌症基因及其相关数据的认识，加速了癌症个性化诊疗的研究。Nikzainal S等通过分析560例乳腺癌的全基因组序列，发现携带93种编码蛋白质的癌症基因可能导致乳腺癌的发生。Kim YY等探讨在早期雌激素受体（estrogen receptor，ER）阳性、人表皮生长因子受体2（human epidermal growth factor receptor 2，HER-2）阴性乳腺癌患者中使用IBM WFO能否决定何时开始化疗，能否通过有效区分需要化疗的患者亚群来快速和安全地实现治疗目标。IBM WFO是一种认知计算系统，临床医师使用该系统可为癌症提供基于证据的治疗选择。该研究采用WFO对95例接受治疗的ER阳性、HER-2阴性乳腺癌患者进行回顾性分析，开发者与实际临床实践结果进行比较，治疗方案由WFO提出，而WFO的建议是根据基因表达测定的数据计算得出的。结果显示，没有基因表达测定数据的WFO无法确定不需要化疗的患者组。其中，23.2%患者的真实临床实践与无基因表达测定数据的WFO的治疗建议一致。另一方面，应用基因表达测定数据的WFO具有良好的临床适用性。基因表达测定的数据对 WFO 的敏感度为 100%，特异度为 80%，阳性预测值为 61%，阴性预测值为 100%。得出结论，没有基因表达测定数据的 WFO 的临床应用是有限的，仍需进一步完善。Hayat MK 等从癌症基因图谱数据库中选取了 113 对同时检测乳腺癌区和对应癌旁正常组织的样品，使用 R 语言 DESeq 包进行差异表达基因的筛选，获得 31 428 个差异表达基因；再利用 ClusterProfiler 包进行基因本体 GO 和代谢通路 KEGG 富集分析后，获得 68 个差异显著基因。经过总生存（overall survival，OS）分析获得 8 个预后关键基因，为乳腺癌患者的预后治疗提供了新的思路和方向。

（董建成　陈晓炜）

## 第三节　医学人工智能

人工智能（artificial intelligence，AI）是研究、开发用于模拟、延伸和扩展人类智能的理论、方法、技术及应用系统的一门新兴技术科学。人工智能是计算机科学的一个分支，试图了解人类的智能实质，产出一种新的能以人类智能相似的方式做出反应的智能机器，其研究领域包括专家系统、机器学习、进化计算、模糊逻辑、计算机视觉、自然语言处理等。医学人工智能是以现代医学和生物学理论为基础，融合先进的脑认知、大数据、云计算、机器学习（包括深度学习）等人工智能及相关领域的工程技术，研究人的生命和疾病现象的本质与规律，探索人机协同的智能化诊疗方法和临床应用的新兴交叉学科。当今，作为人工智能的核心技术，机器学习及其下属的深度学习越来越受到关注。

### 一、机器学习及其下属的深度学习

机器学习（machine learning，ML）是人工智能的子领域，也是人工智能的核心。机器学习基于严格的数学理论，经众多领域的学科交叉融合而成，其本质是通过运用计算机的强大运算能力和数据处理能力，借由大量的数据进行训练，使计算机具备自发模仿人类学习行为，通过学习获取经验和知识，在不断改进自身性能的同时实现人工智能的能力。如今的机器学习已经衍生出了数据挖掘、生物信息学、深度学习、语音识别等许多分支，众多的机器学习算法被广泛地应用于信息处理，特别是互联网时代所带来的海量数据的分析处理中。从当前的趋势看，机器学习的发展主要集中在 2 个方面：其一是在算法方面，除了对现有算法的优化和全新算法的开发外，正在加强各类机器学习算法的联系、统一，避免使用单一算法导致限制系统性能的情况出现，同时建立切实可行的算法应用系统，结合当下互联网时代的背景，对多种学习算法的一体化和集成化进行进一步探索；其二是在神经生物学方面，从人类自身出发寻找大脑本身的生物学习机制，加强对人脑学习动作的探索研究，继而实现对人脑自主学习体系的数字化呈现，并应用于机器学习领域。周霖等为了评价机器学习的不同方法在临床应用的效果，开展了基于机器学习的癫痫脑电数据分析方法的研究。结果显示，监督学习方法应用于癫痫脑电数据分析仍是主流，无监督学习方法的研究不断增长，半监督学习方法和强化学习方法还有较大的研究空间。在癫痫脑电分析方面还面临着过于依赖数据和环境的问题，未来所应用的机器学习算法会朝着集成化、通用化的方向发展。

深度学习（deep learning，DL）属于机器学习的子类，是利用深度神经网络来解决特征表达的一种学习过程。深度神经网络并非一个全新的概念，可理解为包含多个隐含层的神经网络结构。为了提高深层神经网络的训练效果，人们对神经元的连接方法和激活函数等方面做出了调整，目的在于建立模仿人脑进行分析学习的神经网络，用模仿人脑的机制来解释数据。其核心思想是通过数据驱动的方式，采用一系列的非线性变换，从原始数据中提取由低层到高层、由具体到抽象、由一般到特定语义的特征。深度学习不仅改变了传统的机器学习方法，也影响着人们对人类感知的理解，已经在语音识别、图像理解、自然语言处理、疾病诊疗、健康管理等应用领域引发了突破性的变革。利用深度学习技术得到的网络结构称为深度神经网络（deep neural network，DNN），DNN具有多个有效的典型模型，包括卷积神经网络（convolutional neural network，CNN）、循环神经网络（recurrent neural network，RNN）、自动编码器（auto-encoder，AE）、深度信念网络（deep belief network，DBN）、生成对抗网络（generative adversarial network，GAN）、深度强化学习（deep reinforcement learning，DRL）等。王威等利用深度学习模型，即CNN、DBN、RNN和受限波尔兹曼机（restricted Boltzmann machine，RBM）的原理和特点，从肺癌、乳腺癌、糖尿病视网膜病变、阿尔茨海默病（Alzheimer disease，AD）等几种典型的疾病出发，探讨了深度学习技术在疾病诊断中的应用。结果显示，深度学习技术在疾病诊断领域已取得较好的成果，与传统的机器学习相比，深度学习最大的进步就是采用自动提取特征的方法代替人工提取特征，不但能提高效率，而且自动提取更容易获得结构化的高抽象映射，使分类更准确。然而，深度学习也存在局限，具体如下：①目前疾病诊断使用的深度学习构架或模型方法具有相似性，大多采用CNN、RNN或其他常用的深度学习算法，或是利用几种算法集成的方式来进行训练并诊断疾病。②深度学习在疾病诊断中的应用还停留在理论阶段，想要应用于临床还有很长的路要走，开发出能适应市场绝大多数影像设备的深度学习算法是人工智能医疗走进临床的前提。③深度学习是一种数据驱动技术，受限于对数据量的要求，该方法主要集中在发病率比较高的疾病研究中，在一些罕见病中研究得较少。目前，深度学习正处于高速发展期，在疾病诊断领域中，硬件技术的进步和医学成像技术的改进都会推动深度学习不断突破，使其能更好地服务于临床，也为辅助医师进行高精度的疾病诊断提供新的方法和思路。

## 二、主要应用进展

2018年，为了推进人工智能的应用服务，国务院办公厅发布了《关于促进"互联网＋医疗健康"发展的意见》。在医疗卫生领域，关于促进"互联网＋医疗健康"发展的意见中提出研发基于人工智能的临床诊疗决策支持系统，开展智能医学影像识别、病理分型、多学科会诊及多种医疗健康场景下的智能语音技术应用，提高医疗服务效率。目前，人工智能正向众多医学领域延伸，应用较多的主要在临床辅助诊断、医学影像识别、药物研发、基因检测、健康管理等方面。

## （一）临床辅助诊断

疾病辅助诊断与治疗是人工智能在临床领域的一个重要应用场景。IBM 公司推出的 Watson 系统最具代表性。Watson 可以在 17 秒内阅读 3469 部医学著作、24.8 万篇论文、69 种治疗方案、61 540 次试验数据、10.6 万份临床报告。2012 年，Watson 系统被用于美国职业医师资格考试，并部署在美国多家医院提供辅助诊疗服务。通过不断学习知识和进行临床实践，Watson 系统逐渐完善，可通过询问患者病史、症状等信息，利用自然语言处理、机器学习等能力，给出诊断提示和治疗意见。Watson 从系统研究到真实病例，将数据和知识转化成洞察力，帮助医疗健康专业人士为患者提供更为精确或个性化的诊疗方案，同时可较以往更快地找到最佳临床试验。美国 IDX 公司开发的 IDX-DR 软件于 2018 年获得了美国 FDA 突破性产品快速审评批准，可通过查看眼底照片对糖尿病视网膜病变做出诊断，出具相关医学报告。糖尿病视网膜病变是导致糖尿病患者失明的主要原因，该人工智能系统的应用可更好地帮助临床医师对糖尿病患者的眼部并发症进行监督和控制，实现早发现、早治疗。

## （二）医学影像识别

基于人工智能技术的医学影像识别是对 X 线片、CT、MRI 等常用医学影像学技术扫描图像和手术视频进行分析和处理的过程，其发展方向主要包括智能影像诊断、影像三维重建与配准、智能手术视频解析等。智能影像诊断、影像三维重建与配准可提高影像识别的效率和质量，为疾病诊断和治疗提供帮助；智能手术视频解析可帮助外科医师学习、理解外科手术，并进一步指导手术过程。目前，该领域的研究已经取得一定进展，正在逐步走向临床。在未来，完全可以独立依靠智能影像诊断系统对医学影像和病理切片进行可靠诊断，这将有利于节省医院影像科及病理科的人力成本，并可以提高影像诊断和病理诊断的质量和效率。智能影像诊断水平提高和实用化有望实现不同条件下诊断的标准化和优质化。与医师不同，数学模型具备在不同终端无差别传输"诊断经验"的能力。也就是说，无论是在三甲医院还是在基层卫生机构，都可以通过机器学习模型获得同样的诊断，这对于解决我国目前医疗水平差异大的现状、促进医疗资源的合理分配及落实分级诊疗制度等方面都具有重要意义。但目前仍无法忽视其存在的问题，如疾病谱窄、诊断准确率仍需提高等，这在很大程度上归因于训练数据缺乏且获取途径和获取条件单一。

## （三）药物研发

新药研发是一个周期长、成本高、成功率低的系统工程。传统药物研发在于发现疾病相关的靶点，借助各种技术进行小分子或大分子的筛选与设计。人工智能技术在新药研发领域能够整合大量高通量组学数据、网络药理学数据和图像等高维表型数据，进行有效靶点的筛选和药物设计，节省药物研发成本，缩短药物研发时间。Aliper A 等将深度神经网络用于药物研发，通过转录组学数据进行训练，以识别不同生物系统和条件下多种药物的药理特性。该研究使用来自 LINCS 项目的 A549、MCF-7 和 PC-3 细胞系的 678 种药物的扰动样品，并将它们与 12 种治疗用途相关联。同时，该研究利用基因水平转录组数据和使用激活途径评分算法处理的转录组数据，与不同浓度药物扰动 6 小时和

24小时的样品合并数据集。结果显示，在基因和通路水平分类中，深度神经网络能在每个多分类问题上支持向量机（support vector machine，SVM）模型，但基于通路水平分类的模型表现得更好。

### （四）基因检测

基因组研究在过去20年内取得了显著进步，应用全基因组关联研究和大基因组数据的新一代测序实现了从单基因到全基因组筛选的发展。基因测序技术能锁定个人病变基因，为疾病预防和早期治疗提供新的手段。癌症是一种复杂的遗传性慢性疾病，与基因改变有密切关联，故基因检测成为了癌症领域研究的热点。Low SK等在乳腺癌的治疗上，通过高通量筛选确定基因改变，并在临床试验中利用基因组信息，使治疗方法与乳腺癌患者的情况相匹配。Krittanawong C等在心血管疾病中，利用人工智能技术发现已有疾病的新基因型和表型，提高了患者的护理成本和质量，降低了入院率和病死率。

### （五）健康管理

人工智能技术在与医疗可穿戴设备结合后，可以实时动态监测个人健康数据，实现了疾病风险预测和早期干预，有利于更好地管理个人健康。人工智能还在血糖管理、血压监测、用药提醒、健康要素监控等方面给予了精准应用，可为患者提供高质量、智能化、日常化的医疗和健康指导，为人们提供全方位、全周期的健康服务，对提高患者的依从性和慢病管理效率、节约医疗成本具有重要意义。

### （六）其他

人工智能技术在医学科学研究、远程医疗服务、中医药传承、医院管理等领域也有初步应用，受到了越来越多的关注。

（董建成　房梦雅）

## 参 考 文 献

［1］ Howe D, Costanzo M, Fey P, et al. Big data: the future of biocuration. Nature, 2008, 455 (7209): 47-50.

［2］ Akil H, Martone ME, Van Essen DC. Challenes and opportunities in mining neuroscience data. Science, 2011, 331 (6018): 708-711.

［3］ Lang T. Advancing global health research through digital technology and sharing data. Science, 2011, 331 (6018): 714-717.

［4］ 卢朝霞. 健康医疗大数据理论与实践. 北京：电子工业出版社，2017.

［5］ 野村直之. 人工智能改变未来——工作方式、产业和社会的变革. 北京：东方出版社，2018.

［6］ 戚斌. 网络化数据库数据采集系统设计与实现. 计算机与现代化，2017，32（5）：71-75.

[7] 卞伟玮，王永超，崔立真，等. 基于网络爬虫技术的健康医疗大数据采集整理系统. 山东大学学报（医学版），2017，55（6）：47-55.

[8] 杨君，陈春玲，余瀚，等. 基于Scrapy技术的数据采集系统的设计与实现. 计算机技术与发展，2018，28（10）：177-181.

[9] 林广和，张绍武，林鸿飞. 基于细粒度词表示的命名实体识别研究. 中文信息学报，2018，32（11）：62-67，78.

[10] 刘云，袁浩恒. 数据挖掘中并行离散化数据准备与优化. 四川大学学报（自然科学版），2018，55（5）：993-999.

[11] 张新. 大数据时代的云存储技术发展浅析. 中国安防，2018，10：80-83.

[12] 张凯萍. 大数据时代背景下数据挖掘技术的应用探讨. 赤峰学院学报（自然科学版），2018，34（8）：52-54

[13] 李付平，康立英，杨贵真，等. 基于数据挖掘分析《脾胃论》用药组方规律. 广州中医药大学学报，2019，36（2）：288-291.

[14] Yu C, Trier H, Slama M. A data minging and data visualization approach to examine the interrelationships between life satisfaction, secularization and religiosity. J Relig Health, 2019, 58 (1): 271-288.

[15] van Poucke S, Zhang Z, Schmitz M, et al. Scalable predictive analysis in critically patient using a visual open data analysis platform. PLoS One, 2016, 11 (1): e0145791.

[16] 黄婧，王云光，皮冰斌. 健康医疗大数据的安全保障技术研究. 计算机时代，2018，35（11）：45-48.

[17] 赵森，甘庆晴，王晓明，等. 多云环境下基于智能卡的认证方案. 通信学报，2018，39（4）：131-138.

[18] 洪潴，赵栋祥，赵一鸣. 大数据环境下的信息架构与数据模型. 信息资源管理学报，2018，7（1）：29-38.

[19] 曾汪旺，谢颖夫，胡光阔. 多源异构数据整合系统在医学大数据中的应用. 价值工程，2017，36（8）：80-82.

[20] 周诗源，王英林. 基于抽取规则和本体映射的语义搜索算法. 吉林大学学报（理学版），2018，56（2）：329-334.

[21] 梁昌勇，顾东晓，程文娟，等. 含非连续性信息多属性案例中的决策知识发现方法. 中国管理科学，2018，22（4）：83-91.

[22] 刘洋，张卓，周清雷. 医疗健康数据的模糊粗糙集规则挖掘方法研究. 计算机科学，2018，41（12）：164-167.

[23] Zhou N, Zhang CT, Lv HY, et al. Concordance study between IBM Watson for Onology and clinical practice for patients with cancer in China. Oncologist, 2018, 23 (3): 131-136.

[24] Johnson AC, Ethun CG, Liu Y, et al. Study a rare disease using muli-institutional research collaborations vs big data: where lies the truth? J Am Coll Surg, 2018, 227 (3): 357-366.

[25] Marcelin JR, Tan EM, Marcelin A, et al. Assessment and improvement of HIV screening rates in a midwest primary care practice using an electronic clinical decision support system: a quality improvement study. BMC Med Inform Decis Mak, 2016, 16 (1): 76-83.

[26] Mragones E, Comin E, Cavero M, et al. A computer clinical decision-support system for the management of depression

in primary care. Aten Primaria, 2017, 49 (6): 359-367.

[27] 孟琳, 马金刚, 刘静, 等. 医疗大数据的应用与挑战. 医疗卫生装备, 2018, 39（10）: 71-74, 88.

[28] 袁升月, 金羿, 廖俊, 等. 药物大数据平台在抗乳腺癌药物药代动力学/药效学研究中的应用. 中国临床药理学杂志, 2017, 33（23）: 2464-2467.

[29] 汪浩, 王海平, 吴信东, 等. 药物-疾病关系预测: 一种推荐系统模型. 中国药理学通报, 2016, 31（12）: 1770-1774.

[30] Osokogu OU, Fregonese F, Ferrakolo C, et al. Pediatric drug safety signal detection: a new drug-event reference set for performance testing of data-mining methods and systems. Drug Safety, 2015, 38 (2): 207-217.

[31] 孙国权, 舒丽芯, 王晓娟, 等. 基于医疗大数据的创伤住院患者抗菌药物使用研究. 药学实践杂志, 2017, 35（5）: 466-471.

[32] 武留信, 曾强. 健康管理学的基本内容. 北京: 人民卫生出版社, 2016.

[33] 尹薇薇. 区域卫生信息平台居民健康档案管理系统的设计与开发. 科学与财富, 2018, 19（8）: 7-10.

[34] 陈晓萍, 张涛, 宗文红. 基于移动医疗技术的居民健康管理系统设计. 中国卫生信息管理杂志, 2015, 12（1）: 25-28, 48.

[35] del Busto S, Galindo I, Hernandez JJ, et al. Creating a collaborative platform for the development of community interventions to prevent non-communicable diseases. International Journal of Environmental Research and Public Health, 2019, 16 (5): 676-689.

[36] 王若佳. 融合百度指数的流感预测机理与实证研究. 情报学报, 2018, 37（2）: 206-219.

[37] 高昭昇, 曹晋军, 冯柳, 等. 基于大数据的传染病暴发、预测和预警应用分析. 中国卫生事业管理, 2016, 33（4）: 270-272.

[38] 杨焕明. 奥巴马版"精准医学"的"精准"解读. 中国医药生物技术, 2015, 10（3）: 193-195.

[39] Francis SC, Harold V. A new initiative on precision medicine. New England Journal of Medicine, 2015, 372 (9): 793-795.

[40] Alcaide M, Cheung M, Bushell K, et al. A novel multiplex droplet digital PCR assay to identify and quantify KRAS mutations in clinical specimens. Journal of Molecular Diagnostics, 2019, 21 (2): 214-227.

[41] Nikzainal S, Davies H, Staaf J, et al. Landscape of somatic mutations in 560 breast cancer whole-genome sequences. Nature, 2016, 534 (7605): 47-54.

[42] Kim YY, OH SJ, Chun YS, et al. Gene expression assay and watson for oncology for optimization of treatment in ER-positive, HER2-negative Breast Cancer. PLoS One, 2018, 13 (7): e0200100.

[43] Hayat MK, 王铭裕, 李硕磊. 癌症TCGA数据库中乳腺癌预后数据的挖掘. 生物学杂志, 2018, 35（4）: 62-66.

[44] 余殷博. 基于人工智能下的机器学习历史及展望. 电子技术与软件工程, 2017, 5（4）: 129-132.

[45] 郭睿, 宋忠江. 机器学习: 人工智能的未来. 电子世界, 2018, 39（4）: 33-35.

[46] 周霖, 韦晓燕, 周毅, 等. 基于机器学习的癫痫脑电数据分析方法研究. 医学信息学杂志, 2018, 39（2）: 55-59.

[47] 张军阳, 王慧丽, 郭阳, 等. 深度学习相关研究综述. 计算机应用研究, 2018, 35（7）: 1921-1928,

［48］王威，李郁，张文娟，等. 深度学习技术在疾病诊断中的应用. 第二军医大学学报，2018，39（8）：852-858.

［49］尤晋泽，林岩. 大数据时代认知医疗的数据安全伦理透视——以 IBM Watson Health 为例. 医学与哲学，2018，39（3A）：28-31.

［50］Heijden AA, Abramoff VD, Verbraak F, et al. Validation of automated screening for referable diabetic retinopathy with the IDX-DR device in the hoorn diabetes care system. Acta Ophthalmologica, 2017, 96 (1): 63-68.

［51］周瑞泉，纪洪辰，刘荣. 智能医学影像识别研究现状与展望. 第二军医大学学报，2018，39（8）：917-922.

［52］李赞铎，宫恩浩，李睿，等. 深度学习技术与医学影像——现状与未来. 中华放射学杂志，2018，52（5）：321-326.

［53］刘琦. 人工智能与药物研发. 第二军医大学学报，2018，39（8）：869-872.

［54］Aliper A, Plis S, Artemov A, et al. Deep earning applications for predicting pharmacological properties of drugs and drug repurposing using transcriptomic. Molecular Pharmacology, 2016, 13 (7): 2524-2530.

［55］Low SK, Zembutsu H, Nakamura Y. Breast cancer: the translation of big genomic data to cancer precision medicine. Cancer Science, 2017, 109 (3): 497-506.

［56］Krittanwong C, Zhang H, Wang Z, et al. Artificial intelligence in precision cardiovascular medicine. Journal of American College Cardiology, 2017, 69 (21): 2657-2664.

# 第四章　医疗卫生信息化与"互联网+医疗健康"

随着信息技术的发展和互联网的普及，医疗卫生信息化快速发展。信息的融合、共享、交换是信息学发展的整体趋势，信息技术如何服务于医疗卫生行业，服务于患者、医务工作者、医疗卫生机构及医疗健康服务产业链，这是医学信息学研究的重要内容，也是重要的应用领域。本章主要从医疗卫生信息化的研究与应用、"互联网+医疗健康"的应用与发展2个方面，进一步阐述医学信息学的未来——融合的"互联网+医疗健康"。

## 第一节　医疗卫生信息化的研究与应用

### 一、概况

我国医疗卫生信息化自20世纪80年代开始，已经发展了30多个年头。近年来，随着医疗体制改革的不断深入，信息化作为深化医疗体制改革的重要支撑，获得迅速发展。特别是近年来，互联网浪潮推动的大数据、云计算、传感器、物联网、人工智能等新兴技术迅猛发展，我国医疗卫生信息化建设已经由计算机化、数字化、网络化、移动化进阶到互联互通、自动智能、智慧辅助的新阶段。医疗卫生信息化的迅猛发展推动了不同机构通过区域实现信息的交换与共享，通过建立基于电子病历的医疗机构信息平台和健康档案的区域卫生信息平台，努力实现区域内各类医疗卫生服务机构间的互联互通和信息资源共享。随着机构、区域各层面医疗卫生战略数据资源的积累，基于大数据、机器学习等技术形成丰富的数据服务能力，构建出大量智能与智慧应用，面向医疗卫生提供智慧服务。同时，与医疗卫生信息化相行的工作制度和法律建设也逐步完善，信息化人才培养机制和机构对信息化人才培养的重视使信息化人才队伍逐步扩大。目前，智慧信息化、区域互联互通、大数据人工智能与人才制度规范共同构建医疗卫生信息化的新生态。

中共中央、国务院于2016年10月印发并实施的《"健康中国2030"规划纲要》中明确指出，要建设健康信息化服务体系。2017年1月，国家卫生健康委员会印发的《"十三五"全国人口健康信息化发展规划》（国卫规划发〔2017〕6号）中更加明确提出，把"完善人口健康信息各类基础业务应用系统，统筹完善公共卫生、计划生育、医疗服务、医疗保障、药品供应、综合管理等信息系统"作为"十三五"的主要任务之一；把"建设公共卫生管理、医疗健康公共服务、基本药物制度运行监测评价、卫生服务质量与绩效评价、人口统筹管理和综合管理等业务应用系统"作为"十三五"的重点工程。近年来，随着各级政府部门对医疗卫生建设的不断投入，以及对医疗卫生信息化发展的高度重视，医疗卫生信息化发展迅猛，成果显著，有力促进了医疗卫生事业的发展。

医疗卫生信息化是通过利用信息技术快速地收集、存储、分析和利用医疗信息、疾病预防与控制信息、卫生监督信息、妇幼保健信息等医疗卫生相关数据，从而为提高疾病诊断水平、人群健康水平、改善人群生活的卫生环境、预防疾病和伤害及保护易感人群提供依据。2015年以来，得益于医疗卫生信息化顶层设计更加明晰和以云计算、大数据为代表的新技术应用，医疗卫生信息化发展迅猛，取得了一系列建设成果。

## 二、医院信息化建设的发展

### （一）医院信息系统建设进一步完善

医院信息化的发展是从医院信息系统（hospital information system，HIS）起步，由电子病历（electronic medical record，EMR）、影像归档和通信系统（picture archiving and communication systems，PACS）、实验室信息管理系统（laboratory information management system，LIS）共同构成医院信息化应用的基础。随着医疗改革的深入和医院管理精细化的要求，使得医院必须逐步完善信息化的应用体系，使得医院逐渐向"智慧医院"发展。医院的信息系统建设模式已经由以HIS为核心的业务系统建设模式转变为以电子病历为核心的医院信息平台建设。各类辅助业务平台已经在各级医院得到了广泛应用，如手术麻醉信息系统、医院感染管理信息系统、血库管理信息系统等。医院管理信息平台在大部分三级医院得到了广泛应用，如办公自动化系统、科研管理系统、物资管理系统、医院后勤管理系统等。同时，面向临床的业务系统已经由综合性业务系统向临床专科电子病历系统发展，面向重症监护、口腔专科、产科专科、肿瘤专科、透析专科等各类专科电子病历系统也在医院信息平台支撑的基础上更贴近为专科医师提供更高效、更智能的信息化服务。

### （二）医院各信息系统互联互通进一步加强

随着各医院数据中心的建设和集成平台的建设，医院信息化建设从传统单系统、数据采集系统向标准化、平台化、一体化的数据共享、数据融合利用方向发展，信息系统建设逐渐由信息技术时代迈向数据技术时代。为了推动和指导各医院互联互通的建设，自2012年国家卫生健康委员会开始组织对医院互联互通标准化的成熟度进行测评起，通过近几年的发展，测评内容和程序不断完善。目前，测评从数据资源标准化建设、互联互通标准化建设、基础设施建设、互联互通应用效果4个方面对医院信息化建设进行全面综合评价，整个测评共分为5个级别、7个等级，测评由医院自评、实验室测评、专家文审、现场查验4个阶段组成。2017年的成熟度评审结果显示，全国50余家医院申请测评，其中5家医院达到五级乙等水平，40余家医院达到四级甲等水平。

### （三）便民措施更加广泛应用

随着互联网技术和移动支付的发展，各地各级医院都不断利用信息技术优化服务流程、提升服务效能、提高医疗服务供给与需求匹配度。2014年，浙江大学医学院附属邵逸夫医院与阿里巴巴网络技术有限公司一起推出了移动就医服务体系，于2016年3月成为全国第一家医保移动支付试点医院。截至目前，全国3300多家公立医院出台了信息化便民惠民服务措施，4000多家二级以上医院提供分时段预约诊疗、检验结果查询等线上服务。

### （四）移动医疗不断加强

随着信息化技术在医疗行业的快速发展，移动医疗系统也逐渐成为医院业务系统的重要组成部分。据调查，全国已有百余家医院应用移动医疗辅助系统。移动医疗系统将临床业务系统产生的各类信息统一采集、整合、延伸到移动终端，提供全面集成的患者各种诊疗信息，并支持语音病历录入和文献精准推送，方便医师随时随地掌握患者病情，极大地提高了医师的工作效率。对于护理，通过移动终端，实现了患者床旁输入与查询确认、医疗管理中实时审批和药物条码化管理，提升了护士的工作效率和护理质量，有效地提高了患者、医师对护理工作的满意度。

### （五）数据中心建设不断推进

在医院信息化建设的实践中，大多数医院已经建成HIS、LIS、PACS等信息系统。这些系统较好地支持医院的基本诊疗流程，其数据大多采用分散存储的方式，保证各个系统的有效集成和数据的高度共享，是医院信息化建设的发展趋势。因此，随着各医院信息系统的不断完善和各业务互联互通的要求，基于结构化电子病历的数据中心就应运而生。基于结构化电子病历的数据中心主要解决2个方面的问题：一是实现医院信息系统应用整合需求；二是医院信息系统基础设施整合的需求。通过医院信息平台的建设，为医院信息化建设提供标准和规划，并为医院内部信息共享提供一个共享和利用平台，同时为医院对外部（如区域卫生数据中心）提供一个统一的信息对外出口。目前，部分大型三甲医院已经建成服务于科研与临床的数据中心。例如，四川大学华西医院数据中心已经投入运行，郑州大学第一附属医院已启动数据中心的建设。随着互联网和云计算的发展，部分医院已经开始进行基于云计算的数据中心建设。

### （六）临床决策辅助初见成效

医院通过全院级数据中心建设，整合汇集了各个临床业务系统中的过程和结果数据，使建设基于患者个体数据与全体样本数据的个性化分析与数据驱动的临床决策辅助系统成为可能。医疗机构通过建设一套综合外部知识库、决策辅助规则库、决策辅助分析引擎、临床指标分析引擎、关联数据表达、临床过程辅助表达与干预的智能化个体化临床决策辅助系统，帮助临床医务人员面向患者的全面数据，进行临床分析、干预过程、预后判断等环节的查漏补缺，以及证据分析、循证支持、分型判别、预警提示，实现数据驱动的个体化诊疗过程临床决策辅助。通过面向知识库、数据中心的实时真实临床业务数据构建机器学习能力，建立临床辅助决策的人工智能深度学习模型，提升临床决策辅助能力的智能化与智慧化。目前，基于知识库、规则库，基于临床数据分析，基于机器学习的各类临床决策辅助系统也在少部分高水平医院开始使用，并得到了一定的应用效果，形成了一批有效案例。

### （七）远程医疗建设初现规模

远程医疗是旨在提高诊断和医疗水平、降低医疗开支、满足广大人民群众保健需求的一项全新的医疗服务。目前，远程医疗技术已经从最初的电视监护、电话远程诊断发展到利用高速网络进行数字、图像、语音的综合传输，同时音频和视频远程医疗、电子病历的终端载体也不再局限在桌面终端，通过移动终端、物联网传感器、远程医疗机器人、混合现实（mixed reality，MR）与增强现实 augmented reality，AR）等新兴的移动医疗信息技术手段，实现及时、非固定场所、高效利用优势医疗资源支持远程医疗。2018年5月，国家远程医疗中心在郑州大学第一附属医院成立，该中心在全国率先建成覆盖全省的"省-市-县-乡-村"五级远程医疗网络和开放共享远程医疗综合服务平台，根据需要，"信息触角"可以随时延伸到省外甚至境外。该中心同时承担全国层面的远程医疗系统建设、质量监测、标准建立、推广宣传等任务。截至目前，全国三甲医院均开展了远程医疗，远程服务已经覆盖到所有贫困县医院，在为人民群众提供及时的医疗服务方面发挥了极大作用。

### （八）基于物联网的智慧医院建设

智慧医院是基于互联网、物联网技术，通过系统互联互通信息共享，利用大数据、人工智能技术为医院和患者服务，为医疗业务、后勤保障、运营管理进行全方位现代化管理。一方面体现在运用云计算、大数据等技术对医院原有传统信息系统中的数据进行有效整合，实现医院各类信息的集成与共享；另一方面体现在运用人工智能、传感设备、物联网、移动互联网、智慧终端等技术，以智慧医院医疗系统、服务系统、管理系统及保障系统等为核心系统，实现医疗信息全面感知、医疗系统协同工作、医疗信息智慧处理、医疗服务适时有效推送。智慧医院通过智能安防、智慧病区、智慧病房、智能楼宇、智慧后勤建设，实现物联网传感器对电力、空调、温湿度、污水排放、空气质量进行监控。建设体温动态检测系统、人员资产定位系统、婴儿防盗系统、智能输液系统、智能床位检测系统、冷链管理系统、内镜消毒质量追溯系统、智能被服管理系统、医疗废物管理系统，建立临床业务、质量监管与设备物联的系统。建设智能电梯监控系统、智能照明系统、管道泄漏监测系统、智能园林灌溉系统、智能环境监测系统，建立智慧后勤能力。智慧医院通过物联网智能集成平台建设并实现楼宇自控、安防视频监控、消防、能源计量、电梯运行状态、医疗工作量、手术室使用状态、医疗设备工作量、药房库存信息等系统间的联动。物联智慧集成的一个典型案例就是智慧路灯建设，通过布置相应的智慧路灯杆整合应急广播、紧急呼叫、无线覆盖、定位导航、信息查询等功能。

### （九）信息化支撑的多院区医疗集团医疗联合体（简称医联体）建设

国家为进一步完善全国医疗服务体系，提升基层服务能力，推动建立有序分级诊疗模式，制定了《关于推进医疗联合体建设和发展的实施意见》，建议在城市主要组建紧密型医联体，由三级公立医院或业务能力较强的医院牵头，联合辖县医院、社区卫生服务机构、护理院、专业康复机构等，形成资源共享、分工协作的管理模式。在医联体内以人才共享、技术支持、检查互认、处方流动、服务衔接等为纽带进行合作。目前，医疗集团与医联体建设在牵头医院、成员医院间通过信息化平台提升管理和流转效率。各个牵头的医疗机构通过医疗集团的集团级医疗机构信息平台建设与医联体协作云平台建设，让信息以"多跑路"的方式调整，促进了医疗信息数据的流动共享和交换，促进了医疗卫生工作重心下移和资源下沉，优化医疗资源结构布局。信息化手段对提升基层服务能力、医疗资源的上下贯通及医疗服务体系整体效能的能力不可小觑。

### （十）医院信息化评价手段多样化

近年来，通过借鉴国际的相关经验和国内30多年医疗卫生信息化建设的成果及经验，我国也逐步建立了医疗卫生信息化建设的相关评价标准体系。2017年发布的《医院信息平台互联互通标准成熟度评价标准》、2018年发布的《电子病历系统应用水平分级评价标准》及2019年3月发布的《医院智慧服务分级评估标准体系（试行）》作为医院信息化建设评价的"三驾马车"。同时，这三大评价标准也纳入了《三级公立医院绩效考核指标》体系，作为医疗机构绩效评价的重要参考。

## 三、医疗卫生信息化的应用和发展

### （一）社区卫生服务

社区卫生服务中心与社区卫生服务站作为基层卫生服务机构承担了六位一体的医疗卫生服务职能。社区卫生信息平台是基层卫生信息化的主要载体。平台的应用者是城乡各级社区卫生服务中心、服务站、诊所、村卫生室等，以居民健康档案信息系统为核心，以基于电子病历的社区医师工作站为主要应用，下设全科诊疗、收费管理、药品管理、公共卫生服务管理、区域健康与医疗服务业务交流平台等主要功能模块。

近年来，全国各地区大范围开展区域卫生信息平台建设，为社区卫生服务信息化奠定了一定的信息和数据基础，也积累了大量的数据。针对社区居民的基本信息、医疗保险、重点人群预防保健、慢性疾病管理、基本医疗诊疗、健康档案等数据，可通过不同的业务条线生成并动态更新。为了完善居民健康管理所需的全部可及信息和数据，综合医院、专科医院、体检机构，甚至其他与居民健康相关的非医疗机构也需要进行信息和数据的整合。

国内通常采取在特定行政区域或行业系统内以政府为主导的自建自用模式，少数地区采用第三方个人健康档案信息服务平台，通过政府采购服务方式实现平台运行，在平台建设规范的电子健康档案（electronic healthcare records，EHR）和EMR。在数据的广度与深度上，我国和发达国家比较尚有较大差距。以北京为例，覆盖社区卫生服务中心的信息平台虽然统一研发建设，但各行政区并非强制推行，有的行政区尚未应用全市统一版本的社区卫生信息平台和电子病历系统。建设中的市级平台虽然纳入了部分三级医院的上传数据，但距离基于EHR的患者健康相关信息共享还有很大差距。

### （二）疾病预防控制

1. 落实人口健康信息化顶层设计取得实质性成果　全民健康保障信息化工程是《"十二五"国家政务信息化工程建设规划》明确的重点任务之一，由国家卫生健康委员会牵头，中国疾病预防控制中心作为实施单位之一，承担疾病预防控制信息系统建设任务。该项目通过将现有的20余个业务应用系统整合为传染病动态监测、慢性病监测、免疫规划监测、精神卫生监测、健康危害因素监测、疾病与爱国卫生资源管理服务6个疾病预防控制信息系统，按照"两级建设、多级应用；先统后分、试点先行；统一采集、分散利用"的原则，充分利用电子健康档案、电子病历、全员人口信息库三大基础数据库，以及国家、省、市、县四级人口健康信息平台，整合现有的多个疾病预防控制信息系统，实现以疾病管理为核心向个人全生命周期动态监测管理的转变，从根本上解决系统间无法联通、数据无法整合的问题。目前，该项目已进入全面实施阶段。

2. 国家级疾病预防控制信息系统进一步完善　　2011年，突发公共卫生事件报告管理信息系统、结核病管理信息系统、艾滋病综合防治信息系统、重点慢性病监测与信息管理系统、生命登记信息管理系统开始分布式部署改造。截至2014年，改造后的系统全面上线运行，成为国家500个重要信息系统之一。截至2018年8月，中国疾病预防控制信息系统覆盖全国7.2万家报告单位，187 563个用户实现数字证书全覆盖，近50 TB数据，涉及服务器、网络与网络安全等硬件设备150台，可用率高达99.99%。2018年9月，采用先进的新一代云计算集装箱技术实施，实现了该系统的重大升级。该系统通过使用当前主要的云计算技术、虚拟化技术、大数据技术建立起更加智慧、更加高效、更加节能环保的中国疾病预防控制云数据中心，为未来疾病预防控制信息化大创新、大数据、大发展提供依据，实现电子政务信息系统的整合，为疾病预防控制决策支持及为大众更好地提供个性化公共卫生服务奠定了重要的信息网络基础。

3. 省级疾病预防控制信息系统建设和应用水平大幅提升　　国家卫生健康委员会疾病预防控制局和中国疾病预防控制中心在2016年开展的全国省级疾病预防控制信息化建设调查显示，截至2016年，全国32个省级疾病预防控制机构共建设应用167个信息系统，其中业务应用信息系统99个（54%），内部管理信息系统68个（46%），信息系统总数较2009年的84个有较大幅度增长。

4. 疾病预防控制数据中心建设和网络接入情况持续改善　　中国疾病预防控制中心已建成全国疾病预防控制业务数据中心和同城异地的数据容灾备份中心，部署各类硬件设备1000余台/件。数据中心机房面积约1400 m$^2$，互联网接入宽带为665 MB。数据容灾备份中心机房面积约250 m$^2$，互联网接入宽带为100 MB，具备在数据中心不可用情况下保障核心应用信息系统持续提供服务的能力。2018年12月26日，"中国疾病预防控制一体化云数据中心"正式启动，在卫生健康系统率先启动了一体化集装箱机房云数据中心建设，开启了疾病预防控制中心云时代。

5. 信息安全防护体系建设向纵深发展　　2014年，中国疾病预防控制信息系统成为500个国家级重要信息系统之一。2015年10月起，中国疾病预防控制信息系统全面实行国家级用户电子身份（certificate authority，CA）认证及其他用户实名制短信身份认证＋口令的双因子登录管理。2016年11月1日零时起，该系统关闭互联网访问出口，实现了虚拟专网医疗卫生机构全覆盖，系统运行在与互联网安全隔离的网络环境中。2018年2月，该系统采用第三方"云认证"服务的模式，实现了授权用户CA认证应用全覆盖。

6. 信息共享和服务能力不断提升　　一是国家人口与健康科学数据共享服务平台公共卫生科学数据中心持续提供数据服务。截至2018年12月，公共卫生科学数据中心已集成传染性疾病、生命登记、健康危险因素、慢性非传染性疾病、基本信息、其他信息6类数据资源。截至2018年底，公共卫生科学数据中心注册单位用户达1758个，个人用户超过11.7万，年均访问人数超15万人，累计响应数据申请5000万余次。二是流行病学调查动态数据采集云平台的研发和应用。2012年以来，流行病学调查动态数据采集云平台（Epidemiological Dynamics Data Collection Platform，EDDC）在全国范围定制完成了40余个卫生相关调查系统。

7. 疾病预防控制工作与互联网和大数据的结合更加紧密　突出表现在慢病管理、预防接种、疾病风险预测预警、循证决策等方面。例如，在疾病风险预测、预警上，百度疾病预测于2014年上线，通过历史数据构建统计规律性，通过研究疾病人数与其他相关数据的相关性计算预测结果。

8. 大量公共卫生大数据应用相关科研项目立项　例如，2016年立项的国家重点研发计划项目"基于大数据的慢病及危险因素监控信息系统建设关键技术的研究"提出通过大数据分布式存储、计算技术构建一个肿瘤危险因素的数据资源中心。

### （三）公共卫生应急

1. 国家级公共卫生应急信息系统升级改造　2014年，国家卫生健康委员会开始升级突发公共卫生应急指挥决策系统，其目的是在应急状态下能够实现现场指挥、辅助决策、异地会商、管理调度、有效提供信息保障服务、满足突发事件研判和处置等需要，在日常卫生管理工作中能够实现应急值守、突发公共卫生事件监督预警、风险评估、培训与演练等应急职能，提供卫生应急信息服务，满足突发公共卫生事件应急工作需要。

2. 症状监测系统、舆情监测系统、传染病预测预警系统等信息系统在突发公共卫生事件应急中的应用日益广泛　传统公共卫生监测信息之外的社会网络公共信息资源开始应用于突发公共卫生事件应急中。例如，有研究使用"12320"卫生热线接听的咨询电话作为数据来源，获得咨询电话提供的时间信息、地理信息、疾病（症状）信息后，采用地理信息系统实现预警，并对数据进行可视化展示。

### （四）妇幼卫生

妇幼健康信息主要包括婴幼儿死亡率、孕产妇死亡率等反映妇女儿童健康状况的相关数据信息，为政府提供妇幼工作的决策依据。妇幼卫生领域的信息化包括国家级和地方级妇幼卫生信息化。进入21世纪后，信息化作为管理要素与妇幼健康工作密切融合，妇幼卫生信息化得到了快速发展，国家级和地方级妇幼卫生信息化从以妇幼卫生年报和三网监测工作为主要信息内容的早期计算机信息阶段发展到了涉及现代管理模式下的项目管理、决策支持及信息服务等多个领域的科学信息化管理阶段。2016年，全国妇幼健康信息工作会议提出谋划母子健康手册信息化建设和研究实施《"互联网＋妇幼健康"行动方案》2项重点工作。2017年，全国妇幼健康信息工作会议指出，积极推进国家级妇幼健康管理信息平台建设、继续做好全国妇幼卫生年报和监测信息工作、推进出生医学证明管理信息互联共享、全力推进母子健康手册信息化建设、切实抓好孕产妇死亡个案信息和产妇分娩登记信息报送工作、加强区域妇幼健康信息平台和机构信息化建设、坚持不懈抓好信息安全保障工作是妇幼健康信息工作要重点抓好的7个方面。2017年10月11日，国家卫生健康委员会妇幼健康司举行妇幼健康信息化建设项目启动会。2017年10月20日，举行全国"互联网＋妇幼健康"服务模式座谈会，交流推广"互联网＋妇幼健康"服务，妇幼健康信息系统建设的进程持续加快。2018年，全国妇幼健康信息工作会议对下一阶段工作进行了安排部署：①加快推进区域妇幼健康信息平台建设。②加强妇幼健康信息工作统筹，压减指标，减轻基层工作压力。③加大信息惠民利民服务力度，大力推进出生医学证明信息共享，加强母子健康手册信息化和妇幼保健机构信息化建设。④不断加强妇幼健康信息人才队伍建设。⑤提高产妇分娩登记、孕产妇死亡和月度住院分娩活产数等信息质量，加强信息报送和分析利用。⑥全力保障信息安全。目前，妇幼健康信息工作基本形成了"一个架构（妇幼健康管理信息系统）、两条主线（出生医学证明和产妇分娩信息）、三个网络（年报、妇幼卫生监测、机构监测）、项目和试点平行推进"的业务工作格局，为妇幼健康事业科学发展提供了基本的信息支撑。

### （五）卫生监督

国家级卫生监督信息系统以国家级、省级两级平台为基础，建立、维护卫生监督数据库，依托国家公网实现与国家、省、市、县（区）卫生监督机构的互联互通，对卫生监督信息报告、卫生监督日常业务进行规范管理，建立了全国统一的卫生行政许可审批系统、卫生监督检查和行政处罚系统。国家级卫生监督系统承担监督信息的采集和汇总，而各省级信息系统除了采集汇总本省范围内的业务数据外，还要建设部署既满足国家标准又适应本省业务特点的具体业务应用系统。

移动卫生监督是卫生监督人员的重要工作内容，采用手持执法设备、远程监控系统、办公自动化（office automation，OA）系统、电子档案系统、数据分析决策系统进行卫生执法，是卫生管理部门优化执法流程、提升工作效率的有效手段，各地应根据本地的财政状况实施。截至2016年底，我国已有22个省、自治区及直辖市的87家卫生监督机构应用移动执法系统。目前，移动执法终端已广泛应用，微信、二维码也成了卫生监督信息公开的利器，手机应用（application，APP）开始应用于卫生监督工作。移动卫生监督平台的应用保障了食品卫生、传染病控制、放射监督等方面的科学管理。

## 四、大力加强区域人口健康信息平台建设

2013年12月，国家卫生健康委员会和国家中医药管理局联合印发《关于加快推进人口健康信息化建设的指导意见》，提出合理构建国家、省、地市、县四级人口健康信息平台，各级行政和卫生机构开始了区域人口健康信息平台的探索和应用。中国疾病预防控制中心于2012年12月启动了区域人口健康信息平台公共综合应用试点工作，探索基于区域人口健康信息平台的公共卫生监测数据的交换和共享。截至2017年11月，全国已有452家医疗卫生机构实现通过区域全民健康信息平台或电子病历系统与传染病报告信息系统的直接交换，累计交换成功83 595条，交换成功率达98.22%，平均交换速度0.5毫秒。

截至2017年12月底，全国四级（国家、省、市、县）全民健康信息平台基本实现了互联互通。截至2018年12月底，6376家二级以上公立医院已接入区域全民健康信息平台。部分省级平台初步建成了全员人口数据库、电子健康档案、电子病历三大数据库，初步实现了医疗卫生机构间电子病历的共享，实现了公共服务、医疗服务、计划生育、公共卫生、医疗保障、药物管理、综合管理等功能。

居民健康卡建设取得了初步成效。居民健康卡是基于区域卫生信息平台、居民电子健康档案和医疗机构电子病历，可用于居民身份识别、个人基本健康信息存储、实现跨区域跨机构就医数据交换和费用结算的电子信息卡。自2012年3月1日全国首批居民健康卡在河南省、内蒙古自治区鄂尔多

斯市、辽宁省锦州市、广东省佛山市同步举行发卡仪式以来，截至目前，28个省份已开展了电子健康卡试点，累计发送居民健康卡1亿余张，144个地级市实现了区域医疗机构就诊"一卡通"，在方便居民就医、新农合即时结算及相关健康服务领域初步发挥了便民作用。

（刘新奎　刘章锁）

## 第二节　"互联网＋医疗健康"的应用与发展

### 一、内涵

"互联网＋医疗健康"是以互联网为载体，以信息技术为手段（包括移动通信技术、云计算、物联网、大数据等），与传统医疗健康服务深度融合而形成的一种新型医疗健康服务业态的总称。当前，人工智能、医疗健康大数据、精准医疗等技术正在成为推动医疗健康服务发展的重要新兴力量，"互联网＋医疗健康"作为一种新型的服务模式，应与新技术积极融合，加速新业态形成。"互联网＋医疗健康"与人工智能相结合，推动了临床辅助诊断，提高了医师的工作效率；"互联网＋医疗健康"与精准医疗相结合，深化了"互联网＋医疗健康"所倡导的"以用户为核心，提供个性化服务"的内涵；"互联网＋医疗健康"与虚拟现实技术相结合，提高了医疗服务人才培养的效率，降低了医疗服务人才培养的成本，也使远程医疗变得更加具体、形象。

"互联网＋医疗健康"是基于互联网环境下医疗健康信息化建设的延伸，是医疗健康服务的信息外延。互联网信息技术条件下的医疗健康将带来信息的快速流动和共享，基于互联网信息技术条件下的信息服务是实时的、及时的；基于大数据和数据共享云计算条件下的信息服务是智能的、智慧的；信息技术将帮助医疗健康服务由床旁延伸到云端，由数据智慧提升分析诊断能力，由原有的固定场景拓展到随时随地服务到身旁。从整体上来看，"互联网＋医疗健康"能缓解医疗卫生事业发展不平衡、不充分的矛盾，缓解看病就医难题，提升人民健康水平；从个体上来看，"互联网＋医疗健康"能满足人民群众日益增长的多层次、多样化医疗健康需求；从监管上看，"互联网＋医疗健康"鼓励创新、包容审慎、监管安全、守护底线。在未来，以"互联网＋医疗健康"为载体，通过开放平台不断融合和发展新技术，将成为我国医疗服务真正实现跨越式发展的重要推动力量。

### 二、相关政策

2015年3月，李克强总理在第十二届全国人民代表大会第三次会议上，首次在政府工作报告中提到"互联网＋"。其中指出，要制订"互联网＋"行动计划，推动移动互联网、云计算、大数据、物联网等与现代制造业结合，促进电子商务、工业互联网及互联网金融健康发展，引导互联网企业拓展国际市场。同年7月，国务院出台的《关于积极推进"互联网＋"行动的指导意见》（以下简称《意见》）中指出，在全球新一轮科技革命和产业变革中，互联网与各领域的融合发展具有广阔前景和无限潜力，已成为不可阻挡的时代潮流，正对各国社会和经济发展起到战略性和全局性影响。《意见》中"互联网＋"益民服务部分明确指出："充分发挥互联网的高效、便捷优势，提高资源利用效率，降低服务消费成本。大力发展以互联网为载体、线上线下互动的新兴消费，加快发展基于互联网的医疗、健康、养老、教育、旅游、社会保障等新兴服务，创新政府服务模式，提升政府科学决策能力和管理水平。"从《意见》中可以看出，以互联网为载体，大力发展基于线上线下的"互联网＋医疗健康"，已经成为今后的发展方向。

2018年4月，国务院办公厅发布了《关于促进"互联网＋医疗健康"发展的意见》，其中指出，一要健全"互联网＋医疗健康"服务体系，从发展"互联网＋"医疗服务、创新"互联网＋"公共卫生服务、优化"互联网＋"家庭医师签约服务、完善"互联网＋"药品供应保障服务、推进"互联网＋"医保结算服务、加强"互联网＋"医学教育和科普服务、推进"互联网＋"人工智能应用服务7个方面，推动互联网与医疗健康服务融合，涵盖医疗、医药、医保"三医联动"诸多方面。二要完善"互联网＋医疗健康"支撑体系，从加快实现医疗健康信息互通共享、健全"互联网＋医疗健康"标准体系、提高医院管理和便民服务水平、提升医疗机构基础设施保障能力、及时制定完善相关配套政策5个方面，提出了有关具体举措。三要加强行业监管和安全保障，对强化医疗质量监管和保障数据信息安全做出明确规定，保障"互联网＋医疗健康"规范有序地发展。

同时，"互联网＋医疗健康"也是新事物，参与主体多，涉及领域广，隐私安全风险高，也迫切需要部门和地方加强协同配合，及时发现并解决新问题，引导各方有序参与。国家卫生健康委员会将同有关部门抓好政策组织实施，及时跟踪总结地方做法并加强指导，推动工作取得实效，维护人民群众的身体健康和生命安全。2018年9月14日，国家卫生健康委员会发文推动并规范"互联网＋医疗健康"的《互联网诊疗管理办法（试行）》《互联网医院管理办法（试行）》《远程医疗服务管理规范（试行）》3个文件。通过3个文件进一步明确了"互联网＋医疗健康"分类、明确互联网医院性质及与实体医疗机构的关系、明确互联网医院和互联网诊疗活动准入程序和监管。

2019年，各省市也纷纷推进"互联网＋医疗健康"建设，自宁夏回族自治区获批建设"互联网＋医疗健康"示范省（区）以来，2019年5月，天津、江苏、浙江、安徽、福建、山东、湖北、广东、四川、贵州与国家卫生健康委员会签署了《共建互联网医疗健康示范省》协议，成为"互联网＋医疗健康"示范省（区）。26个省份出台了"互联网＋医疗健康"便民惠民的文件，30个省份出台了相关的配套政策。同时，国家卫生健康委员会也在2019年2月进一步推动了"互联网＋护理服务"试点工作，2019年6月在《关于促进社会办医持续健康规范发展的意见》中也对发展"互联网＋医疗健康"提出了明确要求。

## 三、应用

### （一）"互联网＋"家庭医师

"互联网＋"家庭医师签约服务采用移动终端、移动APP、电脑端等数字化手段，将家庭医师签约由传统纸质签约转变为数字化签约，签约后医师可以利用互联网技术及时关注跟踪签约居民的健康状况并给予指导建议，居民可随时联系医师，通过移动终端建立医患互动关系，有利于居民和家庭医师建立长期稳定的信任关系，大幅度提升家庭医师的服务质量和效果，促进基层首诊、分级诊疗政策的落实。

广州白云区某社区卫生服务中心已在社区建设了标准化"签约中心"，可通过签约电脑、高拍仪、一体机进行家庭医师签约，也可以将纸质签约协议通过高拍仪拍照上传到签约系统后台，居民通过触摸一体机进行自助签约，签约信息直接进入签约系统后台，大幅度提升签约效率。社区医院还可通过签约中心提供健康宣传教育、体检、资讯展示等服务，让家庭医师服务落实到位。此社区卫生服务中心通过"签约中心"每天服务近100名居民，得到居民的充分认可。

"健康崇州"APP服务平台的开发也为"互联网＋"家庭医师的签约提供了新的方式。"健康崇州"APP服务平台于2018年1月15日正式上线并推广。此平台不单属于某一家医院，而是一个区域性平台，包括崇州3家市级医院及26家乡镇卫生院，还通过对接打通了区域外部分医院的数据端口，如四川省人民医院、四川大学华西口腔医院等。在这个平台上，除就医患者可以实现网上支付、查询过往就诊记录、处方等信息外，还可以网上签约家庭医师。近年来，成都一直在各区（市）县推行家庭医师签约服务，但传统的方式是家庭医师主动上门签约群众，需要耗费大量的人力、物力、财力到各个村（社区）进行纸质签约，最后再进行电子输入建档。现在市民只需要关注微信公众号，便可直接签约想要的家庭医师团队及服务包。目前，崇州已经有近13万人签约，其中通过微信公众号签约的有2.3万人。

### （二）"互联网＋"健康管理

"互联网＋"健康管理是指管理平台通过APP或相应程序，收集和分析患者某一段时间的健康数据，来提供相关的干预建议。若患者首先下载APP或关注相应的微信公众号，通过蓝牙将血压计、血糖仪等设备与手机相连，此后患者每次使用该设备测量的数据将自动上传到管理平台，管理平台智能分析这些数据，医师实时获取这些数据，对所测数据进行专业判断，做出相应处理，对异常数据以警告形式通知患者，并通过电话、短信、手机APP追踪患者健康干预的效果，动态实时监测。

广州海珠区某社区卫生服务中心已率先引入并实行"互联网＋"健康管理模式，通过公卫系统将患者的基本信息、随访数据、病情数据等推送到慢病管理系统并生成分析报告，为居民慢病管理提供参考依据。同时，针对某医师管理的所有签约居民，将慢病管理系统智能分类，把居民分为立即解决、密切关注、需要解决、细节问题4个维度，辅助医师进行签约居民的管理服务工作，全面提升医师的管理效率和居民体验，真正让慢病得到管理，构建以预防为主的基层医疗服务体系。通过慢病管理系统，平台每天为近1000名居民输出专业的慢病分析报告和指导建议。

镇江市妇幼保健院借助物联网技术实现妇幼体征的测量、上传、报告判读及健康状态智能辨识，并建立高危管理中心，构建妊娠风险评估模型，筛选高危孕产妇纳入高危管理系统，落实动态监控和跟踪。镇江市妇幼保健院还利用健康状态智能辨识技术，通过智能识别、数据抓取与交叉分析、智能追踪、大数据建模等技术手段，以多学科、多维度妇幼本体知识库为基础，将个性化特征与医疗知识库进行智能识别和精准匹配，通过分析比对电子病历库、物联网检测库等历史库信息，执行健康解决方案引擎，辨识出妇幼身体健康状况，为妇幼患者推荐个性化健康管理方案。同时，镇江市妇幼保健院对海量医疗信息进行分布式数据挖掘，通过与标准模型比对，对可能出现的危急状态发出预警信息,并实时通过网络与市辖区内的计划生育研究所、各级医疗机构(妇幼保健机构)、计划生育技术服务机构进行数据互联互通、信息共享,为孕产妇的围生期保健保驾护航。

### (三)"互联网+"医联体建设

医联体为基层医疗机构提供远程会诊、双向转诊、远程心电、远程影像、检验共享、远程医学教育等服务,进一步发挥核心医院的医疗资源优势,提升基层医疗机构医疗服务水平,实现医联体组织内部信息互通、资源共享及优质医疗资源下沉,使整体基层医疗机构技术水平得到大幅度提升,区域各学科优质资源合理配置。

2017年5月15日,全国首家中医医联体在广州成立。中医医联体在各成员单位之间、上下级医院之间,在保证信息安全的基础上,建立患者数据集成共享平台,通过互联网进行连接,然后通过远程会诊中心、培训中心、影像诊断中心、检验诊断中心、转运中心等项目的建设,将名老中医等优质医疗资源下沉,实现区域联动,提升基层医疗机构的服务能力和中医药服务水平。

2017年7月,杭州市第七人民医院联合全省19家精神疾病专科医院成立了浙江大学医学院精神卫生中心专科医院联盟。该医院建立了包括远程门诊、远程会诊、远程教学和进修等功能的移动远程医疗平台,已覆盖全省4个地级市5家医院,省外也连接了恩施土家族苗族自治州优抚医院,目前该平台的医院也在不断增加。在该平台上,各单位已多次启动远程会诊,开展远程对口帮扶及远程培训进修。

复旦大学附属华山医院的"空中医院"也是"互联网+"医联体建设的成果之一,"空中医院"支持包括远程会诊、医疗培训、手术示教、病理读片等功能,依托国家级重点学科,集中优质专家资源,解决疑难杂症。自上线以来,85%的远程会诊由该医院的神经内科、神经外科、感染科、皮肤科等科室参与,每月完成疑难会诊120余例。另外,该院已经与20个中西部省份建立了远程连接,覆盖了24个省份,还连线"一带一路"巴基斯坦、摩洛哥等国家,为当地患者诊治疑难杂症。

### (四)"互联网+"药品供应保障服务

"互联网+"药品供应保障服务利用互联网的互联互通,对线上开具的常见病、慢性病处方,经药师审核后,医疗机构、药品经营企业可委托符合条件的第三方机构配送。"互联网+"药品供应保障服务探索了医疗卫生机构处方信息与药品零售消费信息的沟通和实时共享,促进了药品网络销售和医疗物流配送的规范发展。

北京医院于2018年实现"互联网+"药品供应保障服务,为患者提供居家复诊的全新诊疗方式;引入CA电子签名,实现在线处方的医师身份认证,保证电子医疗文书的真实性、合法性和有效性;加强药师审核环节,对不合理用药进行监督,保障临床用药安全、有效、适宜、经济;患者可自主选择线上线下的购药方式。此服务打通了在线问诊、处方、药品配送到家的全流程,为患者节省了大量时间。

四川省肿瘤医院门诊住院患者中草药处方量极大,为获得最佳疗效,患者都愿意在熬成汤剂后带回家。为此患者一般等待时间约1小时,如果要熬制至少需要半天,为了节省患者等待时间,让患者少等待、少跑路,四川省肿瘤医院通过互联网技术连接第三方平台,开发出了便捷的药品供应平台。医师开立中草药处方时，如果患者选择代煎代送服务，患者只需要支付相关费用，即可回家等待。由该平台完成中草药配制、煎药工作，生成的中药汤剂由物流公司快递给患者，患者不再需要等待熬药及煎制。

### （五）"互联网＋"移动医疗便捷服务

近年来，诸多医院大力发展"互联网＋"移动医疗便捷服务，这类服务的特征是通过APP提供"一站式"移动医疗便捷服务。目前，国内很多医院主要是利用微信平台开展医疗信息服务，这些服务涵盖医院信息、就医服务、健康咨询、个人管理等，如预约挂号、智能导诊、候诊提醒、在线取号、诊间缴费、查看检查或检验结果、预缴住院押金、查看住院清单、办理住院结算、健康教育、康复与计划生育指导、随访管理、就医满意度反馈等方面。这些服务实现了从门诊到住院的全流程无纸化医疗健康服务，有效地改善了患者就医服务体验，提升了医院服务和管理效能。

复旦大学附属肿瘤医院的电子就诊卡项目就是移动医疗的一个代表。电子就诊卡项目是复旦大学附属肿瘤医院和腾讯公司于2018年面向患者推出的一项公益、惠民的智慧就医服务。该服务在电子就诊卡基础上赋予AI能力和应用，运用基于自然语言知识图谱的新款医疗AI引擎，助力医院患者服务实现线上化、精准化、智能化全面升级，实现线上建卡、预约挂号、移动查报告、移动支付等全流程服务。例如，需要展示病理检查的患者只需要在家提前办理电子就诊卡，到医院后无须到窗口排队办卡，只需要出示电子就诊卡，前往病理科窗口交切片材料即可。材料预审通过后，微信收到支付提醒，线上一键缴费，免去排队流程。患者无须在医院苦苦等待病理报告，报告进度将通过微信和短信同时下发，患者或家属凭通知再到医院领取报告。患者可远程办理电子就诊卡，办理后即可进行预约挂号，减少了线下办卡的往返周折，也扩大了医院的服务半径。使用电子就诊卡，患者的个人医疗数据就可以在手机端查询，可及时获得就医相关提醒，方便开展基于病情的健康教育，也更方便医院引导就医，告知患者就医注意事项。

福建省立医院"掌上省立"APP已经具备46项服务功能，用户数量已达百万。门诊预约就诊率达90%，平均候诊时间由57分钟缩短至16分钟；医技检查预约时间由17分钟缩短至1分钟，平均每天减少患者往返医技预约处2500人次。该院"掌上省立"APP可在1分钟内将检查时间、地点和注意事项等信息打印出来并推送至患者手机上，解决患者多次往返和排队的问题。该预约平台还与院内运送系统、叫号系统互联互通，实时监控检查设备资源并进行合理调配，发挥检查设备的最大效能。同时，该平台还能进行方便快捷的一键式退费，大大缩短了患者的退费等待时间。

### （六）"互联网＋"医保结算服务

在传统的医疗缴费模式中，患者在挂号、检查、取药等环节中分别缴费，一般需要排3次队，严重拖延了就医环节的流转效率，患者就医体验很差。鄂东医疗集团的"医保脱卡支付"，就是利用移动医疗应用和后台支付自动对账的技术手段，实现在传统医保支付的流程上，进行数字化的安全认证，无须使用实体的医保卡在医院的财务收费终端上刷卡，在手机端就可完成自动的结算和支付过程，节省了患者的排队时间和医院财务的对账工作量。鄂东医疗集团基于微信、支付宝、云医院APP、微脉等国内主流医疗支付方式，开发了基于在线结算平台的统一支付平台。通过微信和云医院

APP、微脉等主流移动医疗支付方式对接医院信息系统，实现医保脱卡支付，包括挂号费、检查费、检验费、药费、治疗费等医疗费用，不用患者再反复到缴费窗口排队付费。

武汉市中心医院依托医院 APP、微信服务号、支付宝就诊助手，实现移动综合支付、芝麻信用"先诊疗后付费"等移动一站式服务，使传统就医流程的 80% 实现移动化和全流程就医支付"无现金"。同时，武汉市中心医院于 2016 年 3 月上线人脸识别医保在线支付系统。患者到医院就诊，只需要用手机刷脸，系统即可主动识别患者身份，完成缴费。2016 年 8 月，武汉市中心医院在全国率先推出"商保在线直赔系统"，凡是已购买商业保险（简称"商保"）的医保患者和自费患者，在该院就医时均可享受"医保＋商保＋自费"一站式综合支付，商保理赔实现即时"秒赔"，就医流程变得更加方便快捷。

浙江省人民医院于 2018 年推出医保支付全流程服务，可将医保与微信进行绑定，并用医保支付相关费用。今后该平台也将陆续推出其他支付流程服务，为患者提供多种线上支付通道。医保支付全流程服务能通过移动端进行医保结算，缩减了医保缴费线下流程，优化了医疗资源配置，提升了患者就医效率。

## 四、融合

医疗卫生信息化发展较早，并且以机构内的信息化为主体。从最早的单机版、网络版、局域网版一步步发展到卫生专网、多网段、虚拟专网及面向互联网的部分应用。医疗机构正向多机构协作发展，如区域卫生、远程医疗、集团连锁、医联体、医疗卫生共同体（简称医共体），广域覆盖下的发展和推动基于云平台的信息系统建设等模式使卫生信息化一步步发展到了互联网下的医疗卫生信息化。基于互联网，由医院服务应用开端，逐步到信息公开，再向医疗服务、临床数据拓展，这种融合发展先由外向内融合，再逐步演进到由内向外突破。

"互联网＋"从一开始就处于互联互通的生态环境下，通过网络的联通、信息间的连接、数据流量宽带的增加，使信息的交换更便利。随着互联网技术的深入，人工智能、大数据、云计算对网络边界的突破与融合，信息的互联互通和数据资源的积累形成数据资源优势，再加上云计算大量规模化的计算需要的算力集中共享，"互联网＋"飞速发展。5G 时代的来临使互联网的数据通道、物联网接入能力、流量宽带、数据交换延时等方面再次得到巨大提升，数据和信息随时随地可得，从而使云端的计算能力、终端的数据获取能力进一步提升。大量互联网公司通过互联网面向医疗行业、公众提供云端的医疗健康服务，同时也广泛吸纳医疗服务供应者通过云平台、"互联网＋"的手段打造新的医疗卫生服务辐射能力。

"互联网＋医疗健康"是信息技术的融合。互联网将传感器技术、网页、移动 APP、信息提醒、数据库、服务器集群、并行计算、机器学习、人工智能、数据可视化、混合现实、虚拟现实、数据预测等信息技术融合在一起，使信息流动无处不在，也能将应用到医疗健康各个独立场景下的医疗健康信息数据连接、集中在一起，将不同医疗健康相关的表型数据、基因数据、多媒体数据、加工重塑数据及不同可观测的临床、健康、疾病、检测数据融合到一起，将多样多态的医疗健康数据融合到一起，从而通过"互联网＋医疗健康"实现医疗健康信息边界的融合。

医疗健康服务需要线上线下融合配合，就像电子商务也需要线上的信息平台能力、金融的支付能力和线下的物流相融合一样。基于互联网，集信息流、资金流、物流、服务等多方面融合才能打造"互联网＋医疗健康"的整体生态。医疗机构需要信息技术突破服务能力和服务边界，互联网需要医疗健康服务以满足用户的最终需求。互联互通、云计算能力、机器学习、人工智能的需求使医疗卫生信息化与"互联网＋医疗健康"融为一体。最终实现"互联网＋医疗健康"。

## 五、面临的挑战

### （一）服务思维模式需要转变

传统的医疗服务自改革开放以来一直存在，即使到目前，很多医务工作者仍难以接受"互联网＋"背景下的医疗服务模式，并且其知识能力水平无法满足"互联网＋"医疗服务的实际需求，对于云端数据的收集、处理、分析并不具备相应的能力。目前，很多患者者对于"互联网＋"背景下的医疗服务没有具体了解，认为虚拟下的医疗服务无法与传统的到医院排队挂号就医的服务相比；很多医院、医务工作者及患者的医疗服务思维模式难以转变，导致"互联网＋"背景下医疗服务的推广受到严重阻碍。目前，"互联网＋医疗健康"的发展带来诊疗方式和就医方式的巨大变化，如何在互联网时代更加遵循医学规律、注重医疗质量、保障医疗安全、稳定医疗秩序，还需要进一步在政策上引导、在管理上把控。

### （二）监管不到位

"互联网＋"背景下的医疗服务可以改变人们的生活方式，带来许多便利，还能促进现阶段医疗服务模式的转型。但由于缺乏相应的医疗监管，互联网医疗服务行业质量参差不齐，在医疗服务的定位上没有统一规范的标准，很容易引发新的医疗事故。因此，"互联网＋"背景下的医疗服务需要借助新的法律法规来控制医疗服务行业市场，保障医疗服务的安全，对违反法律法规的医疗服务行为坚决打击治理。

### （三）信息和数据共享困难

"互联网＋"背景下的医疗服务最主要的贡献就是能够实现医疗信息的共享和利用，如果没有借助互联网平台实现信息共享，那么"互联网＋"模式就没有任何意义。然而，现阶段借助互联网平台实现医疗信息的共享还需要很长的路要走：第一，医院各个部门的信息共享度不高，医院之间除共同开展一些医疗学术问题的研究，并没有真正做到医疗信息的共享和利用；第二，医疗信息安全保障性不高，新技术、新应用与黑客组织、勒索病毒、医疗设备、侵犯公民个人信息犯罪等问题交织，医院接入互联网的信息剧增，加大了数据读取交换过程中的安全风险。

### （四）诊疗不够规范

虽然"互联网＋"背景下的医疗服务没有在各大医院之间得到充分发展，但是一些医师利用"互联网＋"的医疗服务模式已经开展了相应的线上医疗服务，这种个人行为没有法律约束，一旦出现医患问题，则很难找到责任人。诊疗不规范的问题是多方面的，如发生医疗事故后如何维权？线上医师的医疗水平是否达标？维权的法律法规有哪些？目前，我国线下医疗服务的展开是通过医院作为媒介，国家制定相关的法律法规，借助医院的平台实施，线上医疗属于个人行为，并没有一个相对应的媒介，缺乏必要的监管。

### 六、未来发展

新一代信息技术让"互联网＋医疗健康"的发展充满想象。当前人工智能、医疗健康大数据、精准医疗等技术正成为推动医疗健康服务发展的重要新兴力量，"互联网＋医疗健康"作为一种新型的服务模式应与新技术积极融合，加速新业态的形成。"互联网＋医疗健康"与人工智能相结合，推动其在临床辅助诊断方面的应用，大幅度提高医师的工作效率，有助于突破医疗服务资源的限制；"互联网＋医疗健康"与精准医疗相结合，有助于深化"互联网＋医疗健康"所倡导的"以用户为核心、提供个性化服务"的内涵；"互联网＋医疗健康"与虚拟现实技术相结合，不仅有助于低成本、高效率地培养医疗服务人才，也可以使远程医疗变得更加具体、形象。另一方面，"互联网＋医疗健康"本身也能为这些新技术的发展提供有力的推动作用，它既能为这些新技术提供应用场景（"互联网＋医疗健康"也是医疗健康大数据的整合性平台），也能为这些技术的进一步发展提供必要的数据支撑，从而进一步推动其在医疗领域的应用。未来以"互联网＋医疗健康"为载体，通过开放平台不断融合和发展新技术，将成为我国医疗服务真正实现跨越式发展的重要推动力量。

（刘新奎　刘章锁）

## 参 考 文 献

[1] 吴亚杰. 数字化医院. 郑州：河南科学技术出版社，2015.

[2] 贾末，孙震，王欣，等. 基于互联互通五级评审的门诊医师工作站一体化建设. 中国卫生信息管理杂志，2018，15（3）：301-303，349.

[3] 郑涛，范晨皓. 互联互通标准化成熟度测评在医院信息化建设中的作用. 中国卫生信息管理杂志，2018，15（5）：588-591，606.

[4] 新华网. 卫健委：144个地级市已实现区域内医疗就诊"一卡通". （2019-04-01）[2019-09-26］. http://www.xinhuanet.com//city/2019-04/01/c_1210096463.htm.

[5] 邢进，费晓璐. 我院移动医疗系统的构架与应用. 中国医疗设备，2017，32（10）：122-125.

[6] 欧阳杰，俞小萍. 双态IT架构的云数据中心建设实践. 中国数字医学，2019，14（1）：36-38.

[7] 马军，闫若玉，王斌，等. 基于混合云架构的医院数据中心的建设. 中国医疗设备，2019，34（1）：95-97.

［8］中国新闻网. 全国三甲医院均开展远程医疗覆盖所有贫困县医院. （2019-04-18）［2019-09-26］. http://www.chinanews.com/gn/2019/04-18/8812406.shtml.

［9］中国疾病预防控制中心. 2018年中国疾病预防控制信息系统运行稳定，可用率达99.99%. （2018-08-29）［2019-09-26］. http://www.chinacdc.cn/gwswxx/xxzx/201808/t20180829_190089.html.

［10］中国疾病预防控制中心. 中国疾控信息网络系统云计算技术应用的新起点、新高度. （2018-09-12）［2019-09-26］. http://www.chinacdc.cn/gwswxx/xxzx/201809/t20180912_193792.html.

［11］中华预防医学会. 2016—2017公共卫生与预防医学学科发展报告. 北京：中国科学技术出版社，2018.

［12］汤学军，金曦，聂妍，等. 中国妇幼卫生信息化的回顾和展望. 中国妇幼健康研究，2008，19（3）：282-284.

［13］HIT专家网. 国家卫健委规划信息司毛群安：六省已建省级互联网医疗服务监管平台. （2019-04-01）［2019-09-26］. http://www.hit180.com/35551.html.

［14］刘晓静. 居民健康卡市级管理平台的设计与实现. 郑州：郑州大学，2018.

［15］中国新闻网. 144个地级市实现区域内医疗机构就诊"一卡通". （2019-04-02）［2019-09-26］. http://www.chinanews.com/sh/2019/04-02/8797742.shtml.

［16］孟群. "互联网＋"医疗健康的应用与发展研究. 北京：人民卫生出版社，2015.

［17］芮晓武，金小桃. 中国互联网健康医疗发展报告（2018）. 北京：社会科学文献出版社，2018.

［18］中国医院协会信息管理专业委员会. "健康崇州"便民医疗服务应用. （2018-06-28）［2019-09-26］. http://www.chima.org.cn/index.php?m=content&c=index&a=show&catid=233&id=1015.

［19］芮晓武，金小桃. 中国互联网健康医疗发展报告（2018）. 北京：社会科学文献出版社，2018.

［20］中国医院协会信息管理专业委员会. 基于大数据与人工智能的区域妇幼健康云. （2018-06-28）［2019-09-26］. http://www.chima.org.cn/index.php?m=content&c=index&a=show&catid=233&id=1020.

［21］中国医院协会信息管理专业委员会. 医联体项目. （2018-06-28）［2019-09-26］. http://www.chima.org.cn/index.php?m=content&c=index&a=show&catid=233&id=1014.

［22］姚常房，林世才. 十大案例看："互联网＋"如何为医疗服务提质增效. （2018-05-13）［2019-09-26］. http://wjw.fujian.gov.cn/xxgk/gzdt/mtbd/201905/t20190514_4875449.htm.

［23］中国医院协会信息管理专业委员会. 北京医院：互联网医院案例. （2018-06-28）［2019-09-26］. http://www.chima.org.cn/index.php?m=content&c=index&a=show&catid=233&id=1026.

［24］中国医院协会信息管理专业委员会. "互联网＋"提升医疗服务能力. （2018-06-28）［2019-09-26］. http://www.chima.org.cn/index.php?m=content&c=index&a=show&catid=233&id=1027.

［25］中国医院协会信息管理专业委员会. 基于电子就诊卡的患者精准服务平台. （2018-06-28）［2019-09-26］. http://www.chima.org.cn/index.php?m=content&c=index&a=show&catid=233&id=1024.

［26］中国医院协会信息管理专业委员会. 基于移动端的医保脱卡统一支付结算平台. （2018-06-28）［2019-09-26］. http://www.chima.org.cn/index.php?m=content&c=index&a=show&catid=233&id=1051.

［27］中国医院协会信息管理专业委员会. 互联网＋智慧医院项目. （2018-06-28）［2019-09-26］. http://www.chima.org.cn/index.php?m=content&c=index&a=show&catid=233&id=1013.

［28］李海源. "互联网＋"背景下医疗服务的机遇与挑战. 中国市场，2018，24（9）：64-65.

# 第五章　医学科技情报与医学创新

医学科技情报研究的目标是为生物医学与健康医疗相关的决策服务。当前，技术与政策变革对医学科技情报研究提出了新需求，也促进了新范式的形成，主要体现在2个方面：一是科技创新和国家安全等新战略和新政策变革对医学科技情报需求的影响，我国科技创新正由跟踪向引领转变；二是大数据与知识关联技术对医学科技情报研究范式的影响，我国医学科技创新正在由原来的强调知识创新和技术创新向强调"基金资助、基础研究、临床研究和技术产品研发"创新全链条融通转变。医学科技情报研究在方法上将更加侧重系统数据平台和集成分析工具的开发，实现从单源数据统计分析到多源数据关联分析、从跟踪监测到分析预警、从证据到决策的转变。近年来，我国医学科技情报研究在理论方法、学科情报、竞争情报及数据驱动的医学知识发现等领域均取得了一系列进展，现综述如下。

## 第一节　医学科技情报研究的方法、指标与工具

本节围绕近年来医学科技情报研究的新方法、新指标和新工具展开论述。

### 一、医学科技情报研究的新方法

（一）主题识别与演化分析方法

大数据时代，从海量信息中识别和判断主题及其演化趋势已经成为当前研究的热点。主题识别和演化能够帮助科研人员了解研究趋势、发现研究热点。国内医学科技情报领域的学者基于文献计量学和文本挖掘方法在识别、探测学科领域研究主题方面取得了一些进展。宫小翠等结合医学领域的资源特点，提出一种基于文档主题生成（latent Dirichlet allocation，LDA）模型的主题演化探测模型，同时也结合社会网络分析法，对演化的关键主题进行识别。王文娟等基于LDA模型对科研项目的主题进行挖掘和演化分析，研究科研机构资助项目的主题布局和变化趋势。范少萍等从MeSH主题词表的结构特征出发，确定以入口词、语义距离和注释3个维度构建主题语义相似度计算方法，为医学领域主题语义相似度计算、主题新颖性判断、主题关联研究等提供参考。

（二）研究前沿识别方法

创新前沿、研究前沿、新兴前沿等概念近年来一直受到图书情报学领域的讨论和关注。研究前

沿的识别能够帮助科研人员、科研机构及国家及时掌握科研动态，合理制定科技政策。范少萍等结合医学领域文献的特色，根据前沿主题所具有的新颖性、创新性、学科交叉性和高关注度特征，构建出一套医学领域前沿主题识别方法。杜建等构建一套基于科学-技术交叉模型的创新前沿识别方法体系，从科学与技术交叉处内容挖掘的角度描绘全球创新前沿图谱及其交叉结构，并以临床医学领域为例做了实证研究。冯佳等提出基于 LDA 模型和本体的科学前沿识别方法，采用主题强度和主题新颖度 2 个指标识别科学前沿主题，并基于领域本体进行概念映射，进而挖掘科学前沿主题的语义类型，实现科学前沿的语义分析。冯佳等提出滑动时间窗视角下基于科学基金数据探测研究前沿的方法，通过选取最优聚类算法，识别肿瘤学领域研究前沿。

### （三）里程碑式文献识别方法

随着社会的进步和研究内容的丰富，各专业领域学术信息的产生和传递速度大大加快，世界范围内学术信息过载，如何从海量文献中识别出关键文献成为研究热点。李信等介绍了基于参考文献发表年图谱识别学科领域根源性文献的新方法，认为这是传统文献计量的一个补充视角。尚海茹等从引文内容出发，以特定领域后人研究成果中对前人成果的传承意义进行评价的标志性话语（如"首次""打破了"等）作为文献进入学术传承的判断依据，进而确定特定领域中具有学术传承效应的文献。郭倩影等将特定主题领域发展过程中出现的里程碑式文献定义为"学术传承性文献"，并构建了一个由外部特征分析（长期引用、高被引或同被引分析）和内容特征分析（学术评价）方法相结合的识别框架。

### （四）学科交叉测度方法

学科交叉是创新的源泉，学科交叉测度有助于研究人员快速把握领域学科交叉动态，也可以为高等学校的学科设置与调整及学科交叉研究中心的设立提供支持。侯海燕等基于 Web of Science 数据库的期刊学科分类，构建了一套学科交叉特征识别方法，并以"生物医学工程"研究领域为例，识别该领域学科交叉的结构演化特征，验证了学科交叉特征识别方法的可行性。

### （五）学术影响力评价方法

1. 论文学术影响力评价　论文学术影响力能够反映学者所取得的研究成果被国内外同行的认可程度与关注程度。论文学术影响力的测度一直是情报学领域关注的热点，也是科技管理部门开展科研绩效评估和考核的重要参考依据。倪萍等基于论文总被引、论文基金资助情况、核心期刊发文数量、中华医学会核心期刊论文数量、国际合著论文数量 5 个指标，利用结构方程模型构建论文影响力测量模型，测量三甲医院中文科技论文影响力。张燕舞等从循证医学的角度，提出了临床研究文献影响力的评价模式，包括文献质量、文献推广度、文献新颖性 3 个方面。王雯霞等通过 Altmetrics 计量指标和论文引用指标的有效结合测度论文的综合影响力，构建不同学科的论文影响力指标模型，为不同层次挖掘高影响力的文献提供新途径。宋玲玲运用 PLoS ALMs 工具构建评价指标模型，量化各评价指标在不同层面的重要性，结果发现，论文层面计量指标相较于传统的引文指标更偏向于体现其社会影响力，可作为传统论文学术影响力评价的有效补充。

2. 作者学术影响力评价　作者学术影响力评价能为科技管理部门、科技政策制定者在做绩效考核、资源分配、人才引进等决策时提供参考。王菲菲等在作者共被引、作者文献耦合、作者互引三维引文关联比较与融合视角下，综合使用引文分析、社会网络分析、主成分分析、熵权法及天际线的方法，形成了引文关联网络指标与传统 h 指数、被引频次等定量指标融合基础上的学者学术交流活力、知识传播主导力、贡献影响力等方面综合测度学术影响力的分析框架。

3. 科研机构科技影响力评价　目前，情报学领域和科技管理领域对"科研影响力""科技影响力""科研竞争力""科技创新能力"等概念还没有统一明确的定义，但可以将其定义为科研活动所带来的直接影响。开展科研机构的科技影响力评价，有助于提高科研机构的科技创新能力，促进科研机构的可持续发展。单连慧等认为医院的科技影响力评价可以为国家和地方科技管理者制定和调整医院科技政策及科技导向提供依据，从科技投入、科技产出、学术影响三大维度构建了医院科技影响力评价指标体系，并进行实证研究。李勇等提出基于 PageRank 算法的机构科研影响力评价方法，针对 PageRank 经典算法中存在的平分网页权值问题，应用篇均被引频次配置利用各机构的初始权重。中国医学科学院医学信息研究所自 2014 年起持续研发"中国医院科技影响力排行"，2018 年更名为"中国医院科技量值评价"，以全国 1662 家三级医院为评价对象，针对医院的 29 个学科开展科技量值评价。评价指标体系包括 3 个一级指标（科技产出、学术影响和科技条件）、8 个二级指标和 21 个三级指标。

### （六）核心专利识别方法

核心专利技术在技术研发和商业竞争中具有重要意义，其不仅包括了取得重大技术突破或改进的关键性技术节点，还可能是行业内重点关注的技术或涉诉热点。在当今科技竞争日趋激烈的背景下，核心专利识别方法逐渐成为专利竞争情报研究的热点之一。肖宇锋等在分析仿制药研发背景的基础上，构建药物失效专利信息利用方法，包括信息源优化与检索、失效专利遴选指标和方法及侵权规避策略 3 个方面。王天歌等构建核心专利综合评价指标体系，并结合 TOPSIS 方法和层次分析法确定各指标的权重，识别生物医药领域的核心专利并对其进行分析。专利技术空白点是指现有专利中还未提及的技术概念的组合，为一个技术领域中尚未开发且具有很强技术创新潜力的部分。专利技术空白点的识别可以为技术研发人员和专利权人寻找未来技术的研发方向，提高自身的技术影响力。

## 二、医学科技情报研究的新指标

论文首次被引用的速度研究一直是情报学领域学者关注的内容，该指标可以在一定程度上反映出论文本身研究内容的重要性及其作者的影响力。齐燕从计时单元细化和采用出版时间来改进现有的 2 类指标，提出评估首次被引速度的新指标——S 类指数（包括 $S_F$、$S_Z$ 指数）和 FM 指数，并通过实证研究验证了新指标的优越性和可行性。

"睡美人"文献及其"王子"文献的识别方法研究能够为唤醒低被引和零被引文献的潜在价值提供理论依据。在 2014 年诺贝尔化学奖的案例研究中，杜建等发现结合被引速率和延迟承认指数可较快识别出"睡美人"文献。2017 年，杜建等还借鉴"睡美人"指数基本框架，提出了 Bcp 指数，重新定义了唤醒时间、睡眠深度和唤醒强度，通过验证，发现这一指标能够完善"睡美人"指数的部分不足。

合作研究是促进科研进步的巨大动力，已成为当今科研的重要趋势，而作者合著网络节点评价指标可以体现作者在网络中的位置和论文影响力。曹霞等通过研究合著网络节点重要性评价指标与文献计量学评价指标之间的相关性，对比三大领域相关性分析，结果发现，点度中心度、中间中心度及特征向量中心度与作者发文数量和论文被引频次呈正相关关系；接近中心度，与其呈负相关关系。

### 三、医学科技情报研究的新工具

科学知识图谱是学科知识元素结构和相互关系的可视化表达。钟秀梅等对 HistCite、NWB、ROST CM、Sci2、SATI、SciMAT、BibExcel、BICOMB、UCINET、gCLUTO、VOSviewer 11 款科学图谱工具进行对比分析研究，并对其各自特点做简要介绍和总结评述，有助于医学领域知识图谱的构建。陈勇跃等利用不同可视化软件，构建了主题领域研究热点跟踪及趋势预测的可视化分析方法。其中包括 BICOMB 实现词频统计分析和构建二维矩阵、UCINET 灵活地选择合适的数据分析方法和可视化网络分析图形、Citespace Ⅱ 构建学科领域的时区视图并预测学科领域的研究前沿和趋势的优势，形成了一套比较完整的用于主题领域研究热点跟踪及趋势预测的可视化分析框架。专利价值评估工具已经应用非常广泛，但不同的工具在使用时各有优势。谢智敏等利用相关分析和回归分析等数理统计方法验证 Innography、IncoPat 和 PatSnap 作为专利价值评估工具的有效性。

（孙轶楠　杜　建　唐小利）

## 第二节　医学学科情报研究

采用科技情报研究的新方法、新指标及相关工具，分析医学领域最新进展，识别热点前沿主题，能够为医学科技管理人员和医学研究人员了解学科发展态势提供参考。

### 一、基于文献计量学的医学学科情报研究

基于论文和专利数据，对学科发展中的研究现状、研究热点、研究前沿、新兴前沿等进行分析和探索是目前学科情报研究的主要方法。综合利用 Excel、BICOMB 等统计工具和 CiteSpace、VOSviewer 等可视化工具，对不同数据（论文、专利）进行分析处理，通过主题词聚类或论文聚类分析，以直观、形象的可视化聚类图获得分析医学领域的研究热点。岳增慧等基于主题知识关联指标测度与主题知识网络图谱相结合的方法研究医学伦理学领域的主题热点及演进态势，结果表明，"公共卫生、国际性研究中的伦理与政策问题"和"科研伦理"是医学伦理学研究的核心内容，且发展趋于

成熟。"知情同意与决策"具有潜在的发展趋势。王雪等对国内外埃博拉病毒的相关文献提取高频关键词并绘制聚类树状图、根据突变关键词共现网络图，以及绘制作者、机构、国家合作网络图，对比分析国内外埃博拉病毒研究的现状。宫小翠等利用 MetaMap 对肺癌治疗相关文献进行 UMLS 概念映射，通过限定语义类型去除较为宽泛意义的词，然后利用文档主题生成模型 LDA 进行主题识别，发现非小细胞肺癌的化疗、靶向治疗和化疗方案研究及肺癌的症状、诊断和转移研究等是近 2 年肺癌治疗的热点。基于前期的工作，宫小翠等对乳腺癌治疗领域的主题进行更深层次的主题演化路径、主题分裂和融合研究，如 2007 年乳腺癌的化疗方法、综合疗法、免疫疗法在 2008 年融合为新辅助疗法、靶向疗法，表明乳腺癌的治疗方法正在创新，正向新的方向迈进，但在 2009 年又分裂为乳腺癌的靶向治疗、早期诊断和新辅助化疗，表明乳腺癌的治疗研究又开始向精细化发展。

除论文分析外，也有学者通过专利计量学方法分析技术热点或通过综合应用文献计量和专利计量方法分析学科领域的研究热点。薛晓芳等基于多种可视化软件对东方马脑炎相关 SCI 论文和专利发布的数据进行挖掘，认为东方马脑炎现处于"复苏期"阶段，在基础理论与实际应用方面均有很大的发展空间，学科尚有大片空白可以填补。目前，美国在该领域的研究遥遥领先。孙轶楠等以国内外基因测序技术的科学论文和专利信息作为基础数据，从科学研究和技术研发 2 个方面对基因测序技术的国际研发态势进行综合分析，发现国内外基因测序技术的科学研究和技术研发主题主要集中在肿瘤诊疗、植物基因组测序、人类免疫缺陷病毒（human immunodeficiency virus，HIV）和胃肠道菌群的鉴别等方面。

## 二、基于基金资助数据的研发布局分析

由于论文和专利数据存在一定的滞后性，图书情报及医学信息领域的研究人员也开始将学科情报分析中的数据源和分析方法向论文和专利产出之前的基金项目数据进行拓展。

李爱花等从政府基金资助的角度探讨了我国在单细胞测序相关领域的主要布局与发展及与发达国家的差距，发现目前在单细胞测序相关领域，美、英政府分别资助 5.4 亿美元和 4000 万英镑用于生物医学和技术开发，相较与美、英，我国对单细胞测序相关领域的基金资助起步晚，政府累计投入约 1 亿元人民币，主要用于微生物、肿瘤和生殖医学等领域，重点是技术研发。单连慧等通过 2012—2016 年美国国立卫生研究院（National Institutes of Health，NIH）及我国国家自然科学基金委员会、国家重点研发计划等资助项目，分析国内外眼科学重点资助领域，然后利用基本科学指标数据库（Essential Science Indicators，ESI）高被引论文和热点论文进行主题聚类分析，分析眼科学论文持续关注和新兴关注的研究领域。

## 三、医学学科画像研究

在学术大数据时代，学术文献数量呈"井喷式"增长，较难在短时间内把握学科领域的整体知识结构、发展脉络、研究热点及研究前沿等，不同学科领域学者之间的学术交流和知识传播也越来越困难。因此，如何让计算机理解海量学术文献，对整个学科的全部学术文献进行分

析和挖掘，从而勾勒出学科的知识结构和发展脉络，进行学科画像，且在此基础上，如何构建学科领域画像系统、优化学术文献检索与推荐系统，以辅助科研人员在不同层面和视角对学科研究进行分析和把握，已经成为图书情报等相关研究领域的重点研究内容。近年来，学术界开始类比电子商务中"用户画像"的概念和内涵，开展了一系列关于学术文本的挖掘和可视化实践活动。

陆伟等借鉴"用户画像""专家画像"等概念，认为"学科画像"是从特定的描绘视角出发，对学科领域的全部文献进行挖掘和统计分析，并进行可视化呈现，可系统、精准和综合地描绘学科领域的研究主题、研究力量、成长历程及发展趋势等。他们从解剖结构视角出发，对医学从整体、系统、器官和疾病层面进行"学科画像"，以描绘医学领域的成长历程和发展趋势，提出了一种"学科画像"的方法，为医学学科的发展和信息计量学研究提供新的视角。其研究结果表明，从解剖结构视角看，医学总体从单知识点研究转向多个解剖结构共同作用研究，研究的精度也趋向细粒度化和微观化。除此之外，医学学科画像还可以全方位地展示医学学科的成果发布、研究方向变动、疾病探索深度等内容。通过运用可视化工具或其他模型方法对国内外文献、专利、资助等进行科学计量学分析，发现研究热点和核心技术，对了解学科领域发展态势和我国发展水平提供了重要参考。

### 四、数据集成平台和情报研究报告

与当前图书情报领域的总体研究趋势一致，医学学科情报的研究注重系统数据平台的开发，以及基于多源数据分析形成学科/领域发展态势研究报告，辅助科研决策，促进科研创新。

国家科技图书文献中心（National Science and Technology Library，NSTL）、中国科学院文献情报中心和中国医学科学院医学信息研究所等机构在医学学科数据平台和领域发展报告等方面已经做出了一系列的尝试和改进。NSTL的重点领域信息平台，中国科学院文献情报中心建立的科技文献大数据知识资源体系、科技情报知识服务云平台体系，以及中国科学院成都文献情报中心开发的干细胞知识发现平台等综合知识资源平台，分别对重大新药创制、重大疾病防治、再生医学、脑科学、干细胞研究等领域，从论文、专利、标准、图书、报告、基金项目等角度提供了良好的一站式信息资源。例如，干细胞知识发现平台基于干细胞领域知识图谱和知识计算环境，可提供信息检索、知识导航、热点前沿探测、科学家及科研机构科研成果画像等功能，为研究所科技创新活动及科研管理工作提供"精、准、全"的领域专业数据、计算及情报支撑。

中国科学院文献情报中心研发了竞争力T系列情报产品中，Competitive Advantage竞争力系列从国家、机构、学科层面形成年度科技竞争力系列产品；Competitive Trend学科发展系列基于学科发展规律，形成学科规划、学科发展监测、学科态势分析的年度系列产品；Competitive Institutional Benchmarking研发机构定标分析系列，可服务于科研机构的发展定位、发展规划和学科布局优化，形成了一系列学科领域科技趋势报告。在以上系列情报产品中，生物医学相关领域的报告主要有"抗体药物研发态势分析报告"和"生物制药研发态势分析报告"等，以上2个报告选取美国化学文摘社提供的抗体药物及生物制药领域的论文和专利数据，对全球和中国的研发态势及抗体物质-主要靶点或生物制药领域的主要疾病（如肿瘤、免疫疾病、炎症类疾病）的研究热点进行分析，供该领域专家参考。

中国医学科学院医学信息研究所基于科学计量学方法，以政府资助、科技论文、授权专利、权威会议、药物研发、临床试验、政策法规等数据、文本、信息为数据源，将数据分析、政策分析与专家观点相结合，对政府、机构和企业界高度关注的重要研究领域的科研布局、研究进展和前沿趋势进行综合分析，了解国内外创新态势和我国在该领域的发展水平、竞争优势，形成《医学与健康研究热点态势》系列报告，对生物医学新技术发展进程中存在的专利之争与监管困境、伦理与生物安全等问题进行分析，以期为辅助科研人员全面把握科技动态、寻求新的研究方向与合作、发现具有价值潜力的技术研发提供决策支持。该系列报告自2016年起聚焦医学科技创新发展进程中的研究热点与关键技术，在相关领域专家的参与下，已完成"肿瘤免疫治疗""干细胞与转化医学""基因检测技术""医学人工智能""神经前沿技术"等领域与热点的研究态势报告。

（李爱花　王　雪　唐小利）

## 第三节　技术产业竞争情报研究

产业竞争情报研究是提高产业决策水平、优化产业信息资源配置与共享效率、保障产业发展的情报需求、提升产业竞争力的重要情报活动。生物医药产业关系国计民生，被各国政府视为未来经济增长的核心。目前，如何根据自身优势，制定生物医药产业发展战略，优化研发活动的投入布局，识别产业新兴技术及提高医药产业竞争力，都已成为科学决策制定者考虑的问题。产业竞争情报研究已成为上述各环节决策链上不可缺少的一环，为决策制定者提供依据和信息支撑。

### 一、产业创新能力的研究

产业创新能力是将知识和技术转化为新产品或新工艺，促进自身可持续发展的能力，由创新投入、创新产出和创新环境等能力要素构成。通过产业创新能力研究，有助于提升创新效率、进行创新环境预警等。

高小宁等使用两阶段关联数据包络分析（data envelopment analysis，DEA）评价方法把生物医药产业创新系统解构为知识技术研发和成果转化2个相互关联的子过程，前一阶段的产出是后一阶段的投入部分。选取研发人员全时当量、研发经费内部支出2个指标作为第一阶段的投入指标，选取专利申请数量和新产品开发项目数量作为产出指标；第一阶段的产出指标也是第二阶段的投入指标，第二阶段的产出指标是产业利润总额、新产品销售收入。刘忠敏等将我国医药制造业的技术创新活动分为技术研发阶段和技术转换阶段，构建出一种新型的两阶段网络DEA模型。将此模型和Malmquist指数相结合测算了我国26个地区2006—2014年医药制造业创新效率的变化，并在此基础上采用系统矩估计法分析了影响医药制造业创新效率提高的因素。霍传冰等以复杂适应系统（complex adaptive system，CAS）理论为视角，以遗传算法为工具，着重研究生物制药产业技术创新系统，试图描绘动态复杂环境中的生物制药产业技术创新能力系统，并构建基于生物制药产业技术创新能力演化的遗传算法模型。贾晓峰等对应研究医药制造产业技术 - 产品 - 市场环节技术流动特点，结合医药制造产业技术战略和行业综合战略的需求，从市场需求、上市产品代次、产品研发阶段（各期临床试验）、基础研究积累 4 个层次自上而下架构医药制造产业技术路线图框架。王超等引入创新链理论，将产业竞争情报分析立足于创新活动的全过程，即兼顾技术创新和产业创新。其提出的分析框架将创新链下的 5 个环节作为产业竞争情报分析的主要环节，包括基础研究分析、应用研究分析、转移转化分析、商品化分析和产业化分析。此外，侯元元等也将创新环境理论引入产业竞争情报的工作，与王超等的研究不同的是，该研究基于产业创新环境视角提出了包含政策环境、市场环境、技术环境、舆论环境 4 个部分的新型分析框架，并且将该分析框架引入高新技术产业竞争情报服务平台的设计中，从而可以直观地跟踪和预警生物医药产业创新环境的变化。

## 二、基础研究与技术创新的关系研究

创新活动的有效进行和整个产业的发展与进步需要将处于链条前端的科学研究和处在链条后端的技术开发有效衔接，实现科学研究向技术创新的知识扩散。特别是在倾向于依赖基础研究的生物医药领域，科学与技术各自在对方的发展进程中扮演着怎样的角色，已成为科技政策研究和技术创新研究的焦点。孙晓玲等以论文、专利知识载体为数据源，利用知识元的出现次数和在引文网络中的传播程度组合形成基因发现算法，识别在科学技术知识的进化与突变中起关键作用的科学知识基因和技术知识基因，探索科学和技术间的关系。杜建等以创新进程理论为基础，构建由科学维和技术维 2 个维度，以及论文影响高低和专利质量高低 4 个因素组合的科学和技术交叉象限模型。以论文被专利引用作为科学和技术交叉的基础测度指标，分别从科学角度和技术角度识别对相关技术产生重要影响的原始发现和建立在相关科学知识基础上的原创发明反映的创新前沿。樊霞等利用科学关联指数和产业技术能力测度模型对中、日、美三国生物技术产业"基于科学"的创新特征和产业技术能力体系进行比较研究。产业技术能力测度模型将专利增长率、显性专利优势及专利技术多元度的三维技术组合，分析产业技术的生长能力、竞争能力和扩张能力。

## 三、产业研发投入有效性的研究

研发活动是产业技术创新的核心，基于情报学对产业研发投入有效性进行研究，以期明确促进研发投入增长的各个因素的重要程度，为政府和企业制定政策提供理论依据和支持。安晨雨等基于动态、静态面板数据，采用广义矩阵模型（SYS-GMM）和 Hansen 门槛面板数据模型对政府科技资助和医药制造业企业研发投入的有效性进行研究，结果发现，政府科技资助和医药制造业企业研发投入呈倒"U"型关系。刘建华等以专利技术为分析对象，以各类技术群形成的技术网为分析环境，设定引用其他专利为投入或消耗、获得授权的专利为产出，利用投入产出方法探究生物制药领域的核心技术和前沿技术，并使用动态投入产出模型对专利量的演化趋势进行预测。

## 四、技术的转移、转化研究

生物医药产业的生产活动更依赖新技术的内在发展动力，故对于技术发展速度迅猛的生物医药领域，使用情报手段研究技术转移创新系统对布局生物医药产业链有重要意义。史敏等将技术转移分解为5个步骤，每个步骤对应着相应的技术转移服务和竞争情报应用。5个步骤包括明确技术需求、搜寻备选技术、接触目标对象、进行商业调查和评估及技术交易或合作，例如，在接触目标对象环节，面向产业的产业竞争情报研究主要是对候选的技术需求方和供给方进行信息分析。杜建等将引用网络分析和数据关联分析结合起来，建立转化研究定量测度方法体系，用于挖掘、揭示具体学科领域转化研究的特征和规律。随后杜建等根据具体领域提出了测度新药研发转化研究的回溯模型，从核心药物往前回溯核心专利，再回溯专利引用过的科技论文，然后再分析论文的资助状况，揭示了资助-论文-专利-药物之间的关联和转化过程。Hu XJ等开发了一种新方法，通过应用导向研究探索从发现导向科学到技术领域的知识转变过程。该轨迹被称为D-A-T（discovery-application-technology）轨迹，并提出了用于表征不同环境（发现导向研究期刊、应用导向研究期刊和专利）和知识转化速度之间关系的方法。在研究科学与技术之间知识转变方面提供了有用工具。

## 五、产业新兴技术的识别

产业新兴技术的识别一直是科技政策研究及国家、企业等关注的热点领域，有助于把握技术前沿，取得技术优势。王天歌等在已有核心专利识别计量方法的基础上，通过层次分析法确定主观权重，通过TOPSIS方法确定客观权重，并基于TOPSISI综合评价模型构建核心专利价值评价体系，识别出生物医药的核心专利，并对其进行分析。李蓓等依据新兴技术和专利文献的核心特征，尝试建立基于专利引用耦合聚类的新兴技术识别模型及其相关指标体系，成功识别纳米粒子在给药系统和影像诊断等医药领域应用的有关技术是纳米技术子领域的新兴技术。李丫丫等提出了基于专利的技术融合分析的方法框架，技术融合的静态分析主要包括技术融合结构和技术融合矩阵分析；动态分析运用生物多样性的N指数、香农-威纳指数、辛普森多样性指数，从技术融合宽度与深度2个维度考察跨产业间技术融合程度的动态演化。王晓宇等将专利同类分析法和社会网络分析法用于技术领域影响网络构建及技术领域影响力描述。在此基础上，利用Python编写的程序从专利摘要中抽取主谓宾（subject-act-object，SAO）三元结构，将结构中的成分分别与专利中包含的技术问题、技术方案主题和技术领域进行匹配，绘制技术地图；根据专利在地图中的空间分布，对某一技术涉及的问题和解决方案进行梳理，按照语义TRIZ中开放式的知识发现过程，从相互关联的技术领域识别出潜在的技术方案。

从研究方法的角度来看，目前学术界关于产业竞争情报分析的主流理论主要有竞争优势理论、产业链理论、产业研发投入有效性研究、专利分析理论、技术转移转化测度理论等。这些理论的提出对于研究产业竞争环境、竞争对手、产业链、新兴技术识别、产业竞争情报投入/产出测定、情报服务供给等有价值。

## 六、技术产业竞争情报研究的应用

健康中国已成为国家战略的重要组成部分，大健康产业将成为经济发展的新引擎，《中国健康产业蓝皮书》的发布为从业者提供宏观的视野，帮助企业了解行业环境，把握未来发展趋势，为行业内各企业和投资者制定战略决策提供参考。中国医药工业信息中心于2015—2018年每年连续推出《中国健康产业蓝皮书》年度系列报告，从经济政策和市场环境2个视角全方位展现了行业状况和发展趋势，并且从医药工业、医药市场、医疗器械市场、医疗服务市场4个主要板块进行展开，深入分析研究我国医药健康行业的发展状况和主要热点，同时对健康产业的未来发展趋势进行展望。

目前，知识产权和经济发展的联系变得越来越紧密，促进了专利信息利用和产业发展的融合，推动了专利情报分析在产业决策中的运用。国家知识产权局在"十二五"至"十三五"期间组织实施了专利分析普及推广项目，该项目选择战略性新兴产业、高新技术产业等关系到国计民生的重点产业开展专利分析，在定量与定性、专利与市场、技术与经济等方面不断对分析方法做出有益尝试，形成了一套科学规范的专利分析方法。《产业专刊分析报告》系列丛书从行业的专利（国内、国外）申请、授权、申请人已有的专利状态、其他先进国家的专利状况、同领域领先企业的专利壁垒等方面入手，充分结合相关数据，展开分析。作为项目成果的重要载体，《产业专利分析报告》系列丛书已出版64册，定位于服务我国科技创新和经济转型过程中的关键产业，着眼于探索并解决产业发展道路上的实际问题，其中与医学科技领域相关的包括高端医疗影像设备、抗体药物、肿瘤免疫疗法等产业分析报告。2017年的《产业专利分析报告》在加强方法创新的基础上，进一步深化了专利申请人、产品与专利、市场与专利、标准与专利、专利诉讼等多个方面的研究。

中科战略产业技术分析中心是中国科学院武汉文献情报中心与中国科学院湖北产业技术创新与育成中心共建的公共产业技术服务平台，立足中南地区，辐射全国，面向研究机构和企事业单位开展产业技术分析服务。中科战略产业技术分析中心已建设完成"武汉生物与产业信息平台""武汉光谷生物人才网""中国产业智库大数据平台"等信息服务平台。其中，"武汉生物与产业信息平台"面向武汉国家生物产业基地（光谷生物城）的科技创新和产业发展，应用于产业策划、科学研究、产品研制、产品中试、产品营销等产业全过程，构建集成文献资源、科学数据、科研仪器、分析工具、产品营销等信息的综合性专业信息集成服务平台。

在应用层面上，多数研究方向尚未形成明确统一的研究体系，在产业竞争情报分析方法、产业竞争情报服务及具体产业应用等方面，研究偏重于实践的描述和总结。未来可加强产业竞争情报的作用机制、供需两端的影响因素、基于数据的转化测度模型等方面的研究应用；对于专利分析、服务体系模式、特定区域产业等方面的研究可建立统一的研究体系，规范研究内容的范围；同时，也要建立合适的指标体系，展开医学科技产业竞争力和新兴技术的评价性研究。

（李永洁　唐小利）

## 第四节　数据驱动的医学知识发现

### 一、知识发现的基础——细粒度知识单元研究

随着时代的发展和科技的进步，诸多领域的知识生产能力已经飞速提升。医学领域的知识更是汇集了体量大、来源广、内容分散、形式多样、半衰期短等特点。知识的增多在带给人们便利的同时，也带来新的问题——如何有效地对知识进行组织。传统的知识组织方法在处理日新月异的知识时，面临的不适应问题也越来越突出，这种情况在医学领域尤为明显。为适应多变的知识发展，新型知识组织方法的研究也在逐渐成为热点。

#### （一）知识元

知识元是知识控制、处理、组织和加工的基本单位，是知识结构的基本单元。本体作为一种知识元模型，可以实现知识表达及计算机的统一和互操作，是对医学领域知识的一种有效表达方法，越来越多的研究人员也开始着手于本体的研究。

于凡等对糖尿病指南中的概念进行抽取并建立语义关联，构建了糖尿病本体库，并在此基础上设计了糖尿病本体语义检索系统模型，为糖尿病管理系统的开发提供借鉴。夏光辉等提出了一种基于实体词典和机器学习的基因命名实体识别方法，在获得较高实体识别准确率的同时，提高了系统识别效率。肖健等开发了军事医学本体构建过程中概念的获取方法，解决了目前军事医学知识组织模式中概念陈旧和不完善的问题。

#### （二）知识结构

知识结构理论内核主要是指知识间的关联与交互，即某一学科或多学科的主客体与媒介通过关联和交互所组成的静态的学科知识体系和层次结构及动态的学科发展和演化趋势。通过了解知识的结构有利于把握学科的总体层次分布，有助于学者更快地捕获学科发展前沿和研究热点，有助于为科研决策者和管理者提供决策依据。

郑晓月以2型糖尿病为研究对象构建知识结构的揭示主体，构建了2型糖尿病高层级知识结构揭示模型，探究模型各模块的协同机制和整体运行流程。同时，进行2型糖尿病的实证研究，论证揭示模型的科学性、合理性和可操作性，为疾病的预防、诊断、控制、治疗提供决策支持，丰富临床医学证据。薛均等针对阿尔茨海默病，构建了语义关系模型，筛选治疗阿尔茨海默病的重定位药物，缩小筛选阿尔茨海默病重定位药物的范围，促进对潜在的阿尔茨海默病治疗药物的发现。

### 二、数据驱动的医学知识发现

医学领域中的数据量大而无序，能够在纷杂的数据中快速准确地发现潜在可用的知识一直是信

息学界努力的方向。

### （一）关联规则

关联规则被用于发现知识间的潜在关系。近年来，在医学领域中已经开展大量关于关联分析的研究，建立了以疾病为中心，与症状、药物、基因、环境等相关或自相关的研究。

1. 自相关研究　常见的自相关研究有药物间的相互作用（药物-药物）、疾病及其并发症间的关系（疾病-疾病）等。胡双对心血管疾病药物相互作用的规律进行探索，包括避免合用、谨慎合用、可以合用的作用关系。罗文馨等运用 Word2Vec 技术对疾病的相关文档构造词向量，并计算向量距离，用于探测疾病间的关联。

2. 单维度研究　常见的单维度研究有疾病与基因的关联（疾病-基因）、疾病与环境的关联（疾病-环境）、疾病与药物的关联（疾病-药物）、疾病与症状的关联（疾病-症状）等。朱祥等利用生物医学文本挖掘工具对白血病和基因进行研究，通过 Coremine Medical 系统发现与白血病关联程度较高的前5位基因，这为白血病的预防和治疗提供了依据。牟冬梅等采用基于词典的实体识别技术，构建实体抽取规则，通过对文献摘要的数据进行挖掘，实现知识发现，主要发现了糖尿病的关联基因及规律。陈松景等基于美国环境健康领域开放的科学数据，对环境因素与肺癌、哮喘等疾病进行关联分析，在众多污染物中提取出与疾病关联关系明显的污染物，为我国环境与疾病关联研究提供了参考和借鉴。冉升等以肺炎链球菌的相关文献为对象，应用一种基于中频词的知识发现模型——MeJo 模型，对病原微生物的潜在药物进行挖掘，发现了醋酸棉酚在治疗肺炎链球菌感染中潜在的药用价值。黄岚等通过在医学文献中抽取疾病与症状间的关系，对不同疾病的症状加以区分，为临床诊疗中易误诊疾病的诊断提供参考和帮助。范馨月等利用潜在的药物-不良反应间的关系发现了数据库中尚无记载的药物不良反应。

3. 多维度研究　不少学者已经不满足于双实体的单维度研究，正在尝试开展3个及以上实体的关联分析。例如，王逯姚等、郑思等分别在研究中论述了肿瘤-药物-基因之间的关联，为肿瘤的精准诊断和治疗提供了可能；隗玲等利用文献中抽取的 SPO 三元组绘制诱导多能干细胞的生成要素、疾病类型、实验对象等之间的语义网络图；魏星等提出了一种基于数据立方体的新方法，以糖尿病为例，在生物实体关联挖掘研究领域，构建糖尿病相关的疾病-基因-药物关联网络，分析并探讨实体间潜在的关联，为研究人员对今后有关糖尿病的诊断与治疗、疾病候选基因筛选、靶向药物和个性化医疗等研究提供数据支持和新的研究思路。

### （二）分类与聚类

在实际的科研中，常将研究对象按照一定的规则进行划分，或将具有相似特征的研究对象放在一起。通过分类和聚类而建立的类别关系，类与类之间相互排斥而集合起来却又包罗无遗。通过将研究对象拆解为小的研究单元，有助于更为深入地论证和探索。

1. 分类研究　乔媛等利用改进的传统 Boosting 分类算法，使用跳跃显露模式挖掘算法对癌症进行分类，提高了原始算法的分类精确度。桑祎莹等利用 R 软件建立判别糖尿病周围神经病变（diabetic peripheral neuropathy，DPN）的分类模型，所使用的随机森林与BP神经网络在DPN患病的判别分类中均具有很高的准确性，为疾病的诊断提供有价值的计算机辅助诊断方法。

2. 聚类研究　郭瑞华等以药物靶位间的化学结构相似性和不良反应相似性作为理论基础，基于该领域高被引论文，对药物靶位进行聚类研究，对相应药理实验结果做出了合理解释，并预测了药物的潜在靶位。宫小翠等利用MetaMap对肺癌治疗相关文献进行一体化医学语言（unified medical language system，UMLS）概念映射，利用文档主题生成模型LDA进行主题聚类，得到近年肺癌治疗的研究热点主题，为相关医学科研人员和管理人员提供参考。

在国内，已有不少机构开展了关于知识库的应用研究，如中国人民解放军医学图书馆研发的中国疾病知识总库、中国知网（CNKI）旗下的中国医院知识总库和临床诊疗知识库及万方医学网旗下的临床诊疗知识库，这些知识库将疾病、症状、药品等关联起来，把文献、指南中的内容转化为可直接利用的知识，为医疗、科研提供便利，而研究人员也在积极开发具备知识推理和知识发现的高水平医学知识库。

总之，医学科技情报研究未来的发展主要有两大驱动力：一是技术驱动；二是政策驱动。当前，我国政府高度重视大数据和智库，为未来我国医学科技情报学和情报工作的创新发展带来了战略机遇。

大数据技术促使医学情报学的研究对象从以文献为主拓展到网络复杂数据。作为与数据密切相关的情报学，是一个研究从数据中如何提炼情报的理论、技术和方法的学科。对于擅长信息采集、信息处理、情报分析、情报服务研究和实践的情报学，大数据时代是其获得充分发展的极佳时机，但同时也面临着极大挑战。以文献为主的情报学研究已远远不能适应当今情报学的发展，故医学科技情报研究需要从针对论文或专利单一载体分析向通过数据关联分析挖掘医学创新链条上的交叉和关联态势转变。例如，美国NIH开发了i系列系统检索平台与集成分析工具，包括iSearch（实现Grants、Publications、Patents、Clinical Trials、Drugs集成检索）、iCite（论文影响力评价工具）、iTrans（转化研究测度工具）和iClean（数据清洗与处理工具），提供数据驱动的决策支持，支撑美国NIH决策者和科研管理者评估和制定优先资助领域。

智库建设的大趋势促使医学科技情报学的研究使命与国家安全、国家竞争和科技决策联系更加紧密，情报学将日益用于"不确定性、风险性"前沿领域的监测和研判。原来的情报研究工作侧重于追踪监测，主要形式是编译报道，以提供证据为主。但实现引领，需要情报研究更多地向发现预警转变，其形式表现为分析研判，需要更深刻地影响决策及实现科技情报工作与科学家科学发现工作的紧密契合。同时，以健康为核心的生物安全日益成为国家安全的焦点。以美国为代表的国际生物安全战略重点正在从生物防御向健康安全拓展，以保护国民健康为核心，进一步加大生物技术研发和投入。基因编辑、合成生物学、人工智能、神经技术等具有潜在生物安全风险、不确定性的新兴技术创新态势监测与分析研判已成为医学科技情报研究的重要内容。

（李沛鑫　杜　建　唐小利）

# 参 考 文 献

[1] 宫小翠，安新颖. 基于LDA模型的医学领域主题分裂融合探测. 图书情报工作，2017，61（18）：76-83.

[2] 王文娟，马建霞. 基于LDA的科研项目主题挖掘与演化分析——以NSF海洋酸化研究为例. 情报杂志，2017，36（7）：34-39.

[3] 范少萍，安新颖，逯万辉. 医学文献主题语义相似度计算方法研究. 图书情报工作，2017，61（8）：96-105.

[4] 范少萍，安新颖，晏归来，等. 医学领域前沿主题识别方法研究. 情报学报，2018，37（7）：686-694.

[5] 杜建，孙轶楠，李永洁，等. 从科学——技术交叉处识别创新前沿：方法与实证. 情报理论与实践，2019，42（1）：1-9.

[6] 冯佳，张云秋. 基于LDA和本体的科学前沿识别与分析方法研究. 情报理论与实践，2017，40（8）：49-54.

[7] 冯佳，张云秋，张浩. 滑动时间窗视角下科学基金研究前沿探测. 中华医学图书情报杂志，2015，24（10）：48-53.

[8] 李信，陆伟，李旭晖. 一种新兴的学科领域历史根源探究方法：RPYS. 图书情报工作，2016，60（20）：70-76.

[9] 尚海茹，冯长根，孙良. 用学术影响力评价学术论文——兼论关于学术传承效应和长期引用的两个新指标. 科学通报，2016，61（26）：2853-2860.

[10] 郭倩影，杜建，唐小利. 学术传承意义上"学术链"的识别方法探讨——以2014年诺贝尔化学奖为例. 情报资料工作，2018，39（2）：29-36.

[11] 侯海燕，王亚杰，梁国强，等. 基于期刊学科分类的学科交叉特征识别方法——以生物医学工程领域为例. 中国科技期刊研究，2017，28（4）：350-357.

[12] 倪萍，安新颖. 三甲医院中文论文影响力测量模型的构建. 中华医学图书情报杂志，2015，24（10）：72-76.

[13] 张燕舞，唐小利，杜建. 循证医学视角下临床研究文献影响力评价. 中华医学图书情报杂志，2016，25（2）：10-13.

[14] 王雯霞，刘春丽. 不同学科间论文影响力评价指标模型的差异性研究. 图书情报工作，2017，61（13）：108-116.

[15] 宋玲玲. 基于PLoS ALMs的论文影响力评价指标研究——以航空航天医学为例. 情报理论与实践，2016，39（9）：30-36.

[16] 王菲菲，王筱涵，刘扬. 三维引文关联融合视角下的学者学术影响力评价研究——以基因编辑领域为例. 情报学报，2018，37（6）：610-620.

[17] 单连慧，池慧，安新颖. 中国医院科技影响力评价研究与实践. 医学信息学杂志，2017，38（12）：2-6.

[18] 李勇，安新颖，赵迎光，等. 基于PageRank的机构科研影响力评价. 医学信息学杂志，2017，38（6）：

54-58.

[19] 肖宇锋,王超,唐小利. 药物失效专利信息利用方法构建与实证研究. 医学信息学杂志,2015,36(6):56-60.

[20] 王天歌,王金苗,袁红梅. 基于专利维度的我国生物医药核心技术的识别与分析. 情报杂志,2016,35(4):112-117.

[21] 齐燕. 首次被引速度指数的改进及实证研究——以作者首引评价为例. 图书情报工作,2017,35(24):114-122.

[22] 杜建,武夷山. 基于被引速率指标识别睡美人文献及其"王子"——以2014年诺贝尔化学奖得主Stefan Hell的睡美人文献为例. 情报学报,2015,34(5):508-521.

[23] 杜建,武夷山. 一个用于识别睡美人文献的新的无参数指标——基于"Science"和"Nature"上睡美人文献的验证. 情报理论与实践,2017,40(2):19-25.

[24] 曹霞,崔雷. 合著网络评价指标与文献计量学评价指标相关性研究. 中华医学图书情报杂志,2016,25(2):20-26.

[25] 钟秀梅,崔雷. 科学映射工具在医学知识图谱构建中的比较. 医学信息学杂志,2015,36(4):48-53.

[26] 陈勇跃,田文芳,吴金红. 主题领域研究热点跟踪及趋势预测的可视化分析方法研究. 情报理论与实践,2017,40(6):117-121.

[27] 谢智敏,范晓波,郭倩玲. 专利价值评估工具的有效性比较研究. 现代情报,2018,38(4):124-129.

[28] 岳增慧,许海云. 基于共词分析的医学伦理学领域主题热点及演进态势. 中华医学图书情报杂志,2016,25(1):43-51.

[29] 王雪,李燕琼. 国内外埃博拉病毒相关文献的研究热点与发展趋势. 中华医学图书情报杂志,2016,25(5):63-71.

[30] 宫小翠,安新颖,赵迎光. 基于UMLS的肺癌治疗研究热点分析. 中华医学图书情报杂志,2017,26(1):46-50.

[31] 薛晓芳,胡畔畔. 基于多种可视化软件的东方马脑炎情报分析. 医学信息学杂志,2015,36(6):61-67.

[32] 孙轶楠,杜建,唐小利. 基于科学论文和专利信息的基因测序技术领域创新态势分析. 中华医学图书情报杂志,2017,26(5):31-37.

[33] 李爱花,唐小利. 美、英及我国政府对单细胞测序研究及应用领域的基金资助. 中华医学图书情报杂志,2017,26(9):44-51.

[34] 单连慧,安新颖,胥美美,等. 眼科学领域创新发展态势分析. 中华眼科杂志,2018,54(6):452-463.

[35] 陆伟,李信,任珂. 基于解剖结构视角的医学学科画像研究. 信息资源管理学报,2018,7(3):12-24.

[36] 高小宁,欧光军,蔡姝莎,等. 生物医药产业创新效率评价及提升路径研究——以湖北省为例. 科技管理研究,2018,38(14):75-80.

[37] 刘忠敏,马文婷. 基于网络SBM-Malmquist模型的医药制造业创新效率及影响因素研究. 科技管理研究,2017,37(12):152-158.

[38] 霍传冰,韩政,可星. 生物制药产业技术创新能力系统演化的遗传算法模型与仿真研究. 科技管理研究,2017,37(6):118-126.

[39] 贾晓峰,陈娟,唐小利. 医药制造产业技术路线图框架构建研究. 科技管理研究,2018,38(11):128-133.

[40] 王超,许海云,董坤,等. 基于创新链的产业竞争情报分析框架与应用研究——以国内基因工程疫苗产业为例. 情报理论与实践,2018,41(1):87-93.

[41] 侯元元,乔婧,黄裕荣,等. 基于产业创新环境视角的产业竞争情报研究及实践. 情报杂志,2016,35(7):126-131.

[42] 樊霞,宋丽. 基于科学的创新与产业技术能力构建——基于中日美生物技术产业的比较分析. 科学学与科学技术管理,2017,38(3):3-11.

[43] 孙晓玲,丁堃. 基于知识基因发现的科学与技术关系研究. 情报理论与实践,2017,40(6):23-26.

[44] 安晨雨,王素,陈玉文. 政府科技资助对企业R&D投入的门槛效应研究——基于中国医药制造业省际面板数据的实证研究. 科技管理研究,2018,38(16):131-138.

[45] 刘建华,管璐璐. 基于动态投入产出网络法的生物制药专利技术分析. 科技管理研究,2016,36(19):178-183.

[46] 史敏,侯峻,罗建. 竞争情报在技术转移中的应用——基于湖南省科技信息研究所的实践分析. 图书情报工作,2015,59(22):112-117.

[47] 杜建,唐小利. 转化研究过程测度与绩效评估:方法与实践. 图书情报工作,2015,59(3):103-111.

[48] 杜建,唐小利. 基于科学-技术-产品关联分析测度新药研发成果转化及其启示. 医学信息学杂志,2017,38(6):59-65.

[49] Hu XJ, Rousseau R. A new approach to explore the knowledge transition path in the evolution of science & technology: from the biology of restriction enzymes to their application in biotechnology. Journal of Informetrics, 2018, 12 (3): 842-857.

[50] 李蓓,陈向东. 基于专利引用耦合聚类的纳米领域新兴技术识别. 情报杂志,2015,34(5):35-40.

[51] 李丫丫,赵玉林. 基于专利的技术融合分析方法及其应用. 科学学研究,2016,34(2):203-211.

[52] 王晓宇,苗红,王芳. 技术知识的跨领域应用及潜在技术方案的识别. 图书情报工作,2016,60(23):87-96.

[53] 索传军,盖双双. 知识元的内涵、结构与描述模型研究. 中国图书馆学报,2018,44(4):54-72.

[54] 于凡,雷行云,高星,等. 基于临床指南的糖尿病本体构建及语义检索模型设计. 医学信息学杂志,2018,39(5):45-50.

[55] 夏光辉,李军莲,阮学平. 基于实体词典与机器学习的基因命名实体识别. 医学信息学杂志,2015,36(12):54-60.

[56] 肖健,刘伟,刘鹏年,等. 军事医学本体概念获取方法研究. 中华医学图书情报杂志,2016,25(5):21-25.

[57] 郑晓月. 知识结构揭示模型构建与实证研究. 长春:吉林大学,2018.

[58] 薛均,施维,潘璀然,等. 基于语义关系发现的阿尔茨海默病药物重定位. 医学信息学杂志,2018,39(4):69-73.

[59] 胡双. 关联规则挖掘研究及其在药物相互作用中的应用. 昆明:昆明理工大学,2013.

[60] 罗文馨, 陈翀, 邓思艺. 基于Word2Vec及大众健康信息源的疾病关联探测. 现代图书情报技术, 2016, 1（9）: 78-87.

[61] 朱祥, 张云秋, 冯佳. 基于生物医学文本挖掘工具的白血病和基因关系研究. 中华医学图书情报杂志, 2015, 24（10）: 28-32.

[62] 牟冬梅, 金姗, 琚沅红. 基于文献数据的疾病与基因关联关系研究. 数据分析与知识发现, 2018, 2（8）: 98-106.

[63] 陈松景, 吴思竹, 侯丽. 基于疾病与环境科学数据的跨领域关联分析及应用. 中华医学图书情报杂志, 2017, 26（7）: 1-6.

[64] 冉升, 钱领, 高艳. 基于MeJo模型的病原微生物潜在药物挖掘. 医学信息学杂志, 2016, （9）: 53-57.

[65] 黄岚, 纪林影, 姚刚, 等. 面向误诊提示的疾病-症状语义网构建. 吉林大学学报（工学版）, 2018, 48（3）: 859-865.

[66] 范馨月, 崔雷. 基于文本挖掘的药物副作用知识发现研究. 数据分析与知识发现, 2018, 2（3）: 79-86.

[67] 王逯姚, 任慧玲, 李姣. 面向肿瘤个体化用药的文献挖掘系统设计与实现. 情报学报, 2015, 34（3）: 257-266.

[68] 郑思, 侯丽, 李姣. 肿瘤基因组数据挖掘及其应用. 医学信息学杂志, 2017, 38（1）: 64-69.

[69] 隗玲, 胡正银, 庞弘燊, 等. 基于"主语-谓语-宾语"三元组的知识发现研究——以诱导多能干细胞领域为例. 数字图书馆论坛, 2017, 10（9）: 28-34.

[70] 魏星, 胡德华, 易敏寒, 等. 基于数据立方体挖掘疾病-基因-药物新关联. 数据分析与知识发现, 2017, 1（10）: 94-104.

[71] 乔媛, 廖小平, 邵开霞. 基于跳跃显露模式挖掘算法的癌症分类. 计算机与现代化, 2018, 33（5）: 100-105.

[72] 桑祎莹, 黄仕鑫, 易静, 等. 基于随机森林和BP神经网络的糖尿病性周围神经病变患病风险研究. 解放军医学杂志, 2018, 43（10）: 1-6.

[73] 郭瑞华, 崔雷. 文本挖掘在药物靶位研究中的应用. 中华医学图书情报杂志, 2017, 26（3）: 10-14.

# 第六章 医学数字图书馆与知识服务

随着信息技术的发展和服务环境的变化,医学图书馆在资源建设、服务模式等方面呈现出传统图书馆与数据科学交叉融合的变革趋势。医学信息资源建设内容已由最初的印本资源为主、电子资源为辅逐渐向数字资源建设转变。医学图书馆的服务模式也由单一的文献服务逐渐发展为数据驱动的知识服务。本章第一节介绍了医学图书馆数字资源概况及循证医学信息资源、开放获取运动对图书馆资源建设的影响;第二节主要介绍了医学图书馆开展的知识服务、医学科学数据管理和数据素养教育;第三节主要介绍了智慧医学图书馆与医学图书馆的转型发展,包括射频识别(radio frequency identification,RFID)、创客空间等新技术在医学图书馆的应用。创建符合医学特色的图书馆空间、配置合理的知识资源组合、提供精准的医学知识服务是医学图书馆未来转型发展的重点。

## 第一节 医学图书馆数字资源

医学领域科技信息资源数量庞大、类型多样。医学和生命科学领域科技信息资源出版量占学术资源(science technology and medicine,STM)出版总量的1/4~1/3。从学科内容上划分,涵盖基础医学、临床医学、护理学、药学等各个学科。从文献类型上划分,包括图书、期刊、科技报告、会议文献、工具书、专利、标准等不同类型。随着信息技术的发展,数字资源和开放资源不断增加,医学图书馆的资源结构和用户需求习惯正在改变。越来越多的文摘题录型、事实型、全文型、音视频型数据库资源受到用户青睐,数字资源的下载量、浏览量远远超过印本书刊的使用量。PubMed、SinoMed、CNKI等重要医学数字资源在医学领域内得到广泛应用,支持医学科技创新和医疗临床工作对科技信息资源的需求。本节仅介绍近年来新出现的循证医学信息资源、医学开放获取资源、机构知识库及医学图书馆资源组织和发现系统等。

### 一、医学图书馆数字资源建设

目前,国内外医学图书馆常见的数字资源达百余种,此处仅介绍近年来新型的、与临床工作密切相关的几种外文循证医学类数据库,如UpToDate、Best Practice、ClinicalKey等。

UpToDate内容由医师、编辑和同行评议者严格评估现有的医学文献后撰写。根据循证医学的原则,对专题中有关治疗和筛查的信息给予明确意见和GRADE标准分级,内容包括常见的临床专科诊疗流程和大多数疾病相关问题。截至目前,全球已有32 000多家医疗机构使用UpToDate作为临床决策支持系统。多项临床研究证明，充分利用循证医学信息资源可改进临床决策、缩短住院时间、降低死亡率、提高医院质量联盟评价指标的得分。目前，UpToDate 出版了中文版本，将国内药物专论数据库整合至专题内容，帮助中国医师了解实际的临床用药信息，促进国内的合理用药与合理医疗。

Best Practice 由英国医学会（British Medical Association，BMJ）出版，为全球临床实践提供高质量证据。Best Practice 目前涵盖了 1010 个专题，覆盖了 80% 的常见疾病，包括 10 000 多种诊断方法，3000 多项诊断性检测，以及 6800 多篇国际指南和各种图片。内容包括基础、预防、诊断、治疗和随访等各个诊疗环节的信息。每个新主题都至少有 2 位国际权威专家及执业医师进行外部同行评议，所有内容都需要由临床编辑和内部药剂师完成同行评议并且每日更新。

ClinicalKey 医学信息平台由 Elservier 于 2012 年推出，内容涵盖了主要医学专科的诊疗信息，包括诊疗指南、临床操作视频、药物专论、经典医学图书、核心医学期刊等，成为临床工作中重要的在线循证决策工具。Elservier 利用美国国立医学图书馆的 ULMS 开发了具有自主知识产权的"爱思唯尔合并医学分类法"，对平台内容进行深度标引，实现信息智能检索。

DynaMed 数据库汇集了 3000 多个医学临床主题，来自 400 多种医学专业期刊的最新内容，通过提供大量的期刊评论服务，完整收录了每一本期刊的评论，甚至包括对读者来信和其他期刊文章特点的评论等。DynaMed 的收录内容包含病情描述、病因及危险因子、并发症及相关表征、病史、体检、诊断、预后、治疗、防治及筛选、参考文献（包括评论及指南）、患者数据等。DynaMed 应用了 *Cochrane Database of Systematic Reviews* 及其他循证医学相关文献，严格筛选出符合循证医学的内容和信息，每日更新以供用户参考。

## 二、医学开放获取资源

随着开放获取（open access，OA）运动的推进，免费的开放获取学术资源也越来越丰富。国外开放获取期刊数量快速增加，开放获取的电子资源有诸多渠道可以获取，并且出现了开放获取期刊目录（Directory of Open Access Journals，DOAJ）等专门收录 OA 期刊的文献检索系统。截至 2019 年 8 月 14 日，DOAJ 已收录了来自 131 个国家的 13 640 种期刊，收录全文达 4 204 167 篇。开放获取帮助图书馆可在不增加经费投入的情况下增加馆藏数量，满足用户需求。为了推动学术期刊从订阅为主转向以开放出版为主，德国马普学会等机构于 2016 年发起"OA2020 倡议"，邀请全球高校、研究机构、资助者、图书馆及出版商共同参与，将大部分传统订阅期刊转型为开放获取模式。截至 2019 年 5 月 12 日，全球已有 136 家机构签署了该倡议的意向书。近年来，我国政府和学术界均积极投入到全球开放获取运动中，李克强总理在 2014 年全球研究理事会上的致辞强调："支持建立公共财政资助的科学知识开放获取机制。"随着开放获取运动的推进，大量 OA 期刊的出现改变了单纯用户付费的阅读模式，开放期刊呈现蓬勃发展的态势。虽然越来越多的研究人员利用开放获取的方式获得所需的信息资源，但总体上国内医药图书馆的数字资源仍以订购为主，占数字资源总量的 77%，免费、开放及共享的数字资源仅占 23%。

在生命科学领域，美国科学公共图书馆（Public Library of Science，PLoS）和英国的 BMC（BioMed

Central）两大机构出版的系列 OA 期刊较多，国内部分期刊也开始与国外出版平台合作，以开放获取的方式出版。《布达佩斯开放获取倡议》把 OA 分为 2 种，金色 OA 指开放出版，绿色 OA 指作者自存储共享。例如，牛津大学出版社除了实行标准的金色 OA 路径外，还实行绿色 OA 路径，即允许作者在稿件出版特定时间（时间长短由各期刊决定）后，将文章上传于各种机构知识库（institutional repositories，IR）或其他符合作者利益的地方，供读者免费使用。

作为绿色 OA 的典型代表，机构知识库受到越来越多科研机构的重视。机构知识库又称作机构存储、机构仓储、机构库、机构典藏，是机构对特定范围内的知识资源进行搜集、组织、数字化存储、管理并将其中部分资源对用户免费开放共享的知识库，是机构用于管理科研成果、传播学术知识的重要工具。机构知识库是机构在全球开放获取运动的浪潮下，用于保存和展示学术成果的平台，避免被数据库或期刊出版社绑架，实现了学术研究的全球共享。自 2002 年麻省理工学院建立 DSpace@MIT 系统以来，全球大量机构开始建设自己的机构知识库。根据开放存取知识库目录（Directory of Open Access Repositories，OpenDOAR）2019 年 5 月 15 日的统计数据，其收录的全球机构知识库已达 4133 个，其中中国大陆地区为 42 个。中国医学科学院/北京协和医学院、北京大学医学部、上海交通大学医学院、复旦大学医学院等一批医学科研机构和高校均建立了本单位的机构知识库。随着信息技术的迅速发展和用户需求的不断提升，机构知识库从最初单纯知识仓储平台演变为提供知识服务的资源平台和交流平台。例如，中国医学科学院所院 IR 建设子系统（CAMS-IR）的建设目标是开发建立院校、所院两级的知识资产汇聚管理平台，提供面向学科团队、所院机构、院校整体不同层面的学术成果展示交流、共享和保存的学术成果知识库，用于提升院校级、所院级、学科团队及科学家个人的学术可见度和学术影响力。

机构知识库的收录内容既可以包括正式出版的研究论文和学位论文，也可以包括工作报告、实验数据、课件等灰色文献。除了以文字为载体的数据资源外，还可以收录音视频资料和工具软件等多媒体资源。目前，机构知识库的呈缴模式有 3 种：①强制性呈缴政策，即科研管理单位强制要求学术研究人员上传各种研究成果，否则不认定为科研成果。②鼓励性呈缴政策，即将资源的上传采集与激励机制挂钩，如作为年终绩效考核和晋升的依据。③建议性呈缴政策，即仅向科研人员发出资源上传的倡议。很多机构知识库由图书馆负责运营，仅能采用建议性呈缴政策，导致了机构知识库资源采集通道不畅，机构成员产出的新成果并不能及时存缴到机构知识库中。原因主要是在科研绩效评价体系中，传统的期刊影响因子、被引用次数、ESI 入选情况等计量学指标仍然占据主导地位，替代计量学的评价指标并未对科研人员的科研绩效带来显著影响，引文优势在机构知识库中无法体现，加之出版商的版权限制政策，影响机构内部和外部科研人员的持续访问。

### 三、资源组织揭示与发现

医学信息资源组织揭示的方法从传统的分类法和主题法逐渐发展到本体、知识图谱等方式。检索语言可作为组织揭示信息资源的手段和工具。用于描述文献内容的检索语言可以分为分类检索语言、主题检索语言、代码检索语言。分类检索语言以学科为基础，借助分类法，将各种概念按照所属学科范畴分层次系统排列，著名的分类法有《杜威十进制图书分类法》《美国国会图书馆分类法》《美国国立医学图书馆图书分类法》《中国图书馆分类法》等。主题检索语言使用词语作为检索标识进行概念表达，美国国立医学图书馆出版的《医学主题词表》在医学文献的组织和检索中广泛应用。随着计算机网络技术的迅速发展，传统的信息组织方式或方法已经无法满足用户复杂的检索需求，本体作为能够在语义和知识层面描述信息系统概念模型的建模工具，为信息组织提供了一种全新的思路，基于本体构建学科知识图谱成为医学信息组织揭示的研究热点。

为实现数量庞大、类型异构的信息资源的统一检索，医学图书馆近年来引入了资源发现系统或一站式资源检索系统，帮助用户快速发现并检索资源。目前，主流的资源发现系统包括国外 Series Solution 公司的 Summon 系统、Ex Libris 公司的 Primo 学术资源发现与获取系统、EBSCO 公司的 EBSCO Discovery Service（EDS）发现系统、OCLC 的 WorldCat Local 系统，国内的 CNKI 知识搜索系统、万方学术搜索系统等，这些系统通过整合各数据库的元数据信息提供元数据搜索服务，为用户提供电子资源发现和馆藏目录检索服务。

## 四、资源建设模式的转变

图书馆传统的资源采购方法是由馆员进行文献资源采购，在经费允许的情况下尽可能购买读者需要的资源。但随着出版物数量不断增多，用户需求更加多样化，资源建设的经费不能满足用户需求的增长。提高资源建设的科学性和专指性促使资源采购模式的转变，读者决策采购成为新的资源建设模式。读者决策采购（patron-driven acquisition，PDA）也被称为需求驱动采购（demand-driven acquisitions，DDA），是最早始于美国巴克内尔大学的一种馆藏资源建设的新模式。PDA 与新技术手段结合，帮助图书馆和在线书商合作推出读者线上选书服务，有助于节约资源采购经费，提高资源利用率。国内 2016 年起开始 PDA 模式的实践研究，中文图书 PDA 主要以纸质图书为主，而外文图书 PDA 主要以电子图书为主，这些探索与传统的读者荐购、馆际互借数据相结合，利用大数据、微信平台等技术手段在图书采购中进行创新实践，取得较好效果。

中国医学科学院医学信息研究所图书馆作为国家科技图书文献中心（National Science and Technology Library，NSTL）医学分中心，承担数字时代的国家医学科技文献资源战略保障服务任务，与中国科学院文献情报中心、中国科学技术信息研究所等 9 个成员单位共同按照"统一采购、规范加工、联合上网、资源共享"的机制，构建国家医学科技文献资源战略保障基地，满足医学、生命科学（特别是医工交叉、医理交叉等交叉学科）及新兴学科的信息资源战略保障需求。高等医学院校图书馆在中国高等教育文献保障系统（China Academic Library & Information System，CALIS）医学中心的指导下，开展了有序的资源评估与引进工作，而医院图书馆由于普遍面临馆藏资源结构不够合理、网络资源欠缺等问题，开始寻求高校图书馆的帮助，不断探索资源共建、共享的方法和途径。首都医科大学图书馆从组织形式上表现为一个结构松散的小范围的采购联盟，采购模式为校本部图书馆与附属医院图书馆按一定比例进行费用分担，这一尝试很好地降低了单个图书馆需要负担的费用，节约了采购经费和人力成本，取得了良好成效。上海交通大学医学院图书馆联盟将重点放在数字化信息资源的建设上，对综合性、实用性较强且多数成员馆需要使用的数据库，费用由医学院图书馆和成员馆共同分担、集团买断、共同使用，对于专题性数据库先由集团谈判，再由有需要的成员馆自行购买。南京医科大学图书馆联盟则横跨江苏、上海、浙江3个省市，成为全国第一个跨地域的医学图书馆联盟，目前共有26家医疗机构被纳入该联盟的服务网络中。医学图书馆联盟的发展使医院图书馆能够克服资源和人力不足的问题，为用户提供更好的信息服务。

（应　峻　任慧玲）

## 第二节　医学图书馆知识服务与数据管理

泛在知识环境（ubiquitous knowledge environments，UKEs）下如何提升服务水平，保持图书馆永久的生命力已成为图书馆界的热门话题。在以用户为中心的服务理念指导下，医学图书馆不断拓展服务的领域和范围，从传统的被动服务提供者越来越多地在科研和管理工作中担任学术合作伙伴的角色，不仅参与机构的科研成果管理工作中（如机构发展战略规划、科研成果管理及评价、对外交流合作、知识产权信息服务、科研成果转移转化等），同时还参与科研的整个生命周期中，主要体现为在项目申请过程中提供现状调研、立项查新等服务，在项目实施过程中提供项目跟踪、相关文献分析、动态信息推送等服务，在项目后期提供论文发表、学术规范、科研成果转化等方面的协助，推动图书馆从基于文献的信息服务走向基于解决方案的知识服务。

### 一、知识服务的内涵

广义上的知识服务是指一切为用户提供所需知识的服务。狭义上的知识服务是指针对用户的专业需求，以问题解决为导向，对用户提出的问题进行相关的知识搜集、筛选、对比分析，最终支持用户应用的一种较深层次的智力服务。按提供过程中服务双方交互的程度由高到低分类，知识服务的模式可分为专职顾问服务模式、参考咨询服务模式和自助服务模式。专职顾问服务模式主要由各种技术性专业馆员或馆员团队提供服务，如学科馆员、数据馆员、情报分析馆员等。参考咨询服务模式基于传统的参考咨询服务，针对用户的各种问题提供咨询。自助服务模式是指通过图书馆建立的资源导航、学科门户、期刊导航等现有的系统提供服务。以学科服务为抓手开展知识服务是当前各高校图书馆开展知识服务的重要特征。

医学图书馆开展深入的嵌入式学科服务需要配备具有特定技能的医学学科馆员。医学学科馆员不仅需要具备相关的医学基础知识，熟练掌握医学信息检索知识，还需要掌握在大数据时代数据管理服务所需要的知识组织、挖掘和揭示技术，在情报研究和分析中还需要利用数据分析工具进行分析和预测。所以，嵌入式学科服务往往需要以团队形式开展，由擅长不同方向的学科馆员合作处理不同的业务。中国科学院文献情报中心（国家科学图书馆）开展的"融入式"普遍服务、"嵌入式"知识服务和"协同式"转型发展的具体实践为图书馆创新服务发展提供了实践案例。医学图书馆知识服务可以采用不同的工作模式面向不同层级的用户开展工作，面向管理决策部门、面向院系和科室、面向课题组和个人提供的服务各不相同。

面向管理决策部门的知识服务需要把握机构的核心任务和建设目标。中国医学科学院医学信息研究所/图书馆在面向科研管理开展情报服务中总结了面向科研管理需求的情报服务框架，服务对象分为项目或课题管理人员、机构科研管理人员2类，分别从情报需求、服务性质和研究方法3个方面对这2类服务对象进行归纳比较。军事科学院军事科学信息研究中心在国家层面的战略合作背景下，采取多种策略保障"一带一路"战略背景下的医学大健康信息需求，即服务人员具有学科背景并受过文献情报专业训练，充分发挥数字信息技术优势，资源紧贴需求，团队密切沟通，积极发展公众教育。大学图书馆可通过各种方式参与学校的智库建设和学科建设中。例如，针对管理决策部门的需要，对标分析同类机构，分析本机构学术水平表现，或通过定量分析定位本机构的优势学科、潜力学科和弱势学科，对优化学科配置，提供决策参考。首都医科大学图书馆面向学校智库建设提供学科计量评价报告和医学科学的学科前沿追踪分析就是很好的案例。

在院系和科室层面，医学院校图书馆围绕生物医学科技发展的前沿，结合所在学校的学科特点，合理建设各类馆藏资源，采用多种途径保障所在院校的学科建设和科研需求。面向院系的嵌入式学科馆员需要具备相关学科的专业背景，进行贴近专业的学科前沿热点追踪；利用情报分析工具评估院系学科竞争潜力，编制针对院系或科室的学科分析报告；在人才绩效考核中评估个人科研绩效的数据和证据，并协助挖掘高影响力和高潜力的研究人员，为人才引进提供决策支持。

在课题组和个人层面，作为课程教师嵌入到各种专业课程教学中，针对课程教学内容进行信息资源检索的深入研究，通过课程培养学生科研工作中所需的信息素养，同时对学生进行学术规范指导，开展规范学术诚信、防范学术不端的教育活动。在项目申报阶段和项目前期进行文献调研指导，帮助了解课题的发展趋势、研究方向和需要攻坚的难题，为选题提出建议，并根据需要出具科研立项的查新检索报告；在项目实施过程中，对项目创新点进行持续文献跟踪，及时掌握类似研究的最新进展，并指导其使用文献管理工具；在项目完成阶段，指导论文撰写中写作工具的应用，避免学术不端，推荐合适的期刊投稿；在成果总结阶段，协助项目进行成果鉴定和奖励申报，根据需要出具科技查新报告，在必要时协助进行专利申请以保护知识产权。针对个人的分析报告可以协助发现高效的科研合作伙伴，确定目标期刊和发文投稿方向，确定进一步学习所需要寻找的机构和人员。

## 二、知识服务的常用分析工具

医学图书馆常用于情报研究的数据库和分析工具主要有SCI、CNKI、万方、PubMed、SinoMed、ESI、InCites、DDA等。利用这些资源和工具，结合情报学分析方法和程序开发，可以获得竞争情报分析报告或可视化的知识图谱。将情报学和文献计量学的方法、专业知识及技术用于科研成果的评价，利用图书馆的资源优势结合数据分析技能，为机构、院系或个人提供情报学专业化的建议和决策支持。

其中，ESI是学科分析知识服务中重要的数据分析工具。ESI是基于SCI和SSCI文献记录而建立的衡量科研绩效、分析跟踪科学发展趋势的分析评价工具，从引文分析的角度，针对22个专业学科领域，分别对国家、机构、期刊、论文和科学家进行统计分析和排序，多视角分析全球学术成果，评价机构学术表现，为高校制定学科发展策略，评估学科进入世界一流学科的可能性提供重要参考。ESI 提供了特定时间窗口的高被引论文、热点论文、研究前沿。将 ESI 和 Web of Science 相结合，可以对某一研究前沿进行更深入分析，从而把握研究方向的最新动态。医学图书馆利用 ESI 开展的知识服务主要分为 2 类：一类是利用 ESI 数据对学科结构和发展态势及国家之间或高校之间学科的科研能力进行对比研究；另一类是基于 ESI 的排名预测。对于已经进入 ESI 的学科，需要持续重点投入以稳固排名并争取位次前进，分析人才配置情况，避免发生因个别科研人员变动而导致排名剧烈变化；对于具有冲击 ESI 潜力的学科，需要通过激励机制增加科研产出，促使其早日进入 ESI；对于弱势学科，需要采取保护性措施，引进人才增加合作，逐步提升科研竞争力。

InCites 是汇集和分析 Web of Science 核心合集 7 大索引数据库的综合性科研评价工具，提供了更全面的数据资源和更多元化的分析指标，不仅包含全球各个国家、机构和学科的论文统计结果，还提供学科规范化的引文影响力、期刊规范化的引文影响力、平均百分位等独特的计量指标。

### 三、医学科学数据的管理

随着医学科学技术的不断发展，医学相关的基础研究和临床研究日趋活跃，医学科学数据呈现指数级增长的态势。重要的科学数据必须以科学方式妥善保存，满足长期存储和利用的需求，并在合理的范围内实现共享。科学数据管理的理念在国家层面的重视下，得到了更多医学研究人员的关注。科学数据管理是指对科学数据进行获取、计划、组织、存档、共享、分析、利用、保护等与数据相关的所有管理活动的总称。科学数据的管理工作贯穿了科研的整个生命周期。科研数据也被逐渐认为是科研成果的一种重要形式，美国国家科学基金会（National Science Foundation，NSF）从 2013 年起修改项目申报办法，其认可的研究成果不仅包括论著，还可以包括研究中获得的数据或开发的软件等，越来越多的期刊要求提交公开的科学数据，一些期刊开始支持数据发表。

2014 年，在荷兰举办的"联合共建数据公平港口"国际学术研讨会上提出"可发现（findable）、可访问（accessible）、可互操作（interoperable）和可重用（reusable）"的 FAIR 原则被认为是"科学数据管理的指导原则"。

2018 年 4 月 2 日，国务院办公厅发布《科学数据管理办法》，促进了大数据时代科学数据全生命周期管理，确保了数据安全，推进了科学数据资源开放共享。

### 四、临床科学数据的管理

临床医学研究与人类生命健康息息相关，对临床科学数据的完整性和准确性要求更高，对临床科学数据共享和重用的需求也更加强烈。国外一些临床科研项目在开放申请时，需要同时提交数据管理计划（data management plan，DMP），如美国 NIH、NSF 等机构发布的科研项目。我国国家市场监督管理总局为确保临床试验数据的真实、准确、完整和可靠，强化药物临床研究的自律性和规范性，于 2016 年 7 月发布《临床试验数据管理工作技术指南》，进一步规范临床科学数据的管理工作。临床科学数据的管理涉及整个临床研究过程，包括临床研究方案的制订、临床研究注册、制订数据管理计划、临床科学数据采集、临床科学数据核查、临床科学数据的统计分析和发表、临床科学数据的保存和共享。

临床研究注册已逐渐成为临床研究公开发表的必须环节。《世界医学协会赫尔辛基宣言》指出，"在第一个主体募集前，每个临床试验都必须在可公开访问的数据库中注册"。国内临床试验可以通过中国临床试验注册中心进行在线注册。数据管理计划是为了保证科学数据的准确性和完整性，针对每个项目数据收集、数据创建、数据组织、数据处理、数据存储、数据共享和数据复用进行质控的规范性文件。临床研究方案中涉及的与试验研究目的相关的所有临床信息，一般都会通过病例报告表收集。我国目前临床实践中病例报告表的数字化水平并不高，电子数据采集系统是最佳的临床数据采集方式。临床研究开始实施前需要由研究者和统计分析人员共同制订统计分析方案，在试验结束后由统计分析人员完成统计分析报告，进而由研究者完成临床研究报告或撰写文章发表。在研究结束后，对临床研究的科学数据进行妥善存储并保证能够被重用，不但可以提高研究的效率和可信度，增强科学数据的跨领域利用、引用和影响力，更是研究者的责任和义务。很多期刊需要投稿者提供原始数据仓储的位置和方式，甚至数据集的数字对象唯一标识符（digital object unique identifier，DOI）。

## 五、医学科学数据的仓储

当前各国基金组织、研究机构、科技期刊纷纷开始鼓励科研人员将科学数据存储到所属学科的权威数据仓储库或公认的综合数据仓储库中。数据集通过注册分配唯一标识符，使科学数据成为独立的、可引用的、唯一的科学对象，便于科学数据的发现、引用和跟踪。在科学数据仓储库的构建过程中，需要在对数据进行结构化建模和建立相应元数据对象描述和标注的基础上，同时能处理非结构、半结构化数据，最大限度实现数据的完整性和可操作性。

我国在医学科学数据仓储中也开展了一系列理论和实践研究。孙小康等选取英、美生物医学科研资助机构的部分数据管理和共享政策，对其基本特征和政策概况、数据汇交、数据保存和管理、数据共享、数据安全和保护5大类25个具体指标进行详细对比分析，结合我国精准医学专项基本情况，获得政策制定方面的启示。杨林等对7个科学数据管理生命周期模型的提出机构、适用范围、结构特点、构成要素、应用实践等方面进行了分析与比较，为我国数据管理的相关研究和应用人员提供参考和借鉴。面向公众的医学科学数据管理与共享平台原型系统综合运用Web技术、结构化数据库、语义及可视化技术，通过优化数据上传方式、多层面数据规范处理、分类整合存储及安全合理的数据共享，满足用户多途径数据汇交、多来源异构数据规范及数据分类管理与共享等方面的需求，在方便公众数据管理与共享的同时，有效促进了数据价值的最大化。国家人口与健康科学数据共享服务平台按照统一的标准规范、资源规划和技术构架，已经承担起国家科技重大专项、科技计划、重大公益专项等人口健康领域科学数据汇交、数据加工、数据存储、数据挖掘和数据共享服务的任务，服务于科技创新、政府管理决策、医疗卫生事业的发展，为创新型人才培养和健康产业发展提供科学数据共享服务。

### 六、数据素养教育

在大数据背景下，信息素养的概念和内容处于不断泛化的状态，已衍生出数据素养、媒体素养、视觉素养，甚至公民素养等概念。数据素养目前尚无统一定义，有国内学者将其定义为针对各种数量化形式数据，个人所具有的数据伦理与道德、数据意识，以及数据收集与获取、管理与组织、分析与处理的能力。传统的信息素养教育注重培养对结构化数据资源（如医学数据库）的管理和利用能力，并未涉及对数据的收集整理、挖掘利用、科学管理等能力的培养。大数据时代对研究人员驾驭数据的能力提出了更高的要求，数据的生产、数据的记录与处理、数据的存储与备份、数据结果的统计分析、数据的发表与共享等问题都需要用科学的方法解决。尤其是在生物医学领域，健康管理、临床治疗、基因工程、药物研发、电子病历、社交网络等大量高通量数据、阵列数据的产生，更需要进行挖掘才能转化为有价值的应用信息并用于解决科学和工程中的实际问题。数据素养教育首先需要使科研人员认识到数据管理是科研流程中一个规范、正式且不容忽视的环节。

2015年，美国大学与研究图书馆协会（Association of College and Research Libraries，ACRL）理事会发布的《高等教育信息素养框架》认为，Web 2.0时代信息素养的含义还包括数据素养（data literacy）、媒体素养（media literacy）和视觉素养（visual literacy）等，扩大了传统信息素养的内涵。数据素养培养是一个理论教学和实践操作相结合的过程，既需要通过基础理论普及和政策法规宣讲让用户知晓这项工作的重要性，也需要通过各种系统、工具培养用户数据抓取、数据清洗、数据分析和处理等实践操作技能。一些图书馆专门设置类似"数据馆员"的技术岗位，服务于科学数据的管理工作或数据素养的培训工作。

数据素养的培训可以针对教师、科研人员、学生、图书馆馆员分别开展。教师群体需要具备基本的数据素养才能引导学生参与科学数据的管理，图书馆馆员往往需要以学科馆员的身份参与教学和科研的工作中，所以需要培养的数据素养将更为综合全面，主要的培训方式包括在线教学、课程培训班、互动式教学等。

（应　峻　任慧玲）

## 第三节　智慧医学图书馆与转型发展

物联网和大数据技术的应用发展推动了传统图书馆从数字图书馆和复合图书馆的相"加"阶段迈向智慧图书馆的相"融"阶段，实现了图书馆在新一轮科技革命环境下的创新转型。近几年，医学图书馆界的智慧图书馆研究内容以理论、概念、技术应用等为重点，其中物联网、RFID、云计算、大数据、智能终端等技术受到较多关注。

## 一、新技术在智慧图书馆的应用

图书馆的空间布局正在以"馆藏资源"为中心转变为以"用户体验"为中心，伴随着新一轮空间改造，医学信息共享空间整合了高速的网络环境、丰富的医学信息资源、良好的计算机软硬件设施，为用户提供了一个适合学术交流和知识分享的场所。

智慧图书馆实现了书与书、书与人、人与人的互联，随着物联网的逐渐普及，RFID技术为图书馆实现万物互联提供了基本的技术支撑。当前，医学图书馆比较普遍使用了自助借还设备，成功减少了图书馆用于人工借还服务的工作量。随着RFID芯片成本的不断降低，有条件的图书馆正积极推进RFID技术的应用，RFID技术除了可以应用于自助借还服务，还可用于自动盘点、自动分拣、智慧书架、预约书柜等一系列场景，提升图书馆的智能化服务水平。在物联网、RFID、大数据、人工智能逐渐应用于图书馆领域的背景下，图书馆机器人也受到了业界的很多关注，国外对图书馆机器人的研究始于对自动存取系统（automated storage and retrieval system，ASRS）的研究，现已逐渐扩展到机器人技术在图书馆智能问答、读者咨询、查书取书、清点理架等更广泛的应用场景中，但目前国内医学图书馆应用图书馆机器人的案例较少。

一些研究者对新技术在医学图书馆的应用前景持乐观积极的态度，对3D打印、创客空间在图书馆的应用也进行了探讨。医学科研机构需要高精度的3D打印设备及熟练的建模技术以满足临床教学的需求，医学图书馆则可以利用自身优势开展相关3D打印服务，但同时面临缺乏相关专业人才、知识产权保护等风险。医学图书馆信息服务中引入创客空间的理念，符合图书馆服务转型升级的需要，有利于将原来静态的信息服务向动态的知识服务转化，将为医学图书馆服务创新打开新的思路。

## 二、新媒体技术在医学图书馆的应用

随着移动网络的普及，微博、移动图书馆、微信公众号等新媒体技术已经在医学图书馆中得到普遍应用，在消息发布、阅读推广、活动宣传等图书馆营销活动中发挥了重要作用。近期，微信公众号服务在医学图书馆的应用中发展最为迅速，图书馆建立微信公众号时需要根据自身信息需求选择订阅号或服务号，前者主要用于信息发布，后者主要用于服务交互。图书馆微信公众号的推送形式主要以图文为主，也有图书馆进行了视频推送。微信公众号如果结合使用菜单功能，不仅能够向读者发布信息，同时可以实现读者通过微信满足用户馆藏查询、书刊借阅等需求。北京大学医学图书馆、广州中医药大学图书馆在微信中整合了手机图书馆的功能；华中科技大学图书馆引入智能回复机器人，为用户带来了更好的体验。

目前，移动图书馆在电子资源阅读方面占有优势；微博在信息推送和视频服务方面更加方便；微信具有客服和菜单功能，在咨询服务和学科服务方面占有优势。随着微信的迅速发展，利用第三方平台开发适合微信平台的软件，嵌入微信公众号中，可进一步扩展图书馆微信服务功能，让微信成为可以进行深层次学科服务的工具。

### 三、转型发展中的医学图书馆

随着信息技术的发展、用户需求的变化特别是数字化医学时代的到来，医学图书馆必须转型。2017年底，美国国立医学图图书馆发布《美国国立医学图书馆战略规划：2017－2027》，确定未来10年的战略总目标是建成一个生物医学发现和数据驱动健康的平台，包括在医学科研支撑、用户服务和教育培训3个领域，以及4个战略方向：①推进数据科学、开放科学和生物医学信息学；②推进生物医学发现和转化科学；③支持公众健康和个人健康；④加强馆藏资源建设以支持数据驱动战略。美国国立医学图书馆未来10年的战略规划部分反映了医学图书馆未来转型发展的方向。

转型发展已经成为全球图书馆事业的主要特征，知识服务已经进入了后知识服务时代。后知识服务时代以人工智能、区块链、云计算、大数据为标志，以智能技术为核心的新技术将数字图书馆和复合图书馆引向融合，后知识服务以智慧服务为核心，使"数据 - 智慧"的智慧链条成为可能。我国的医学图书馆转型发展的特点主要表现如下。

#### （一）创建符合医学特色的图书馆空间

医学院校图书馆正在尝试调整馆内物理空间构造，完善网络平台等虚拟空间的建设，研修室、学习讨论室等空间再造成果也陆续推出。在图书馆从"以书为中心"向"以人为中心"的转变过程中，第三空间、信息共享空间、学习共享空间、创客空间、智慧空间等新概念不断出现，智慧空间的出现拓展了图书馆空间的范畴，形成真正以用户为中心的服务模式，实现了图书馆空间系统的自我优化，顺应了时代潮流，必将支撑新时代的图书馆转型。图书馆在藏书空间、阅读空间功能外，延伸为交流空间、文化空间等，同时作为支持自主学习、创造性学习、协作式和交互式学习的共享空间、研究空间、知识空间，图书馆空间服务已从单纯的信息共享转变为向综合性的学习、知识创造、创新创业提供支撑，支持实现无限空间和泛在服务。

#### （二）配置合理的知识资源组合

随着大数据、开放科学及大健康时代的到来，现代医学的疾病诊疗方式和科学研究模式出现了新的变化，从经验医学到循证医学和精准医学，从随机对照研究到真实世界的研究。医学图书馆资源转型一方面需要加强纸质资源与数字资源的融合，加强资源的整合揭示和医学知识库建设；另一方面需要促进资源的可及性，促进资源与服务的一体化。将机构知识仓储、机构科学数据转变为机构数据资产，打造支撑教学、学习和学术研究的智慧资源环境。通过特色学术资源建设，进一步优化馆藏资源结构，建立具有自身特色的学术资源保障体系，为面向用户的学术出版服务提供支持。

#### （三）提供精准的医学知识服务

利用数据挖掘、互联网、云计算、人工智能等技术，在不侵犯用户隐私的前提下，构建用户画像，挖掘并预测用户潜在的知识需求，主动为用户提供个性化的推荐服务和学科服务，实现从以馆员为中心到以用户为中心、从被动服务到主动服务、从馆内服务到馆外延伸服务的转型。从专业服务角度关注医学研究前沿和重点领域的发展方向，预测医学科技的未来发展，提供合理的决策支持服务和为智库服务。从公众服务角度尝试对社会开放，承担公众健康教育功能和患者教育功能。2017年11月4日颁布的《中华人民共和国公共图书馆法》明确提出，"国家支持学校图书馆、科研机构图书馆及其他各类型图书馆向社会公众开放"。医学图书馆可依托互联网平台，充分利用各自优势，发挥区域化图书馆联盟优势，合理调配资金人力，优化资源配置，实现服务效益最大化。

读者阅读需求个性化、多元化、专业化、精细化是医学图书馆转型面临的巨大挑战，图书馆需要在物理空间和网络环境上不断推陈出新，打造符合医学发展特点的服务方式。图书馆转型发展是一项系统工程，不仅包括空间转型、信息资源转型、知识服务转型，还包括人才团队和管理机制的转型，才能适应数字时代医学科技信息资源服务需求，做好国家医学科技创新和医疗卫生事业发展的信息支撑。

（应　峻　任慧玲）

# 参 考 文 献

[1] 陈锐，冯占英，胡畔畔，等."健康中国"战略中医学图书馆的挑战和机遇. 中华医学图书情报杂志，2017，26（6）：1-6，70.

[2] 任慧玲，汪庆，周琴. 国内主要医药图书馆数字资源建设现状调查. 中华医学图书情报杂志，2015，24（3）：1-5.

[3] 中华人民共和国国务院. 李克强在全球研究理事会2014年北京大会上的致辞.（2014-05-27）[2019-09-26]. http://www.gov.cn/guowuyuan/2014-05/27/content_2688219.htm.

[4] 姜旭，魏彬，刘方. 国外学术期刊的数字化建设及对我们的启示 // 曹金盛. 科技期刊发展与导向（第九辑）. 上海：上海科学技术文献出版社，2016.

[5] 王序文，李军莲，黄利辉，等. 机构知识库建设实践研究. 医学信息学杂志，2018，39（7）：54-59，93.

[6] 郑萍，薛德军，蔡郾，等. 基于全方位服务机制建设机构知识库研究. 图书馆研究，2015，45（5）：16-21.

[7] 陈玲，任淑敏. 从服务视角看医学智慧图书馆建设. 医学信息学杂志，2017，38（1）：79-82.

[8] 温娜. 2011年以来国内图书馆PDA主流模式研究. 图书馆研究与工作，2019，39（1）：16-21.

[9] 崔春玲. 医院图书馆的服务创新. 中华医学图书情报杂志，2017，26（3）：54-56，68.

[10] 方芳，应峻，陈怡，等. 复旦大学医学图书馆资源共建共享联盟的实践探索. 中华医学图书情报杂志，2017，26（6）：30-32.

[11] 郭振宇. 高等医学院校及其附属医院数字文献资源共建共享实践与思考. 医学信息学杂志，2016，37（10）：76-79.

[12] 陈怡，方芳，应峻，等. 上海交通大学医学图书馆联盟建设的经验与成效. 中华医学图书情报杂志，

2017, 26 (10): 46-49.

[13] 王玲玲, 徐春. 高等医学院校图书馆面向医疗机构的多元化知识服务探索与实践——以南京医科大学图书馆联盟为例. 图书情报导刊, 2018, 3 (4): 36-41.

[14] 戚建林. 论图书情报机构的信息服务与知识服务. 河南图书馆学刊, 2003, 23 (2): 37-38.

[15] 李霞, 樊治平, 冯博. 知识服务的概念、特征与模式. 情报科学, 2007, 25 (10): 1584-1587.

[16] 肖廷超, 翁淳光, 徐倩. 图书馆知识服务研究综述. 中华医学图书情报杂志, 2017, 26 (7): 36-39.

[17] 吴鸣, 杨志萍, 张冬荣. 中国科学院国家科学图书馆学科服务的创新实践. 图书情报工作, 2013, 57 (2): 28-31.

[18] 唐小利, 杜建. 医学图书馆面向科研管理与决策的情报服务: 现状调研与实践思考. 医学信息学杂志, 2013, 34 (11): 69-75.

[19] 应峻, 吴利俊. 医学图书馆发展趋势与未来. 中华医学图书情报杂志, 2018, 27 (1): 1-5.

[20] 黄芳, 王晓民. 面向智库建设的医学高校图书馆学科服务. 中华医学图书情报杂志, 2018, 27 (1): 58-61.

[21] 仇晓春. 医学院校图书馆的职能与展望. 中华医学图书情报杂志, 2018, 27 (1): 54-57.

[22] 谭智敏, 刘万国, 霍速. 基于ESI的学科排名预测方法. 中华医学图书情报杂志, 2018, 27 (4): 67-73.

[23] 程艾军. 基于ESI和InCites的医学院校学科发展现状SWOT分析. 医学信息学杂志, 2017, 38 (7): 77-81.

[24] 刘桂锋, 卢章平, 阮炼. 美国高校图书馆的研究数据管理服务体系构建及策略研究. 大学图书馆学报, 2016, 34 (3): 16-22.

[25] 中华人民共和国国家食品药品监督管理总局. 临床试验数据管理工作技术指南. (2016-07-30) [2019-09-26]. http://www.sda.gov.cn.

[26] 张嵬, 应峻. 临床研究数据管理策略. 复旦学报(医学版), 2017, 44 (1): 122-126.

[27] 余文婷. 开放科学数据仓储资源开发模式比较分析——以SRDA、eCrystals和Dryad为例. 图书馆学研究, 2014, 35 (11): 58-62.

[28] 孙小康, 吴思竹, 修晓蕾, 等. 国外科学数据管理与共享政策及对我国精准医学数据管理的启示. 医学信息学杂志, 2018, 39 (4): 54-61.

[29] 杨林, 钱庆, 吴思竹. 科学数据管理生命周期模型比较. 中华医学图书情报杂志, 2016, 25 (11): 1-6.

[30] 孙小康, 吴思竹, 张泽, 等. 医学科学数据管理与共享平台原型系统建设. 医学信息学杂志, 2018, 39 (8): 19-24.

[31] 张敬敬, 胡德华, 李小平. 教师、学生、科研人员和图书馆员的数据素养培养路径. 中华医学图书情报杂志, 2017, 26 (10): 64-69.

[32] 欧阳玲琳. 大数据背景下的医科院校数据素养教育. 中华医学图书情报杂志, 2017, 26 (6): 59-62.

[33] 王世伟. 略论智慧图书馆的五大关系. 图书馆杂志, 2017, 36 (4): 4-10.

[34] 崔丽媛, 刘春丽, 刘丽萍, 等. 美国医学图书馆3D打印服务及其启示. 中华医学图书情报杂志, 2016, 25 (2): 5-9.

[35] 杨静. 我国医学院校图书馆开展3D打印服务的意义与困境. 医学信息学杂志, 2018, 39 (2): 78-81.

[36] 黄思敏,王天津,刘娜,等. 医学图书馆创客空间的特点和运营策略. 中华医学图书情报杂志,2017,26(4):56-58.

[37] 姜山. 医学高校图书馆社交媒体使用情况调查. 中华医学图书情报杂志,2017,26(6):45-50.

[38] 徐春. 高校图书馆利用新媒体进行创新服务分析. 中华医学图书情报杂志,2016,25(5):35-38,57.

[39] 赵栋祥.《美国国家医学图书馆战略规划:2017—2027》的解读与启示. 图书情报工作,2019,63(5):1-8.

[40] 柯平,邹金汇. 后知识服务时代的图书馆转型. 中国图书馆学报,2019,45(1):4-17.

[41] 管凤贞,黄毅敏. 供给侧结构改革下医学院校图书馆服务转型升级的有效路径. 图书情报导刊,2019,4(1):7-12.

[42] 单轸,邵波. 图书馆智慧空间:内涵、要素、价值. 图书馆学研究,2018,39(11):2-8.

[43] 孙杰,李淑媛. 境外大学图书馆学术出版服务实践进展. 图书情报工作,2016,60(2):64-70.

[44] 中华人民共和国公共图书馆法. 2018-01-01.

# 第七章 中医药信息学

中医药信息学是中医学与信息学交叉产生的一门新兴科学，是以中医药信息为研究对象，以中医药信息的运动规律为研究内容，以中医药信息学方法论为研究方法，以提高中医药信息获取、转化、传播、利用能力为目标的新兴研究领域，其诞生、发展对中医药学具有重要意义。近年来，中医药信息学主要在国际信息标准、数据、知识图谱、中药智能制造、古籍研究等领域获得较大进展。

## 第一节 中医药信息国际标准研究进展

中医药信息标准主要产生和应用于中医药信息领域的标准化过程，包括对中医医疗保健领域信息、中医药管理信息、中医药科研信息（如临床试验研究记录）、中医药文献信息、中药资源及其生产、流通信息等相关的信息系统可采标准进行研究，目的是使中医药信息和数据达到兼容和一致，减少重复和冗余，促进各个独立信息系统间的"互操作"，以及与其他健康信息系统间的兼容与协调。

### 一、中医药信息标准体系框架

中医药信息标准体系构建是一项复杂的系统工程，也是一项长期动态发展的建设性工作。2015年5月，李海燕牵头主持完成的《中医药信息标准体系框架与分类》（ISO/TS 18790-1：2015 Health informatics—Profiling framework and classification for traditional medicine informatics standards development—Part 1：Traditional Chinese medicine）作为首个 ISO/TC215 与 ISO/TC249 联合项目，由 ISO 作为国际技术规范发布。该标准提出了中医药信息标准的三维框架，即业务域维、信息化要素维及特异度维。"业务域"主要指中医药信息涉及的业务主题域范围，包括医疗保健、临床研究、文化教育、中药生产、中药资源、信息管理。"信息化要素"按照重要性次序，可划分为术语资源、数据资源、信息系统、电子设备4个类别。"特异度"指从抽象概念模型过渡到具体操作规范的水平，分为概念层、逻辑层、物理层。三维框架具有较大容量，亦可避免过于抽象，在实际应用于中医药某一具体领域时，可以将三维框架转化为二维框架应用。该框架可以体现各个标准构件之间的系统性联系，可用于指导中医药信息标准的规划、开发和推广利用。《中医药信息标准体系框架与分类》对"中医药信息标准"的范围进行了界定，明确了"中医药信息标准"的研究范围。该标准已于2017年列入我国国家标准制修订计划，拟作为国家标准在国内发布实施。

## 二、中医药数据标准

中医药行业数据库建设起源于20世纪80年代。30多年来，中医药数据库种类越来越多，但各类数据资源在数据结构、数据编码及数据语义等方面仍然存在较大差异，不利于数据之间的共享。为加强数据建设的顶层设计，实现中医药数据资源的有效整合，迫切需要构建中医药数据标准体系，实现中医药数据资源的标准化。数据标准化是按照预定规程对共享数据实施规范化管理的过程，其相关标准包括数据集分类与编码标准、元数据标准及数据元标准等。

2014年7月，由崔蒙牵头完成的《中医药文献元数据标准》（ISO/TS 17948：2014 Health informatics—Traditional Chinese medicine literature metadata）由ISO发布，该标准规定了中医药文献元数据标准化的基本原则和方法，覆盖中医药领域具有共性的全部元数据内容，为中医药文献资源提供了一套通用的描述元素。该标准能规范、科学、合理地描述中医药文献，提供有关中医药文献的标识、内容、分发、质量、限制和维护信息，以支持中医药文献的收集、存储、检索和使用，促进中医药文献资源的交流与共享，对于中医药文献资源的系统保护和深度利用具有重要意义。

数据集是数据资源经人工有序化的结果，也是信息化工作中数据资源存储的基本形式。中医药数据集分类与编码是实现数据资源管理工作现代化的必要条件，在信息检索、共享、交换中起着至关重要的作用。依据数据集分类与编码标准将具有某种共同特征的中医药数据集归并在一起，不具有共性的中医药数据集区分开，并通过设定的代码体系进行编码，使计算机系统或人工能够识别和处理，用于保证中医药数据资源得到有效管理，并能按类别开发数据集，支持高效率的查询服务。结合中医药数据集的特点，李海燕负责研制的《中医药数据集分类》（ISO/TS 22558：2019 Health informatics—Classification of traditional Chinese medicine datasets）采用"面分类法"和"线分类法"相结合的方法，从创建者类型、内容来源类型、主题类型等"面"对数据资源进行分类。该标准由中国中医科学院中医药信息研究所提出，经国家标准化技术委员会批准，正式列入2016年国家标准制修订项目计划。

## 三、中医药语义信息标准

从起源与发展的角度来看，中医药学是一个不断充实、壮大的体系，中医药的发展与应用有着相当长的时间，术语也随着不同的时间阶段和地域范围发生着变化，在不同的时间阶段、地域范围内具有不同的语言应用特点，如何利用计算机全面、准确识别中医药各种语言及相互关系是当前信息技术与标准化的关键。2014年6月，崔蒙、李海燕团队负责完成的《中医药学语言系统语义网络框架》（ISO/TS 17938：2014 Health informatics—Semantic network framework of traditional Chinese medicine language system）由ISO发布，该标准规定了中医药学语言系统的语义类型、语义概念及它们之间的语义关系，并对其进行详细的定义。该标准的提出不仅规范和支持了中医药学语言系统的建设，还为中医药学术语系统和本体创建提供了语义标准，为中医药学语言系统和统一的医学语言系统的映射提供了支持。

2015年12月和2017年12月，崔蒙主持研制的《针刺操作的语义分类框架标准　第二部分：

进针》(ISO/TS 16843-2：2015 Health Informatics—Categorial structures for representation of acupuncture—Part2：Needling)和《针刺操作的语义分类框架标准 第四部分：经络》(ISO/TS 16843-4：2017 Health informatics—Categorial structures for representation of acupuncture—Part 4：Meridian and collateral channels)正式出版。这2项标准是以"针刺相关领域的术语系统"为核心，界定其范围，规范其定义和语义连接，建立针刺领域的语义核心模型，使之和其他信息模型之间的知识一致性交融更为便利。2017年2月，崔蒙主持研制的《中医临床术语系统分类框架》(ISO 19465：2017 Traditional Chinese medicine—categories of traditional Chinese medicine clinical terminological systems)由ISO正式发布。该标准的目标是在中医临床领域指定一个范畴结构，描述中医临床术语的顶层分类和术语层级分类。该标准针对中医临床术语提出分类规则和分类结构，将中医临床术语顶层概念分为17个大类，并对每个顶层分类进行了详细的定义和描述。以此为基础研制的《中西医结合临床术语系统顶层分类国际标准》(ISO/TS 22990：2019 Traditional Chinese medicine—Categories of clinical terminological system to support the integration of clinical terms from traditional Chinese medicine and western medicine)建立了中医与西医临床术语相融合且逻辑一致的核心分类框架。

目前，在中医药语义信息标准方面，正在研制的ISO国际标准涉及中药炮制语义分类、中药生产加工过程语义分类等。

### 四、中医药术语信息系统

在国际上，《国际疾病分类》(ICD)由世界卫生组织(World Health Organization，WHO)制定。ICD是根据疾病特征，按照规则将其分门别类并用编码表示的疾病分类系统。其目的是收集不同国家、地区及其不同时期的数据，对系统记录的发病率和死亡率进行分析、解释和比较。ICD依据疾病的4个主要特征[病因、部位、病理、临床表现（包括症状、体征、分期、分型、性别、年龄、急慢性、发病时间等）]进行分类。2018年6月，WHO发布ICD-11，首次纳入传统医学，建立了"病证内容模板和病证分类框架"，传统医学章节共有536个条目，其中473条是术语条目，包括具体疾病名160余条（包括脏腑系统疾病、外感病、精神情志病等）、证候200余条（包括八纲证、脏腑证、气血津液证等）及病因、症状等其他类型术语。各国专家认为，这一框架构建不仅反映了中医理论体系的特点，符合中国传统医学的病证内容，同时也兼顾了相关国家传统医学的内容。

（李海燕　崔　蒙）

## 第二节　中医药数据研究进展

中医药数据泛指中医药临床、科研等产生的数据，它同一般信息资源一样，具有生命周期的特征，本节前半部分从生命周期角度对于中医药数据的创建、加工、访问、保存及分析的研究情况进行综述；由于中医药临床数据在中医药数据中占有重要且特殊的地位，故本节后半部分对中医药临床数据的信息化研究进行综述。

## 一、中医药数据的创建、加工、访问及保存

中医药学和现代医学相对而言，并未有 EB 量级的组学数据、分子影像学等类数据产生，但中医药研究者也努力结合现代物理及化学技术获取更加海量的数据，推进了中医药的诊断客观化、治疗客观化。在诊断方面，有学者研制了脉诊仪，产生了大量的压力、张力、超声等传感数据；有学者研制了动作器模拟医师或传感器虚拟患者，产生了新型数据；舌诊仪也从二维采集图像发展到彩色三维点云数据采集。在治疗方面，有研究者利用仿真技术，把传统的正骨治疗手法进行虚拟仿真，产生了大量定量数据。近年来，中医药领域除了传统的海量临床数据，也逐步积累大量中医药特色诊疗定量数据。

中医药原始科学数据获取以后，需要对原始数据进行加工，才能开展进一步的分析。除了传统的降噪、清洗之外，中医药开展了大量独特的数据加工研究和数据规范相关研究等。数据加工方面，有研究者建立中医药数据共建共享系统，把大量研究类论文中的关键内容抽取出来，供其他研究者查询、统计使用；有研究者对中药数据进行性味定量化研究；有研究者对证素、药素信息进行抽取研究；有研究者利用属性约简方式进行诊疗关键数据提取。数据规范相关研究主要集中在中医药本体研究，包括构建特定中医药领域的症状、疾病、理论的本体研究，也有类似本体对齐等本体构建方法学方面的研究。

基于数据库技术的普及，目前很多研究者自行设计开发数据库。科研数据以数据库的方式被保存，不仅方便对临床数据进行管理，也为数据的深层次分析提供了良好的基础。

由于中医药数据涵盖大量临床数据，而临床数据基于其私有特性，无法转化为公开数据，大部分中医药数据基本处于"谁生产谁分析"的状态。近几年来，不断有临床研究单位联盟打破了以往的数据私有壁垒，实现了一定范围内不同单位间的临床数据共享，促进了数据的融合利用，如多个临床单位和信息科研单位共同建立了肾病大数据平台。

除此以外，从古籍数据到科研结果数据，中医药科学数据逐步被数字化、结构化，由此产生的数据访问平台不仅为用户提供便捷的检索和查询，还提供了统计挖掘、在线分析等新型服务。

## 二、中医药数据的分析和再利用

中医药数据分析研究目前处于一个爆发式增长的状态。由于存在大量传承工作及海量临床文献数据亟待挖掘，大量挖掘算法被引入中医药研究中。其中，有些算法非常成熟，应用也较为普遍，如关联分析、聚类分析、粗糙集、复杂网络、决策树、贝叶斯、向量机等；也有一些算法不太常用，如隐结构、马尔可夫链、Hadoop 技术、FP-growth 算法、随机森林、属性偏序结构等。被分析的中医药科学数据，除最常见的中医临床数据外，中医药相关领域的科学数据也被纳入，如气象数据。相关研究如气温与中医证候的关系、出生年份干支运气与人寿命的关系等。

已有研究产生的数据，研究者会从不同角度加以深层利用。在开展新的研究前，有研究者会对

以往研究的数据进梳理；有研究者融合多领域数据进行分析以发现新的知识，如应用中药网络药理学分析中药的临床效用；有研究者研制出中医药数据分析的专用工具，协助研究者分析数据，如《医案大数据分析系统》《方剂识别工具》；有研究者利用人工智能技术研制工具，辅助临床诊疗，如一些智能辅助诊疗专家系统。

### 三、中医药大数据中心、健康云平台建设研究

2014年12月29日，中国中医科学院中医药数据中心暨全民健康保障信息化工程中医药项目办公室同时挂牌成立。目前，该中心承担全民健康保障信息化工程中医药业务平台、中央直属（管）六家医院信息集成平台、国家病案首页采集与分析平台、基层中医馆健康信息平台、中医药科学数据平台、科技部重点研发计划项目中医药大数据中心与健康信息云平台构建等科学研究与工程建设任务。

截至2018年4月，我国已有30个省、自治区、直辖市完成省级中医药数据中心的机构组织和建设，27个省、自治区、直辖市完成数据中心的硬件基础设施建设，16个省、自治区、直辖市完成省级平台与国家中医药数据中心平台的互联互通。国家-省级中医药数据中心的两级体系建成后，将覆盖全国31个省、自治区、直辖市，全面建成以推进云计算、大数据、物联网、移动互联网等先进信息技术在中医药领域的运用，以及实现各基层医疗机构之间、医疗机构与卫生管理部门之间的互联互通、信息共享，具有重要的现实意义。

我国医疗卫生行业已经开始了基层医疗卫生机构中医诊疗区（中医馆）建设的研究和实践工作。基层医疗卫生机构中医诊疗区（中医馆）健康信息云平台利用云计算技术，搭建了辨证论治、远程会诊、中医药知识库等业务系统，通过信息化为提升中医临床科研提供数据服务。基于"云平台"，实现对现有硬件资源的灵活分配和使用，如嘉兴"中医云"打通中医信息库和医院HIS系统，覆盖全市中医院和所有基层医疗卫生机构，为基层中医师、全科医师及西学中医师进行辅助开方、合理用药、学习中医知识提供便利。

### 四、中医临床科研信息共享研究

2012年，中医药行业专项"全国中医医疗与临床科研信息共享关键技术及应用研究"研制的中医医疗与临床科研信息共享系统（以下简称"共享系统"）已在20余家国家中医临床基地及全国近百家中医医疗机构得到应用。

中医临床研究数据管理等共性技术平台以评价中心人员为基础，研发的中央随机管理系统、中医临床数据管理系统等10余年来已经为全国中医药行业200多项课题研究提供了数据管理、临床研究设计、统计分析等服务，业务量日渐增多，在领域内的认可度不断提高。

2017年2月11日，中国针灸学会针灸病例注册登记研究联盟成立，标志着国际范围内针灸学界首个针灸病例注册登记研究启动。该平台根据真实世界临床研究的思路，将散在的单病例规范准确地收集起来，建立共享数据库，为基于患者结局评价的病历登记注册研究提供技术支撑，目前已经有6个项目在该平台开展，且该平台的研究也得到了国际针灸界的高度关注。

### 五、中医医院信息集成系统研究

由国家卫生健康委员会牵头组织建设的全民健康保障信息化工程，中医药是其中六大业务平台之一，中国中医科学院中医药数据中心承担了中医药项目办公室及技术支持和中医药数据分中心建设等工作。

目前搭建了中医药专科专病信息服务系统、中医药服务项目监管信息系统、中医药标准服务信息系统、中医医疗广告动态监管信息系统、中医预防保健监管与服务信息系统、中医药政务协同信息系统、中医药经验传承服务信息系统、中药品种基础数据服务信息系统、中医临床业务基本信息共享服务信息系统，并按计划推进相关工作。

### 六、中医药临床信息系统数据规范化管理研究

中医药临床数据难以管理和利用，可以归结为对象属性复杂、数据海量及对象间关系复杂。例如，目前中国中医科学院中医药数据中心数据存储容量已达PB级，而且各记载中的名词术语不规范，描述简单，一词多义、一义多词的现象十分普遍，从而导致信息杂乱；中医药自身的特点导致其属性表述方式不统一等情况，导致传统数据管理模式无法对其进行有效管理。

谢佳东等剖析我国中医和中西医结合医院的中医住院病案首页填写的质量情况，探讨了影响中医住院病案首页质量的潜在因素。王明飞等通过分析5844份中医病案首页的填写情况，对优化病案首页指标体系的填写准确性、疾病编码正确率及成立医院病案管理委员会的专业组织等方面提出解决对策。

丁长松等指出，大数据技术通常采用"无模式"数据库，数据存储模型能较好地解决中医药信息中复杂的数据存储对象；解决海量中医药数据需要具有可扩展性的分布式文件系统，而且规模不同的文件需要采取不同的策略。中医药数据库中存储对象之间的复杂关系实际上是客观存在的联系，图作为表示事物之间联系的有效手段，可以表示这种复杂关系。

总之，只有制定中医药数据采集、交换和集成等标准规范，突破中医药多源异构数据处理与建模等关键技术，研发中医药数据采集、集成、共享及创新应用的方法学体系，才能支撑实现集成中医电子病历、病案首页、基层中医馆业务数据及中医科研项目数据，为中医药现代化提供数据支撑、技术支持和平台服务。

（李国正　李园白　崔　蒙）

## 第三节　中医药知识图谱研究进展

知识图谱（knowledge graph）是在大数据时代出现的一种新型的海量知识管理与服务模式。知识图谱的核心部件被称为"语义网络（semantic network）"。它是一种基于图的知识库系统，图中的节点

代表领域概念，图中的边代表概念之间的语义关系。知识图谱是以语义网络为骨架构建起来的巨型知识系统，能捕捉并呈现领域概念之间错综复杂的关联，使各种信息系统中琐碎、零散的知识片段得以相互连接。

目前，知识图谱已成为学术界的研究热点。国内外互联网公司为改进搜索质量也纷纷构建知识图谱，如谷歌公司构建包含约5亿个事物（对象）和35亿条语义关系的大型知识图谱。知识图谱技术在中医药领域具有广阔的应用前景，能够帮助研究人员对中医药知识体系进行系统梳理，分析中医药知识之间的联系，理清学术发展脉络，并能集成中医药知识资源，优化知识检索，支持多种智能应用。本节将对近年来中医药知识图谱的构建和应用研究工作进行系统阐述。

### 一、中医药知识图谱的构建

如图7-1所示，中医药知识图谱是由中医药学语言系统（traditional Chinese medicine language system，TCMLS）这样的领域通用本体，以及中医养生知识图谱、中医临床知识图谱、中药知识图谱、方剂知识图谱及中医特色疗法知识图谱等一系列子领域的知识图谱（或称知识图谱模块）相互关联所构成的知识体系。为建成一个完整覆盖中医药领域的知识图谱，需要逐一设计和构建中医药各个子领域的知识图谱（从而满足特定的应用需求），再将各个知识模块关联并融合起来。中医药知识图谱建设将是一项长期的系统工程，学者们已开展了中药、疾病、名老中医、临床、养生、特色疗法及文献等方面的知识图谱构建研究。

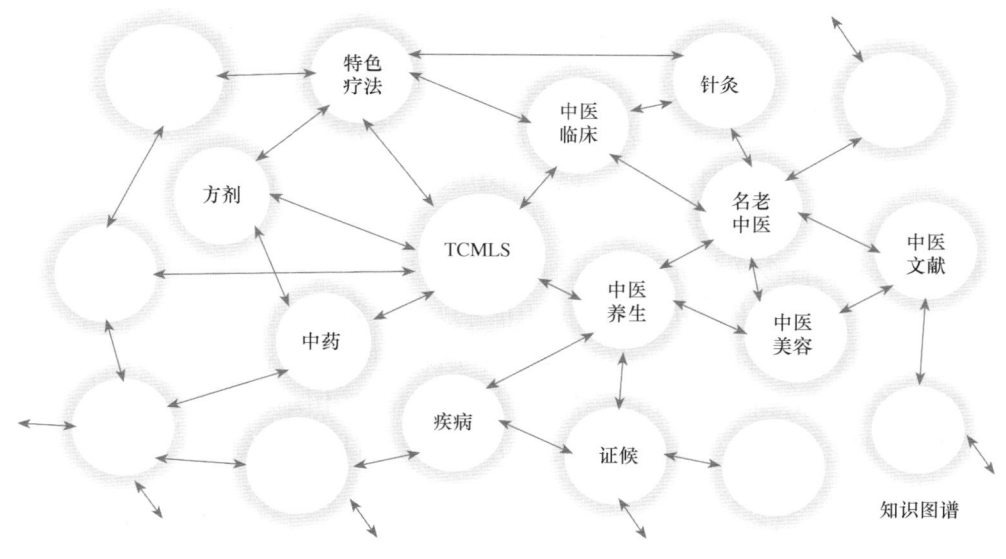

图7-1　中医药知识图谱

注：空白球表示待扩展内容

中国中医科学院中医药信息研究所在国内率先开展了中医药知识图谱的建设工作。该所拥有大型术语系统和大量的文献、数据资源，为构建中医药知识图谱创造了条件，如包含十余万条中医概念及百余万条语义关系，基本覆盖了中医药学科概念体系的大型语义网络——TCMLS。于彤等以其为骨架，将中医药领域现有的术语资源和数据库资源融合起来，构成大规模知识图谱。该知识图谱是 TCMLS 的一种自然扩充，其知识内容更加丰富，对于中医药工作者和大众更具有参考价值和服务价值。

于彤等集成名医经验、临床指南、诊疗规范、古今医案、临床研究文献等临床知识资源，构成了中医临床知识图谱。该知识图谱由病、证、症、理、法、方、药等核心临床概念构成，包含症状关联关系、症状疾病关系、症状证候关系、中西医疾病关系、治疗关系、方药组成关系等语义关系。其核心知识源是海量医案，在构建过程中重点研发医案知识标准化、结构化及从医案中自动抽取知识的方法，实现从中医医案到知识图谱的转换。该知识图谱能够实现临床知识体系可视化，帮助中医药工作者梳理医案中蕴含的知识，在临床知识检索、医案挖掘及临床决策支持系统中都具有应用价值。

朱玲等依据 ISO 技术规范《中医文献元数据》构成了中医古籍文献的知识图谱，它能够对古籍元数据进行图形化表示，清晰地揭示中医古籍文献的版本信息、馆藏信息、作者及其他责任者的贡献，梳理了学术传承脉络，还能够支持文献存储、处理、记录、维护和交换，实现各馆藏文献元数据共享及文献库系统互操作，有利于中医古籍资源的保护、整理和挖掘。

刘丽红等基于中药方面的数据库，采用语义集成和语义映射等技术构建了一个中药知识图谱。他们首先根据中药领域模型的特点，构建了一个包括中医疾病、方剂、中药、中药化学成分、药理作用、中药实验、化学实验方法在内的中药本体，进而建立本体与关系型数据库之间的映射，基于本体实现中药化学成分数据库、中国方剂数据库、中药化学实验数据库、中国中药数据库、中药药理实验数据库、临床医案数据库等数据库的集成，形成了中药知识图谱。该知识图谱以"中药化学成分"为核心，建立了方剂、中药、中药化学成分、疾病等概念之间的语义关系（如方剂 - 中药组成关系、中药 - 化学成分关系等）。它建立了传统医药概念与实验科学概念之间的关联，实现历代医家经验、中医经典与现代科学的知识融合，从而支持中药研究和临床用药分析。

王蕊等构建了中医特色疗法知识图谱，以此对中医特色疗法进行系统梳理，揭示领域内部知识点之间的相互关系，支持中医特色疗法的收集、研究和推广。

于彤等基于中医养生古今文献资源，广泛收集饮食、药膳、药物、针灸、运动、按摩、起居等 12 类养生方法，通过知识图谱梳理中医养生知识体系，建立养生思想、原则、方法与疾病、体质、证候、环境、节气等因素之间的关系。该知识图谱可实现基于个体特征和时空环境，进行养生保健、疾病防治的个性化知识推荐，能够帮助中医养生专家探索和研究中国传统的颐养身心、增强体质、预防疾病、延年益寿的理论和方法，并用这种理论和方法指导人们进行保健活动。

## 二、中医药知识图谱的应用

知识图谱最初旨在实现更智能的搜索引擎，在学术界研究和业界普及的过程中则扩展到智能问答、情报分析、反欺诈等诸多方面。中医药知识图谱有助于实现中医药领域大量数据资源的关联和整合，解决"数据孤岛"问题，进而支持知识检索、知识问答、知识分析、知识推荐及知识推理等多种应用。

知识图谱能够以图形化的方式表达领域概念之间的关联关系，实现知识体系的可视化。知识图谱凸显出了中医药领域的核心概念和知识点，快速呈现知识的结构和相关性。它协助用户探索复杂的中医药知识体系，在概念层次上浏览领域知识资源，发现具有潜在关联的"知识孤岛"。用户可通过交互的方式来浏览领域概念，并选择其中的某个概念开始构造查询或搜索，从而迅速发现所关注的知识。

知识图谱可嵌入知识检索系统，帮助系统更好地理解用户的意图，提升搜索结果的准确性、全面性。知识图谱区别于传统的"关键词搜索"，不是单纯的抓取网页数据，而是引入"语义理解"技术，试图理解用户的搜索意图，才能把搜索结果准确地传递给用户。

基于知识图谱还可实现中医药知识问答。阮彤等采用基于模板的方法实现了中医药知识问答，如"柴胡疏肝汤的组成"匹配"实体＋属性"模板，在知识图谱中查询柴胡疏肝汤的相关属性即可得到答案。

在中医临证经验发现与传承方面，知识图谱也可成为非常有用的工具。通过构建知识图谱，可以建立古代医家、名老中医、中医专家、学术流派之间的关联关系，系统总结历代医家的学术思想、临证经验、代表性方药等信息，以此来分析代表流派的学术发展源流，有助于中医名家和代表性流派的学术思想传承和古籍文献整理。

知识图谱还可以支持更高级的智能应用。它能辅助中医研究人员对中医古籍文献进行深度挖掘，从中发现新知识。此外，知识图谱能够支持机器推理，也就是从已有的知识中自动推导出新的知识，由此可被用于机器自学习和预测，也可用于对知识库进行自动补全。临床决策系统则可根据知识图谱中定义的关系，计算出辨证诊断结果，并主动推荐治疗方法（如汤药处方推荐、中成药推荐）和用户可能感兴趣的知识（如养生方法推荐等）。

（于 彤　崔 蒙）

## 第四节　中药智能制造研究进展

中药信息学作为中药学与信息科学理论和实践交叉融合发展的新兴学科，是研究在中医药理论指导下贯穿中药从理论到实践全过程中信息传递与表达规律的一门科学，也是科技创新驱动提升中药行业发展的必然趋势。2015年至今，中药产业的智能制造领域研究和实践获得了突破性进展，以信息科学技术发展为依托的中药方剂配伍研究也在不断推进中，产业的智能化与方剂的深入配伍研究将推动中药信息学的进一步发展和延伸。

### 一、中药产业的智能制造

伴随着信息技术、新能源、新材料等重要领域和前沿方向的革命性突破及交叉融合对原有制造模式、生产组织方式和产业形态形成的深刻变革。2015年至今，无论是从国家层面还是企业针对自身发展需求而主动变革，中药产业的智能制造研究和探索应用发展迅猛。

### （一）中药智能制造的国家政策引导和支持

为促进"制造强国"建设，国务院印发了《中国制造 2025》，并把智能制造作为主攻方向。工业和信息化部自 2015 年启动实施"智能制造试点示范专项行动"，2016 年启动实施"智能制造综合标准化与新模式应用项目"。其中，2015—2018 年总计资助"智能制造试点示范项目"305 项，累计资助原料药、药品及保健品生产行业 10 项，详见表 7-1；从 2016 年起，组织实施"智能制造综合标准化与新模式应用项目"509 项，累计资助原料药、民族药、生物制品、医药机器人等 23 项，详见表 7-2。

表 7-1　工业和信息化部"2015—2018 年中药及保健品智能制造试点示范项目"医药类相关项目汇总表

| 年度 | 项目名称 | 项目承担单位 |
| --- | --- | --- |
| 2015 | 中药生产智能工厂试点示范 | 江苏康缘药业股份有限公司 |
|  | 药品制剂生产智能工厂试点示范 | 海南普利制药股份有限公司 |
| 2016 | 现代中药智能制造试点示范 | 天士力制药集团股份有限公司 |
|  | 中药保健品智能制造试点示范 | 江中药业股份有限公司 |
|  | 保健酒智能制造试点示范 | 劲牌有限公司 |
|  | 药品固体制剂智能制造试点示范 | 丽珠集团丽珠制药厂 |
|  | 中药饮片智能制造试点示范 | 康美药业股份有限公司 |
| 2017 | 中药智能制造试点示范 | 广州市香雪制药股份有限公司 |
|  | 天然植物药提取智能制造试点示范 | 昆药集团股份有限公司 |
| 2018 | 植物提取物智能制造试点示范 | 晨光生物科技集团股份有限公司 |

表 7-2　工业和信息化部 2016—2018 年"智能制造综合标准化与新模式应用项目"医药类相关项目汇总表

| 年度 | 项目名称 | 项目牵头单位 |
| --- | --- | --- |
| 2016 | 中医药产品智能制造新模式应用 | 北京同仁堂健康药业股份有限公司 |
|  | 智能制造新模式及智能工厂改造项目 | 石药控股集团有限公司 |
|  | 注射剂生产与质量管理过程中的智能制造新模式应用 | 湖南科伦制药有限公司 |
|  | 高端生物医药机器人及装备智能制造新模式应用 | 楚天智能机器人（长沙）有限公司 |
|  | 大宗原料药及医药中间体智能制造新模式 | 东北制药集团股份有限公司 |
| 2017 | 复方丹参滴丸智能制造新模式应用 | 天士力制药集团股份有限公司 |
|  | 现代中药制造数字化车间 | 神威医药科技有限公司 |
|  | 中药提取智能制造新模式 | 江中药业股份有限公司 |
|  | 胶类中药全流程协调智能制造新模式应用项目 | 东阿阿胶股份有限公司 |
|  | 中药固体制剂智能工厂集成应用新模式 | 九芝堂股份有限公司 |
|  | 保健品行业连续化生产智能制造示范应用 | 汤臣倍健股份有限公司 |
|  | 中药口服固体制剂数字化车间新模式应用 | 天圣制药集团股份有限公司 |
|  | 中药制剂全流程智能制造新模式应用 | 国药集团同济堂（贵州）制药有限公司 |
|  | 维吾尔药智能制造新模式应用 | 新疆维吾尔药业有限责任公司 |
|  | 中药配方颗粒智能制造新模式应用 | 华润三九医药股份有限公司 |

（待续）

(续表)

| 年度 | 项目名称 | 项目牵头单位 |
|---|---|---|
| 2018 | 生物制品智能化工厂新模式应用 | 金宇保灵生物药品有限公司 |
| | 中成药制剂数字化车间新模式应用 | 华润三九（枣庄）药业有限公司 |
| | 年产百亿贴膏剂产品智能制造数字化工厂 | 河南羚锐制药股份有限公司 |
| | 生物发酵类原料药智能制造新模式应用 | 宜昌三峡制药有限公司 |
| | 中药配方颗粒跨区域全产业链智能制造新模式应用 | 江阴天江药业有限公司 |
| | 动物疫苗智能制造新模式应用项目 | 青岛易邦生物工程有限公司 |
| | 基于自主核心智能装备的藏药外用制剂智能工厂建设 | 西藏奇正藏药股份有限公司 |
| | 儿童中成药数字化车间新模式应用 | 重庆希尔安药业有限公司 |

同时，工业和信息化部、国家标准化管理委员会共同组织制定了《国家智能制造标准体系建设指南（2018年版）》，针对智能制造标准跨行业、跨领域、跨专业的特点，立足国内需求，兼顾国际体系，建立涵盖基础共性、关键技术和行业应用等3类标准的国家智能制造标准体系。

### （二）中药智能制造的企业实践

江苏康缘药业股份有限公司于2012年启动"中药先进制造关键技术研究和中药智能化提取精制工厂建设"项目，2015年2月通过药品生产质量管理规范（Good Manufacturing Practice，GMP）认证，同年3月投入使用。天士力控股集团的"现代中药智能制造"项目，建设成为符合美国FDA/欧洲药品管理局（European Medicines Agency，EMA）/GMP要求的，以"数字化、智能化、集成式"为特征的中药智能制造车间及技术体系。山东丹红制药有限公司以制药工程科技创新推动现代中药大品种快速成长，创建了3大技术平台及10余项关键技术。此外，广东太安堂药业股份有限公司的中药提取数字智能化工厂已落成，马应龙药业集团建成符合其软膏炮制特点的中药智能生产线。

### （三）中药智能制造的理论研究

乔延江等提出了由连续制造、智能集成、智能模拟和智慧应用4个方面组成的中药智能制造关键技术体系。其中，基于系统方法和模型建立的连续制造对过程更多地采用高强度在线监测和实时整体质量控制，提高了产品一致性和工艺可放大性；智能集成应用先进的智能传感器和智能感知工具，有机集成中药生产过程中分散的数据和关键的制造资源，构建工业大数据平台，将中药制造过程透明化，随时感知生产过程的动态变化；智能模拟指借助信息学、人工智能和化学计量学的手段及策略，深入探讨多尺度、多维度数据之间的联系，挖掘隐藏在数据背后的工艺特征和模式，分析工艺参数与质量参数之间的关系，将生产过程中的复杂信息知识化；智慧应用指以算法库、模型库和工艺知识库为支撑，开展面向中药生产线的智能设计、智能分析、智能控制和智能优化服务。

## 二、信息学方法支撑下的中药配伍研究

各种规则及算法与中药方剂配伍有机结合，形成了诸多成熟的临床辅助用药的挖掘和决策系

统，并在此基础上可以推导出符合中医药理论特点的用药规律，并为中药的新药研发提供可行的数据依据。

### （一）组方分析与核心方挖掘

魏丹妮等收集《中医方剂大辞典》中治疗月经病的方剂1761首，采用Apriori关联规则算法，对比分析4种治疗月经病方剂中高频药物、配伍规律及核心药物组合；治疗月经不调方剂中提升度显著的潜在关联规则为"水蛭→虻虫""乳香→没药"等，而治疗闭经方剂中则为"苏木→红花""虻虫→水蛭"等；以数据驱动方式对《中医方剂大辞典》中治疗月经病的方剂进行对比研究，能有效地反映4种治疗月经病用药的异同点，发现潜在的中药配伍规律，并能明确核心中药。朱习军等研究了Apriori算法在挖掘医案数据时的性能与不足，并提出Apriori算法的改进算法——Apriori-BSO算法，将其应用于哮喘用药数据及症状-用药联合数据进行关联分析，挖掘出的医药方剂配伍规律及症状与用药之间的关联关系。

### （二）配伍验证

李德琳等采用FP-growth算法，对选取的大规模中医抗病毒经典方药文献数据，按剂型（汤、丸、膏和锭）分别进行频数和关联规则分析。结果表明，FP-growth算法性能优良，在大规模方剂数据集筛查挖掘中具有较强的泛化性和鲁棒性。于静等以Access 2013为例，选取临床122首处方对药对进行关联规则分析，探讨了通过使用Access作为基本工具并结合运用关联规则公式进行组方配伍验证的可行性。

### （三）证候与方剂对应分析

谢天宇等采用一种学习深层非线性网络结构，利用挖掘出的信息建立数据仓库和训练模型，确定新型算法中更高效的网络权重，设计出了"证候"到治法"方剂"具有复杂线性关系与大数据等特点的新型算法，实现"证候"到治法"方剂"的相对准确对应。

### （四）成熟中药方剂软件系统应用

王静等基于中医传承辅助平台的数据挖掘方法，整理得到治疗"真布病"的常用药对16个，最终提取与已有的118首方剂不同的8个新方组合，主要以补益、祛湿、舒筋为功效，其结果有待临床进一步验证。彭素娟等应用中医传承辅助系统软件并采用系统中的关联规则、改进互信息法、复杂系统熵聚类等无监督数据挖掘方法，分析袁长津教授治疗咳嗽的用药及组方规律，挖掘袁长津教授治疗咳嗽的基本方及10首新处方。杨彩凤等利用中医传承辅助系统软件对1989—2016年中医药治疗高尿酸血症相关文献中的中药处方进行组方规律分析，得出该病治疗的核心用药，并挖掘出28个核心组合和14首新处方。

（潘艳丽　崔　蒙）

## 第五节 中医古籍研究进展

中医古籍是我国古籍文献的重要组成部分,也是开展中医传承创新的重要依据之一。近年来,中医古籍的保护和利用等方面取得了重要进展。

### 一、《中华医藏》项目

2018年,《中华医藏》编纂出版工作正式启动,该项目由文化和旅游部牵头,国家中医药管理局具体推进实施,全国中医行业古籍保护中心(中国中医科学院中医药信息研究所)组织具体实施,重点对中医古籍进行系统调研选目、书目提要编纂出版、数字资源库建设和原书影印出版。该项目集保护、传承、整理、利用中医古籍为一体,着力推动中医古籍的学术研究和资源开放共享,是继"道藏""大藏经""儒藏"之后又一项全面揭示中医药发展源流、系统复兴中华传统文化的重大基础性学术建设工程。《中华医藏》从现存的近万种医药古籍和民族医药古籍中遴选出2289种(含中医药古籍2065种、少数民族医药古籍224种),分阶段影印出版(第一编、第二编、第三编、第四编)。第一编为经典著作及其注释研究、伤寒金匮、本草、养生、医史类,第二编为基础理论(含阴阳五行、病因病机、藏象骨度等)、诊法、针灸按摩、方书类,第三编为临证各科(含临证综合、温病、内科、女科、外科、伤科、眼科等)、医案医话医论、其他(含丛书等)类,第四编为民族医药类(藏、蒙、维、傣、彝)。各类所收古籍的序列,按成书年代先后编排;各类之下设"类叙",综述该类文献的产生、发展概况及学术源流。所收每种书均做内容提要,汇集成《中华医藏总目提要》,对入选医籍进行原书影印出版,实现中医经典古籍的再生性保护,同时建设《中华医藏》数字资源库和中华医药古籍总目数据库,推动中医古籍资源更好地向社会开放、共享。

### 二、中医古籍资源调查与研究进展

中医古籍资源调查研究的目的是为了继承和发扬中医药学遗产,它是中医古籍保护、发掘、整理研究的基础。2014年,中国中医科学院中医药信息研究所出版了《中国中医科学院图书馆古籍普查登记目录》,成为全国较早完成普查登记工作的古籍收藏单位之一,这一时期各大公共图书单位也相继出版了古籍普查登记目录,其中包括中医书目普查登记目录。李鸿涛等对全国代表性的183家收藏单位的中国近代中医药期刊资源进行调研,2018年编写出版了《中国近代中医书刊联合目录》。2013-2015年,中国中医科学院图书馆依托"全国中医古籍资源调研、核查与联合书目编纂"课题,以之前3次全国调研《中国中医古籍总目》的150家图书单位为基础,建立全国联合书目数据库;随着深入调查,目前已完成17个省、自治区、直辖市的书目数据核查,更正书目300余条,调研新增53家图书单位书目,采集书目5000余条,从广度与深度上扩大了中医古籍资源的调查研究范围,充实了新品种、新内容。

### 三、中医古籍的影印与整理研究

在中医古籍影印的再生性保护方面，大量珍善本中医古籍先后影印出版。例如，近5年中国中医科学院图书馆继续影印出版《中医古籍孤本大全》系列丛书，截至2018年已先后影印出版12批共205种中医古籍孤本。在海外医籍影印方面，以郑金生及其团队为代表，2016年11月影印出版了《海外中医珍善本古籍丛刊》，该丛刊收录散佚海外的中医古籍，多为国内已经失传或存藏极少的珍稀书种和版本，共427部，涵盖了11大类。包括国内外现存宋元本10余部、明清刻本数百部、近代抄本7部，另外和刻本、日本抄本、朝鲜刊本百余部收录其中，最终成书402册，另撰写提要1册。该丛刊的出版不仅使国内已佚传本得到补充，而且还使许多残本得到还原，并且更改了一些医史之误。

在中医古籍点校整理研究方面，也涌现了一批成果。例如，2014年正式出版的《中医古籍珍善本点校丛书》是源于国家科技部基础性工作专项资金所资助"中医药古籍与方志的文献整理"项目，该项目从200种珍本医籍中选择未曾系统研究或整理且具有较高学术价值的30余种进行点校整理。2010年，国家中医药管理局设立"中医药古籍保护与利用能力建设项目"，由山东中医药大学等多家中医文献研究机构承担，对400余种重要的中医药古籍进行了校注整理，该项目是自1982—1986年国家卫生健康委员会组织第一批、第二批重要中医古籍整理出版工作以来，又一次由中央财政安排专项资金支持、国家中医药管理局组织的大规模中医药古籍保护与利用能力建设工程。

此外，对中医古籍的研究形式也不拘泥于单纯的影印和校刊整理，还有训诂和经典医籍的影校对照等文献研究形式。例如，从嘉庆年间开始，有学者对《黄帝内经》进行训诂研究，已不把注意力放在分析《黄帝内经》的韵脚字上，而是利用前代古韵成果研究《黄帝内经》的字义，取得重大成就，如《素问校勘记》《灵枢校勘记》《黄帝内经素问校义》《舒艺室随笔》《札迻》《读书余录》《左盦集序》等，都利用古韵知识研究《黄帝内经》训诂，取得重大成果，至今仍有重大影响。有鉴于此，钱超尘于2015年9月16日开始主编《清儒黄帝内经小学研究丛书》。本套丛书入选著作大多未曾经过校注整理，但其中不乏如顾观光《素问校勘记》《灵枢校勘记》、冯承熙《校余偶识》、张文虎《舒艺室续笔》、孙诒让《札迻》、陆懋修《内经难字音义》、傅山《黄帝内经批注》、顾炎武《音学五书》、王念孙《素问合韵谱》《广雅疏证》等学术水平上乘、文献价值巨大的善本、孤本，入选书目凡涉及《黄帝内经·素问》《黄帝内经·灵枢》者皆影印最好底本，并将原文录入，书末附研究者后记。这些资料的整理出版，具有重要的中医文献意义和古籍研究传承价值，填补了中医文献对该领域研究的空白。2015年，国家中医药管理局委托中国中医科学院进行"《本草纲目》整理研究"，在此工作的基础上，中国中医科学院又立项了"《本草纲目》影印对照研究"古籍抢救课题，张志斌、郑金生团队采取对《本草纲目》影校对照、繁体竖排、全式标点的方式，以现存金陵原版为底本做彩色影印，严格按照校勘学、训诂学的要求对全文进行校勘，书影与相应点校文字放在单双页面的同一视野，全文不仅标注书名号，并且标注专名号，这是此前在《本草纲目》研究中从未有人做过的研究方式，研究成果《本草纲目影印对照》于2017年正式出版。

### 四、中医古籍数据库研究进展

**（一）基于图片格式的中医古籍数据库建设研究——以"国医典藏"为例**

中国中医科学院中医药信息研究所依托自身馆藏优势研发了"国医典藏"数据库（图 7-2），该数据库收集历代典籍 500 种 2500 册，按照《中国中医古籍总目》分类法，分为医经、基础理论、伤寒金匮、诊法、针灸推拿、本草、方书、临证各科、养生、医案医话、医史、综合 12 类，涉及 65 个二级类目。该数据库以古籍原版彩色扫描图像为基准，对中医古籍的内容进行深度标引，并且对古籍图片中的知识点进行精准定位；通过中医古籍后控词表搭建了古籍的知识桥梁，实现了数据库内古籍的语义检索；邀请中医专家精心撰写内容提要，便于读者深入认识和阅读古籍。

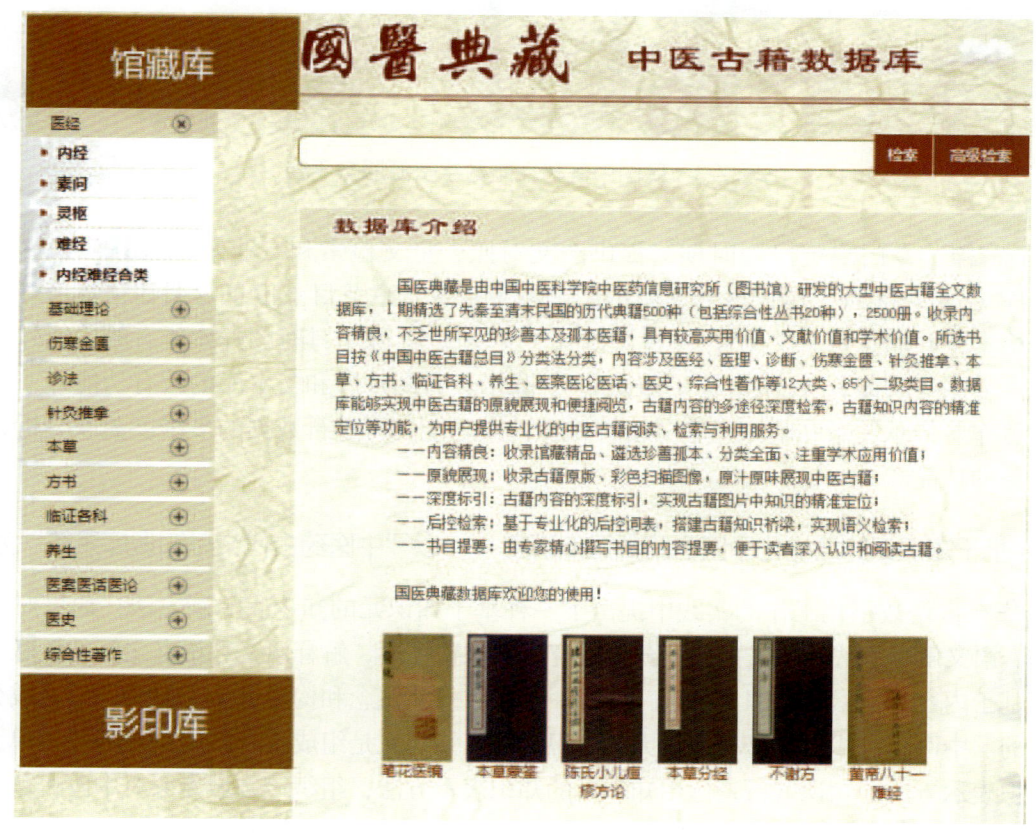

图 7-2 国医典藏中医古籍数据库

古籍知识深度检索和精准定位利用现代信息技术和数据挖掘等手段对中医古籍文献知识进行解析、归类、重组和关联，使其成为结构化的知识库，实现了中医古籍文献的知识发现和知识服务。

**（二）基于古籍数字化的数据库建设——以"民国医粹"为例**

"民国医粹"是中国中医科学院中医药信息研究所在馆藏的民国中医药文献高精度数字化的基础

上，全面收集国内重要的民国相关文献，遴选民国中医药精品医籍和民国中医药精品期刊，研发的民国中医药文献数字资源服务平台（图7-3）。该数据库中含有民国中医药精品医籍4000种、民国中医药精品期刊250种，基本涵盖了民国大部分中医药重要文献。

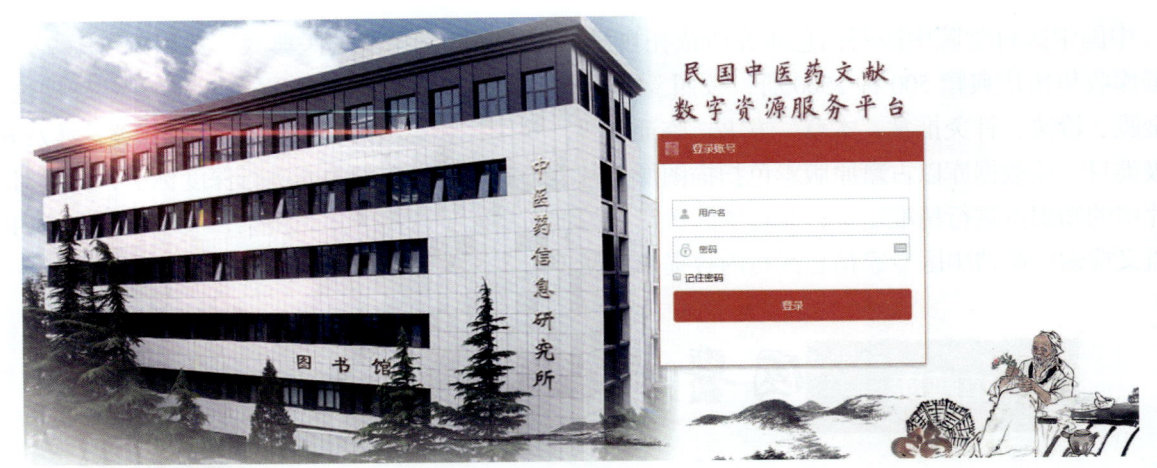

图7-3 民国中医药文献数字资源服务平台

"民国医粹"专门限定民国时期，提供图文对照、全文检索和专业知识服务，其中"民国医粹（图片库）"可以实现民国中医药文献的图书题录信息、章节目录信息及期刊题录信息、论文题录信息的检索，并能查看原文图片；"民国医粹（文本库）"除了具有图片库所有的功能外，还具有全文检索、复制等功能；"民国医粹（知识库）"除了具有图片库和文本库的所有功能外，还具有针对医家、著作、传承关系和临床经验分析等知识检索功能，可进行数据的多维度关联分析，实现平台知识服务的功能。

### （三）基于知识元的结构化中医古籍数据库研究——以"中医药古代文献知识库系统"为例

柳长华在古籍数字化工作的实践中提出了一种基于知识元的知识表示新方法，通过对中医古籍知识结构、语义解释方式及语义关系的分析研究，建立数据库，解释语义和语义之间的关联，最终实现数据库基于内容的检索。知识元是由一个或一个以上的元概念和构建这个元概念的语义成分（属性词）构成的。中医药古代文献是一个巨大的知识系统，知识元是组成这一知识系统的基本单元。基于知识元知识表示方法的知识解析是运用知识元的知识表示方法，组织该领域专家对中医古籍的原始文本进行解析加工，形成结构化的XML文档，由此生成结构化的文献数据库，其系统功能大大优于当前的非结构化全文数据库。

中医药古代文献知识库是中国中医科学院中国医史文献研究所建立的结构化文献数据库。该数据库在中医古籍文本化的基础上，通过专家解析标注，形成以知识元为关联的知识网络，进而实现中医古籍知识库中知识的有效查询和发现知识。该数据库可以进行全文检索、限定检索，还部分实现了语义检索。中医药古代文献知识库是具有对大量文本信息进行存贮、检索、考证、推理、自然语言理解及机器辅助文献研究的功能系统。

### （四）基于本体和语义的中医古籍知识体系建立——以"温病古籍知识检索平台"为例

中国中医科学院中医药信息研究所运用领域本体的构建方法，确定古籍知识的概念类型、概念关系，结合语义网技术进行语义关联，形成古籍知识体系，实现计算机对中医古籍知识的有效分类、解析、关联。该所还基于上述知识体系，构建了温病古籍知识检索系统、本草古籍知识检索系统、古代方剂知识库、养生古籍知识检索系统、中医古籍文献知识库、医案古籍知识库等古籍知识检索系统，实现古籍中病、证、方、药等知识的关联、交互和深度检索，为临床和科研提供深度的中医古籍知识服务。例如，温病古籍知识检索平台包含100种温病古籍、2500余条数据、25个主要概念类型、15 000余条知识术语，通过结构化温病古籍原文，基于原文提取术语和知识点，分类规范词和术语，定义属性关系，并进行词和术语的语义关联，从而实现了温病古籍知识的关联检索及温病古籍和相关文献的信息整合，并可动态展示温病术语和知识点间的关联及其属性关系。

## 五、中医古籍现代应用的循证研究——以"痛泻要方"为例

中医古籍现代应用的循证研究可以遵循如下原则：①开展溯源研究，找到方剂或方剂组成药味的源头所在，并明确传承脉络。②进行古今数据比对研究，包含方剂组成、方剂适用证、炮制方法、药物剂量等的比对数据研究。③明确古方今用的依据及可扩展用法。刘思鸿等通过对中医古籍和现代文献中"痛泻要方"及其组方中药物的相关数据进行收集、整理、分析，较为全面地梳理了"痛泻要方"的发展传承脉络，明确了"痛泻要方"的历代记载情况，尤其是首载出处等；明确了主治病证、药物组成、药物剂量变化等情况；通过梳理发现"痛泻要方"自《丹溪心法》收录该方后，历代文献沿革中变化较小且多是沿用了其治痛泻的用法，仅略有扩展，从而佐证了"痛泻要方"的现代应用。刘思鸿等的研究提供了"痛泻要方"今用的古代文献的循证依据，为开展古方今用的循证研究和申报中药经典名方复方制剂提供了示例。

（张华敏　潘艳丽　崔　蒙）

# 参 考 文 献

［1］ 李海燕. 中医临床信息标准体系框架与体系表的构建研究. 北京：中国中医科学院，2012.

［2］ International Standardization Organization. ISO/TS 18790-1: 2015 Health informatics—Profiling framework and classification for traditional medicine informatics standards development—Part 1: Traditional Chinese medicine. [2019-09-26]. https://www.iso.org/standard/63381.html.

［3］ International Standardization Organization. ISO/TS 17948: 2014 Health informatics—traditional Chinese medicine literature metadata. [2019-09-26]. https://www.iso.org/standard/61081.html.

［4］ International Standardization Organization. ISO/DTS 22558 Health informatics—Classification of traditional Chinese medicine datasets. [2019-09-26]. https://www.iso.org/standard/73437.html.

[5] International Standardization Organization. ISO/TS 17938: 2014 Health informatics—Semantic network framework of traditional Chinese medicine language system. [2019-09-26]. https://www.iso.org/standard/61071.html.

[6] International Standardization Organization. ISO/TS 16843-2: 2015 Health informatics—Categorial structures for representation of acupuncture—Part 2: Needling. [2019-09-26]. https://www.iso.org/standard/69409.html.

[7] International Standardization Organization. ISO/TS 16843-4: 2017 Health informatics—Categorial structures for representation of acupuncture—Part 4: Meridian and collateral channels. [2019-09-26]. https://www.iso.org/standard/68587.html.

[8] International Standardization Organization. ISO 19465: 2017 Traditional Chinese medicine—Categories of traditional Chinese medicine (TCM) clinical terminological systems. [2019-09-26]. https://www.iso.org/standard/64962.html.

[9] 李海燕. 中医药信息标准. 北京：科学出版社，2016.

[10] WHO. ICD11. [2019-09-26]. http://www.who.int/classifications/icd/en/.

[11] UK Data Archive. Research data lifecycle. [2019-09-26]. http://www.data-archive.ac.uk/create-manage/life-cycle.

[12] 张国庆，李亦学，王泽峰，等. 生物医学大数据发展的新挑战与趋势. 中国科学院院刊，2018，33（8）：853-860.

[13] 杨培云，滕晶，齐向华. 浅析现代脉诊仪的研究进展. 湖南中医杂志，2018，34（4）：202-204.

[14] 佘延超. 中医远程脉诊系统的研究. 成都：电子科技大学，2018.

[15] 陈素芳. 彩色三维舌诊仪成像系统. 天津：天津大学，2017.

[16] 魏庆中，易红赤，赵文韬. 教学用桡骨远端伸直型骨折正骨手法模型的虚拟仿真. 中国数字医学，2018，13（7）：6-9.

[17] 尹爱宁，崔蒙，范为宇，等. 中医药虚拟研究院. 国际中医中药杂志，2006，28（3）：141-143.

[18] 邓乐，丁长松，黄辛迪. 方剂药性量化研究现状及展望. 中国中医药信息杂志，2018，25（7）：130-133.

[19] 王庆，李天一，陈忆莲，等. 基于证素探析干燥综合征的中医证候分布规律. 西部中医药，2018，31（9）：81-86.

[20] 王志国. 基于药素信息测量中医基础理论概念间的相关关系研究. 广州：广州中医药大学，2017.

[21] 沈华，沈明姝，邱桃荣，等. 属性约简在中医证候诊疗数据分析中的应用. 南昌大学学报（理科版），2018，42（2）：189-196.

[22] 孙静. 中医症状本体构建及其应用示范研究. 武汉：湖北中医药大学，2016.

[23] 方芳，徐天馥，沈同平. 糖尿病医案本体库的构建及应用研究. 中医学报，2016，31（11）：1680-1683.

[24] 崔家鹏，王彩霞，袁东超，等. 基于本体的脾脏象理论知识体系构建研究. 中华中医药学刊，2018，36（2）：388-391.

[25] 郝伟学. 中医健康知识图谱的构建研究. 北京：北京交通大学，2017.

[26] 中国肾脏病大数据应用创新联盟. 构建肾脏病大数据平台推进肾脏病决策和诊疗. 中国科技产业，2018，32（7）：24-25.

[27] 霍珊. 古医籍知识图谱目录数据库的研究. 现代信息科技，2018，2（8）：94-95.

[28] 苗青，于峥，王瑞海，等. 基于关联规则挖掘的治疗心血管疾病中药配伍规律研究. 中国中医基础医学杂

志,2018,24(8):1137-1140.

[29] 宋宁,唐丽明,袁红霞. 基于聚类分析的难治性胃食管反流病中医证型分布规律研究. 江苏中医药,2018,50(10):58-61.

[30] 陈建国,李四海,赵磊. 基于粗糙集和遗传算法的中医方证相关性研究. 计算机应用与软件,2018,35(7):211-215.

[31] 柴华,张璇,曲华,等. 用复杂网络分析史大卓教授治疗介入后冠心病用药规律. 世界中医药,2018,13(9):2323-2326.

[32] 史琦,陈建新,赵慧辉,等. 冠心病患者痰热互结证CHAID决策树识别模式的研究. 世界中医药,2018,13(9):2095-2101.

[33] 孙文军,冯玉桥,唐启盛. 基于贝叶斯网络的阈下焦虑抑郁中医证候学研究. 中华中医药杂志,2018,33(7):3112-3115.

[34] 金滋力,胡建星,金宏威,等. 基于支持向量机与层次分析法的中药方剂配伍分析. 中国中药杂志,2018,43(13):2817-2823.

[35] 余国君. 基于500例中医气血辨证病例的隐结构模型分析. 中西医结合心血管病电子杂志,2018,6(25):176,178.

[36] 杨敏杰,周晟,孟庆刚. 基于马尔可夫链的中医药疗效预测模型构建与探索. 中华中医药学刊,2018,36(7):1594-1597.

[37] 梁杨,丁长松,于俊洋. 基于Hadoop的中医药数据管理策略研究. 中国中医药信息杂志,2018,25(5):96-100.

[38] 李德琳,魏本征,张诏,等. 基于FP-growth算法的中医抗病毒方剂配伍规律探索. 中华中医药学刊,2018,36(3):663-668.

[39] 颜建军,胡宗杰,刘国萍,等. 基于极值随机森林的慢性胃炎中医证候分类. 华东理工大学学报(自然科学版),2017,43(5):698-703.

[40] 张楠. 基于属性偏序结构理论的李赛美六经辨治糖尿病患者失眠知识发现. 广州:广州中医药大学,2017.

[41] 吕小琴,张磊,卢幼然,等. 北京地区2016—2017年冬春季流感样病例日发病人数及中医症候与气温关系研究. 北京中医药,2018,37(1):23-26.

[42] 科尔沁夫. 基于数据分析的干支运气与寿夭关系研究. 北京:北京中医药大学,2018.

[43] 张丹. 基于网状Meta分析的中药注射剂治疗消化系统肿瘤临床评价研究. 北京:北京中医药大学,2018.

[44] 杨释岑,刘志强,刘和波,等. 利用网络药理学方法研究交泰丸治疗糖尿病的作用机制. 中国药房,2018,29(19):2656-2661.

[45] 中医药虚拟研究院. 医案大数据分析系统.[2019-09-26] http://academy.cintcm.com/channel-about.jsp?channelId=10771.

[46] 方剂助手. 方剂识别助手.[2019-09-26] http://zhongerp.com/public/tcm.jsp.

[47] 孙喜灵,姜伟炜,李有根,等. 基于中医诊疗新工具的辨证论治智能计算系统的研发路径. 中医杂志,2018,59(14):1175-1178.

［48］罗朝淑. 我首个国家级中医药数据中心成立. 科技日报, 2015-01-08（10）.

［49］中华人民共和国国家中医药管理局. 规划财务司在河北省石家庄市组织开展中医馆健康信息平台建设现场经验交流.（2018-04-28）[2019-09-26]. http://gcs.satcm.gov.cn/gongzuodongtai/2018-04-28/7121.html.

［50］肖格格, 李善举. 刘保延. 让数据为中医药赢得世界荣耀. 中国食品药品监管, 2017, 15（6）: 73-74.

［51］湖南省中医药管理局. 国家中医药管理局来湘调研督导中医馆健康信息平台项目建设. 中医药导报, 2016-07-05（1）.

［52］王洁梅, 刘春, 宋伟. 基层卫生医疗机构中医诊疗区（中医馆）健康信息云平台电子病历建设指南研究. 当代医学, 2018, 24（5）: 64-66.

［53］忻凌, 刘春, 张立. 基于云平台的中医馆终端建设研究. 中医药管理杂志, 2017, 25（6）: 6-7, 15.

［54］李金根, 姜众会, 高铸烨, 等. 真实世界研究在中医药临床研究中的应用. 世界科学技术-中医药现代化, 2017, 19（1）: 78-82.

［55］刘文生. 乌镇打开中医药信息化窗口. 中国医院院长, 2018, 13（3）: 32-35.

［56］张润顺, 刘保延, 周雪忠, 等. 基于中医医疗与临床科研信息共享系统的临床研究要点. 中医杂志, 2014, 55（17）: 1457-1460.

［57］邵明义, 刘保延, 谢琪, 等. 中医药临床科研数据的发展现状和趋势探讨. 世界科学技术-中医药现代化, 2015, 17（8）: 1743-1747.

［58］黄蓓. 国际首个针灸病例注册登记研究启动. 中国中医药报, 2017-02-13（002）.

［59］杨星月. 针灸病例注册登记的方法和关键技术研究. 北京: 北京中医药大学, 2018.

［60］中华人民共和国国家中医药管理局.《关于加快推进人口健康信息化建设的指导意见》答问.（2013-12-09）[2019-09-26]. http://www.nhfpc.gov.cn/guihuaxxs/s10742/201312/2519dea9a4b14318a0736881116275ee.shtml.

［61］崔蒙, 李海燕, 杨硕, 等. 中医药信息学应用科学领域研究进展. 中国中医药图书情报杂志, 2015, 39（6）: 1-7.

［62］谢佳东, 赵玉凤, 胡孔法, 等. 国内中医住院病案首页质量分析与影响因素初探. 中国中医药信息杂志, 2016, 23（12）: 6-10.

［63］王明飞, 肖晓兰. 5844份中医病案首页填写质量调查. 中国病案, 2015, 16（4）: 23-26.

［64］丁长松, 瞿昊宇, 吴世雯. 大数据背景下基于对象特性的中医药数据管理研究. 中国中医药信息杂志, 2016, 23（9）: 10-14.

［65］冯磊. 王国强调研中国中医科学院两中心. 中医药管理杂志, 2017, 25（15）: 111.

［66］王昊奋. 大规模知识图谱技术. 中国计算机学会通讯, 2014, 10（3）: 64-68.

［67］漆桂林, 高桓, 吴天星. 知识图谱研究进展. 情报工程, 2017, 3（1）: 4-25.

［68］Sowa JF. Principles of semantic networks: exploration in the representation of knowledge. Frame Problem in Artificial Intelligence, 1991 (2-3): 135-157.

［69］于彤, 刘静, 贾李蓉, 等. 大型中医药知识图谱构建研究. 中国数字医学, 2015, 10（3）: 80-82.

［70］阮彤, 孙程琳, 王昊奋, 等. 中医药知识图谱构建与应用. 医学信息学杂志, 2016, 37（4）: 8-13.

［71］张德政, 谢永红, 李曼, 等. 基于本体的中医知识图谱构建. 情报工程, 2017, 3（1）: 35-42.

［72］刘丽红, 李海燕, 贾李蓉, 等. 面向中医药语义维基百科的数据映射规则研究. 中国数字医学, 2015, 10

（12）：44-46.

[73] 于彤，李敬华，朱玲，等. 中医临床知识图谱的构建与应用. 科技新时代-e医疗，2017，10（7）：51-54.

[74] 刘丽红，贾李蓉，刘静，等. 中药本体相关概念描述探讨. 中国数字医学，2016，11（2）：90-92.

[75] 高博，朱彦，刘丽红，等. 中药功效语义网络的构建. 中华中医药杂志，2016，31（6）：2247-2250.

[76] 刘丽红，于彤，李强，等. 基于语义web的中药数据库集成研究思路. 中国数字医学，2013，13（8）：85-87.

[77] 翁衡，林瑞生，陈嘉焕，等. 一种中医药知识图谱的构建方法：中国，CN201710090066.8. 2017-07-07.

[78] Tong Yu, Jinghua Li, Qi Yu, et al. Knowledge graph for TCM health preservation: design, construction, and applications. Artificial Intelligence in Medicine, 2017, 77 (3): 48-52.

[79] 朱玲，于彤，张竹绿，等. 中医文献元数据标准的应用评价研究. 世界科学技术-中医药现代化，2015，17（4）：763-767.

[80] 于彤，李敬华，于琦，等. 中医养生知识图谱的构建与应用. 中国数字医学，2017，12（12）：64-66.

[81] 贾李蓉，刘静，于彤，等. 中医药知识图谱构建. 医学信息学杂志，2015，36（8）：51-53，59.

[82] 李新龙，刘岩，何丽云，等. 知识图谱研究概况及其在中医药领域的应用. 中国中医药信息杂志，2017，24（7）：129-132.

[83] 阮彤，王梦婕，王昊奋，等. 垂直知识图谱的构建与应用研究. 知识管理论坛，2016，1（3）：226-235.

[84] 陈曦. 面向大规模知识图谱的弹性语义推理方法研究及应用. 杭州：浙江大学，2017.

[85] 王耘，张燕玲，史新元，等. 中药信息学发展的机遇与挑战. 中国中医药图书情报杂志，2013，37（2）：6-8.

[86] 王鑫，何丽云，白艳. 中药信息学的研究方法与应用荟萃. 医学信息，2015，29（14）：346-347.

[87] 王耘，乔延江. 中药信息学. 北京：科学出版社，2018.

[88] 中华人民共和国工业和信息化部. 工业和信息化部关于公布2018年智能制造试点示范项目名单的通告.（2018-09-27）[2019-09-26］. http://www.miit.gov.cn/n1146285/n1146352/n3054355/n3057585/n3057590/c6401639/content.html.

[89] 中华人民共和国工业和信息化部. 工业和信息化部关于公布2017年智能制造试点示范项目名单的通告.（2017-10-16）[2019-09-26］. http://www.miit.gov.cn/n1146285/n1146352/n3054355/n3057585/n3057590/c5861997/content.html.

[90] 中华人民共和国工业和信息化部. 工业和信息化部关于公布2016年智能制造试点示范项目名单的通告.（2016-07-01）[2019-09-26］. http://www.miit.gov.cn/n1146285/n1146352/n3054355/n3057585/n3057589/c5032099/content.html.

[91] 中华人民共和国工业和信息化部. 工业和信息化部公布2015年智能制造试点示范项目名单.（2015-07-21）[2019-09-26］. http://www.miit.gov.cn/n1146285/n1146352/n3054355/n3057585/n3057589/c3590743/content.html.

[92] 工信微报. 2018年智能制造综合标准化与新模式应用拟立项项目.（2015-07-21）[2019-09-26］. https://baijiahao.baidu.com/s?id=1603071089977461163&wfr=spider&for=pc.

[93] 中华人民共和国工业和信息化部. 工业和信息化部办公厅关于组织实施2017年智能制造综合标准化与新模式应用项目的通知.（2017-08-23）[2019-09-26］. http://www.miit.gov.cn/n1146285/n1146352/n3054355/

n3057585/n3057589/c5768153/content.html.

[94] 中华工控网. 工信部公示"2016年智能制造综合标准化与新模式应用项目名单"——智能制造机器人减速器伺服 MES.（2016-06-06）[2019-09-26］. http://www.gkong.com/item/news/2016/06/87473.html.

[95] 中华人民共和国工业和信息化部，中华人民共和国国家标准化管理委员会. 工业和信息化部国家标准化管理委员会关于印发国家智能制造标准体系建设指南（2018年版）的通知.（2018-10-15）[2019-09-26］. http://www.miit.gcv.cn/n1146285/n1146352/n3054355/n3057497/n3057498/c6428869/content.html.

[96] 任壮. 中药智能制造引领产业创新升级. 中国中医药报，2015-6-10（002）.

[97] 任壮. 中药智能制造实现新跨越. 中国中医药报，2015-10-1（005）.

[98] 路沙. 天士力集团智能制造破局中药国际化之路. 中国信息化周报，2016-10-17（018）.

[99] 任壮. 智能制造铸就中药大品种. 中国中医药报，2017-10-19（005）.

[100] 马飞. 中药智能制造让生产更"柔化". 医药经济报，2017-5-29（007）.

[101] 于佳琦，徐冰，姚璐，等. 中药质量源于设计方法和应用：智能制造. 世界中医药，2018，13（3）：574-578.

[102] 魏丹妮，王璐，齐琦，等. 基于数据挖掘的4种月经病中药方剂用药规律比较研究. 中草药，2018，49（8）：1939-1945.

[103] 朱习军，陈亚楠，董国华. Apriori 改进算法在哮喘病案数据挖掘中的应用. 徐州工程学院学报（自然科学版），2015，30（3）：8-14.

[104] 李德琳，魏本征，张诏，等. 基于FP-growth算法的中医抗病毒方剂配伍规律探索. 中华中医药学刊，2018，36（3）：663-668.

[105] 于静，杨继萍，沈俊辉，等. Access 数据库在药对关联规则分析中的应用. 中华中医药学刊，2015，33（6）：1515-1518.

[106] 谢天宇，曹继忠，赵姝婷，等. 基于大数据深度学习的中医"证候"到"方剂"的新型算法研究. 亚太传统医药，2018，14（1）：51-53.

[107] 王静，赵可惠，泽翁拥忠，等. 基于关联规则和熵方法的藏医药治疗"真布病"组方用药规律分析. 中华中医药学刊，2017，35（11）：2885-2888.

[108] 彭素娟，吴彬才，杨柳，等. 基于数据挖掘方法分析袁长津教授治疗咳嗽用药规律研究. 中医药导报，2018，24（7）：51-55.

[109] 杨彩凤，曾慧妍，宋薇，等. 基于文献研究中药治疗高尿酸血症组方规律. 辽宁中医药大学学报，2018，20（3）：132-135.

[110] 张华敏，符永驰. 中医药图书馆学. 北京：科学出版社，2016.

[111] 李鸿涛，张华敏. 中国近代中医书刊联合目录. 北京：学苑出版社，2018.

[112] 张妮. 427部珍贵中医古籍"回家"了. 中国文化报，2016-12-14（007）.

[113] 《中国中医药年鉴》编委会. 中国中医药年鉴. 北京：中国中医药出版社，2013.

[114] 钱超尘. 中国医史人物考. 上海：上海科学技术出版社，2016.

[115] 王永炎. 在诠释中创新——评《本草纲目影校对照》北京中医药大学学报，2018，41（8）：702-704.

[116] 柳长华. 基于知识元的中医古籍计算机知识表示方法 // 中华中医药学会. 第三届国际传统医药大会文

集，北京，2004. 北京：中医古籍出版社，2004：133-139.

［117］李兵，符永驰，张华敏，等. 中医药行业古籍数据库的建设与服务. 西部中医药，2014，27（2）：85-87.

［118］柳长华. 中医药古代文献数字化工程关于构建中医药文献知识库系统的思考//中国中医药信息研究会. 中国中医药信息研究会第二届理事大会暨学术交流会议论文汇编，北京，2003：225-228.

［119］李兵，张华敏，符永驰，等. 基于语义关联的温病古籍知识检索系统的构建研究. 辽宁中医杂志，2012，39（12）：2403-2404.

［120］刘思鸿，侯酉娟，李莎莎，等. 痛泻要方方义及应用古今演变分析. 河北中医，2018，40（9）：1415-1418.

# 第八章 医学信息标准

近年来，随着新一代信息技术的发展应用，对医学信息标准提出了更高的要求。本章概括介绍了我国医学信息标准发展的主要历程，以及与美国、英国、日本等发达国家医学信息标准建设模式的对比分析，重点介绍了自 2015 年以来我国医学信息标准的开发和应用情况，分析了当前标准工作面临的主要问题和挑战，结合未来的发展趋势，提出了应对措施和发展建议，旨在为我国医学信息标准建设提供参考。

## 第一节 国内外发展现状

标准是为了在一定的范围内获得最佳秩序，经协商一致制定并由公认机构批准，共同使用和重复使用的一种规范性文件。医学信息标准是实现信息互连互通、数据共享、业务协同的前提和依据，也是促进健康医疗大数据、"互联网＋医疗健康"和人工智能应用发展的重要基础，对推进全民健康信息化建设、深化医药卫生体制改革和实施健康中国战略具有重要作用。

### 一、医学信息标准体系

2009 年，国家卫生健康委员会卫生信息标准专业委员会首次研制了国家"医学信息标准体系概念框架"，将卫生信息化标准分为基础类标准、数据类标准、技术类标准及管理类标准，为我国医学信息标准分类提供了参考模型（图 8-1）。

基础类标准是指涉及医疗信息化总体需求、理论和原则，需要广泛遵循的标准。包括标准体系与技术指南、医学术语、卫生信息模型等。有一些国际上已经较为成熟的医学术语被广为遵循，如 ICD、医学系统命名法（Systematized Nomenclature of Medicine，SNOMED）、观测指标标识符逻辑命名与编码系统（Logical Observation Identifiers Names and Codes，LOINC）。此外，中医类术语为我国特色，中医病证及部分中医临床诊疗术语已具有国家标准，同时还有一些标准在制定的过程中。

数据类标准是指医疗信息采集、处理、传输及共享交换过程中涉及的标准。包括数据类型、数据元、分类代码、数据集和具体的文档。数据类标准通常与业务系统的实现无关，主要用于定义各类数据单元的内容，满足数据交换和共享的需求，如电子病历基本数据集、卫生信息基本数据集、医疗服务基本数据集、疾病管理基本数据集等。

技术类标准与系统实践密切相关，包括系统功能规范、系统技术规范、信息安全规范等。系统

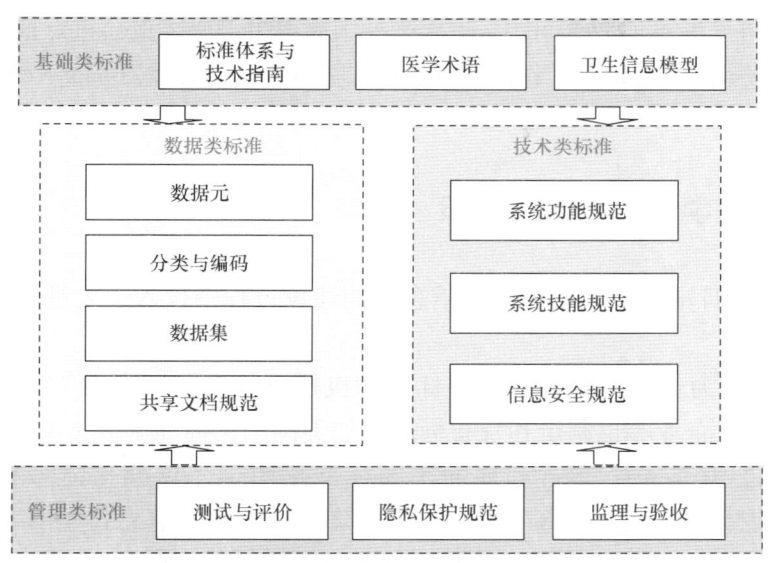

图 8-1　医学信息标准体系概念框架

功能规范主要为医疗信息化功能建设明确方向，约束系统需要实现的基本功能需求；系统技术规范主要用于明确医疗信息化建设和应用的适宜技术，为所有的医疗业务应用方、技术提供方、技术研究方提供技术建议和支撑，帮助相关方进一步扩宽和丰富医疗信息化应用功能；信息安全规范用于保证个人医疗信息安全和隐私保护。

管理类标准是指在医疗信息系统建设的全过程中，包括对其他类相关标准的应用情况管理而制定的一些相关标准。包括测试与评价、隐私保护规范、监理与验收等，用可定量或可定性的方式来确认其他标准的应用程度。

目前，我国已建成较为完善的医学信息标准组织管理框架，在国家卫生健康标准委员会的指导下，医学信息标准专业委员会统筹、协调、管理、制定医学信息标准，其管理部门是国家卫生健康委员会统计信息中心，具体工作的执行落实到医学信息标准专业委员会秘书处，秘书处挂牌单位为信息标准处。国际健康信息标准化协同发展工作（ISO/TC215）由中国标准化研究院作为技术对口单位，中医药国际标准化工作（ISO/TC249）由中国中医科学院中医临床基础医学研究所作为技术对口单位。根据中国卫生信息标准网对外公布的信息显示，我国目前已发布或报批的医学信息标准数量为202项，其中大部分为数据类标准。

从发展历程来看，我国医学信息标准发展主要经历了4个阶段。第一阶段（2001—2005年）：探索研究、积累经验；主要学习和了解国际、国内先进经验和发展动态，开展课题研究，探索并建立适宜我国医学信息标准化的技术和方法。第二阶段（2006—2010年）：规范管理、重点突破；初步建立国家层面医学信息标准管理组织，确立了医学信息标准工作的重点方向和体系框架，围绕医疗改革需求制定一批有较高质量、较高科技水平的标准成果。第三阶段（2011—2015年）：快速发展、巩固创新；进一步健全完善医学信息标准体系和组织管理体系，加强科学研究，理清医学信息标准工作的目标和重点，加强标准的研制创新，促进标准的应用落地。第四阶段（2016年至今）：多措并举、深化应用。国务院在2015年出台了《深化标准化工作改革方案》，着力解决标准体系不完善、管理体制不顺畅、与社会主义市场经济发展不适应等问题。近年来，国家卫生健康委员会重点推进互联互通测评、电子病历测评、智慧服务测评等评级工作，通过规定医院需要达到的相关等级水平来提高标准的应用水平。

## 二、部分发达国家的医学信息标准体系建设

国际上，英国、美国、日本等国家都在医疗信息化的建设过程中投入了大量的人力、物力开展信息标准化工作。

其中，美国主要以市场为主导，制定和发布标准的机构不仅有美国官方（联邦政府和州政府），学术组织、民间团体、企业等也制定和发布标准，如美国国家标准学会（American National Standards Institute，ANSI）就是一个非营利性的民间标准化团体，标准化体系相对分散，强调通过利益杠杆有效促进标准落地。1987年，美国组织了对"卫生信息传输标准HL7"这一战略技术的开发与推广；1996年，健康保险携带和责任法案（Health Insurance Portability and Accountability Act，HIPAA）通过，确立了涉及个人健康信息隐私保护的相关法律制度，如知情同意制度、管理简化制度、患者医疗记录查看权制度、最小程度披露制度等，是美国健康医疗数据保护体系的核心；2010年，推出"Meaningful Use"计划，推动以电子病历为核心的医疗系统数字化建设，从而实现电子健康档案的"有意义使用"；2015年，发布了《全美医疗信息技术（health information technology，HIT）互操作路线图》，信息的共享和数据的使用成为关注的重点，并将支持高质量的医疗服务作为信息化的主要目标。这一系列动作为美国医疗医学信息标准化建设提供了强有力的支撑。

与美国市场主导的模式不同，英国是政府集权管理模式的代表。英国建立了全民免费的国家保健医疗服务体系（national health service，NHS），属于典型的全民医疗制度。NHS早期通过国家统筹建设的模式，于2002年启动了国家信息化项目，计划在10年内通过投入62亿英镑，建成一个唯一的、集中管理的、可连接3万家庭医师和300家医院的国家电子诊疗记录系统。这种采用集中式的信息技术（information technology，IT）架构，并不能适应不同医疗专业的服务要求，尤其是基层医疗服务单位和家庭医师的需求差异极大。同时，信息标准制定的落后也给该项目带来了极大阻力，该项目于2010年宣布结束。2011年之后，英国政府重点在原有的国家级基础建设上进一步组织开发各类标准，并出台信息采集和使用方式的框架与线路图来促进各地积极实现联通。2014年，NHS联合国家信息委员会出台了《实现个性化护理2020》，通过建立一个不断发展的标准框架，并在此基础之上提供有意义和有效的信息化技术，以及有效使用数据的手段（尤其是远程医疗、移动医疗、辅助决策系统等），以支持创新并改善护理服务。NHS提出，到2020年，所有病历实现无纸化和可互操作。

日本的医疗体系被认为是当前世界最佳的医疗体系之一。近年来，在WHO的全球医疗水平评比中，日本连续多年排名第一。在日本，政府、高校与企业通力合作，实行产官学三结合体制，充分发挥医学会、协会在制定及修改医疗质量、信息化应用相关标准中的作用。标准的制定一般由日本病院会、全日本病院协会、日本医师会等提出需求，由日本保健医疗福祉情报系统工业会（Japanese

Association of Healthcare Information Systems Industry，JAHIS）负责牵头，有关团体负责制定并提供相关标准，经过相关学会通过业务评估，然后报经日本政府相关部门（内阁官房、厚生劳动省等）批准、颁布、执行。近年来，日本健康医疗信息的数据化得到了快速发展，具有一定规模的医院电子病历普及率已达80%，但电子病历的数据格式并没有统一的标准，也没有制定数据流通规则。日本计划建立诊疗保健系统、个人健康信息登记系统，应用AI技术进行医疗诊断支援，支援护理的标准化等一系列措施来解决以上问题，预计在2020年实现全新的健康医疗体系。

从美国、英国、日本等发达国家医学信息标准体系建设的过程来看，各有特点，也可以看到几个共通之处。第一，各国在医疗信息化发展的不同阶段，对标准的制定和推广离不开国家层面的引导和投入，如制定相应的战略和发展路线图，以及配套的资金投入。第二，各国均在数据安全和隐私保护方面开展标准体系建设，虽然模式不尽相同，尺度上也有一定差别，但在"明确隐私保护的边界、规定数据拥有者或应用者的责任、构建明确的问责及惩罚机制"这些方面均有着共通之处。第三，各国近年来的医疗信息化发展战略均主要集中在以数据互联互通为基础的"互操作性"上，尤其是以电子病历或电子健康档案为核心的数据，且正在逐步制定和完善相关标准体系。第四，医学信息标准具有广泛性和复杂性，标准体系的建设和应用并非可以通过行政手段统一解决，需要结合不同阶段的发展需求来持续投入建设。

（赵玉虹　全　宇）

## 第二节　近年来行业热点标准

自2015年以后，我国医疗信息化进入"十三五"阶段，为满足当前健康医疗信息互联互通和人口健康信息化建设的基本要求，国家以电子健康档案、电子病历、医院信息平台、区域信息平台及主要业务系统为重点，开展相关标准的制定。一方面，对部分已制定的标准规范进行完善和修订，包括《电子病历应用管理规范（试行）》《电子病历系统功能应用水平分级评价方法及标准（试行）》《国家医疗健康信息区域（医院）信息互联互通标准化成熟度测评方案（2017年版）》等。另一方面，加强重点业务领域标准的研发和制造，填补标准空白。其中，为了推进和规范二级及以上医院的信息化建设，先后制定了《医院信息平台应用功能指引》《医院信息化建设应用技术指引（2017年版）》《全国医院信息化建设标准与规范（试行）》；为了指导医疗机构科学、规范地开展智慧医院建设，逐步建立适合国情的医疗机构智慧服务分级评估体系，制定了《医院智慧服务分级评估标准体系（试行）》；为了促进远程医疗的快速、健康发展，制定了《远程医疗信息系统技术规范》；为了进一步推进区域信息平台建设，制定了《省级人口健康综合管理信息平台技术规范（征求意见稿）》《居民健康卡注册管理基本数据集》《居民健康卡注册管理信息系统基本功能规范》等标准规范；为了加强健康医疗大数据服务管理，促进"互联网＋医疗健康"的发展，充分发挥健康医疗大数据作为国家重要基础性战略资源的作用，制定了《国家健康医疗大数据标准、安全和服务管理办法（试行）》。

## 一、电子病历应用管理规范

随着医疗改革不断深入，"以患者为中心"的医疗服务理念不断强化，病历作为医疗的出发点和落脚点变得日益重要，电子病历迎来高速发展阶段。在此背景下，为规范电子病历的临床使用和管理，促进电子病历的有效共享，国家卫生健康委员会和国家中医药管理局于2017年2月共同印发《电子病历应用管理规范（试行）》（以下简称《管理规范》）。该《管理规范》（新）将替代国家卫生健康委员会于2010年年初发布的《电子病历基本规范（试行）》，为电子病历的应用提供最新的国家级指导。对比2010年的旧《管理规范》，新《管理规范》基于近年来的工作实践，在电子病历相关概念、电子病历归档形式、电子签名应用及电子病历复制等方面进行了修改和细化，从而更好地适应了时代的发展，辅助工作中的政策落实，强化医患双方权利的维护。

## 二、医院信息平台功能指引

为加快和规范二级以上医院的信息化建设，配合统一权威、互联互通的国家、省、市、县四级人口建设信息平台建设落实，国家卫生健康委员会于2016年9月印发了《医院信息平台应用功能指引》，并从惠民服务、医疗业务、医疗管理、运营管理、医疗协同、数据应用、移动医疗、信息安全、信息平台基础9个方面详细阐述了医院信息化的工作标准。

目前，医院信息平台多为基于电子病历的医院信息平台，是指以患者电子病历的信息采集、存储和集中管理为基础，连接临床信息系统和管理信息系统的医疗信息共享和业务协作平台，是医院内不同业务系统之间实现统一集成、资源整合及高效运转的基础和载体。医院信息平台也是区域范围支持实现以患者为中心的跨机构医疗信息共享和业务协同服务的重要环节。

《医院信息平台应用功能指引》为医院信息平台的功能建设明确了方向，依照其如何有效地落实医院信息平台的建设将成为下一步工作的重要议题。一方面，医院方要将医院信息平台建设定为一个"一把手"工程，协调好不同科室、不同厂商间的利益，并制定与之配套的、长效的信息协同与共享机制；另一方面，国家通过医院互联互通成熟度等级评测督促医院不断完善和落实医院信息平台建设。

## 三、医院信息化建设应用技术指引

为推进和规范二级以上医院的信息化建设，配合统一权威、互联互通的国家、省、地市、县四级全民健康信息平台建设，支撑《医院信息平台应用功能指引》应用，国家卫生健康委员会于2017年12月制定并发布了《医院信息化建设应用技术指引（2017年版）》（试行）（以下简称《指引》）。《指引》明确了医院信息化建设和应用的适宜技术，为所有的医疗业务应用方、技术提供方、技术研究方提供技术建议和支撑，帮助相关方进一步扩宽和丰富医疗信息化应用功能。同时，各医疗机构通过贯彻《指引》中的标准化指导，就能进一步实现标准统一、应用规范、数据共享和业务协同。

《指引》除了涵盖目前应用相对广泛的传统信息化外，也对前沿技术应用给出指导，这也成为该文件的一大亮点。第一，在惠民服务领域，除了要满足预约挂号、自助服务、便民结算、医患沟通等基本服务外，还提到基于全球定位系统（global position system，GPS）、三维（3D）地图、最优路径算法、超边界报警等技术实现医院智能导航和患者定位服务，体现出政府致力于全面提升患者就医体验和群众获得感。第二，《指引》从技术应用层面对病历书写提出新的要求，赋予其更多扩展功能，具体包括编辑器应该支持结构化录入及处理、图形图像标注、多媒体调用、医学专用符号及表达式等功能，同时应该实现患者临床信息调用、临床医学知识库、痕迹保留、病历信息智能查询检索、病历信息共享、全流程病历指控管理等功能。第三，人工智能作为当前备受瞩目的新兴技术，也被写进了《指引》。《指引》描述了包括智能健康管理、疾病风险预测、药物分析挖掘、智能医学影像、虚拟助理、辅助诊断、医院运营智能管理及临床业务智能管理在内的8个医疗人工智能应用场景和支持上述应用实现的相关技术，如数据模型、机器学习、特征提取、神经网络、三维重建、语音识别、自然语言识别、深度学习、在线分析处理、模式识别等。

### 四、全国医院信息化建设标准与规范

为了规范医院信息化基础设施、信息平台、业务应用、安全防护等基本内容建设要求，2018年4月，国家卫生健康委员会办公厅印发了《全国医院信息化建设标准与规范（试行）》（以下简称《建设标准》）。这是一部指导医院信息化建设的基本标准，也是衡量医院信息化建设规划、系统应用、信息服务、运维管理的行为准则。《建设标准》的发布与实施标志着我国医院信息化从此迈入标准化建设和规范化管理的新时代。

《建设标准》是规范医院信息化建设的导向性文件，也是衡量医院信息化建设水平的准则。《建设标准》的发布与实施，为二级、三级乙等和三级甲等医院提出了具体建设要求，使医院信息化建设有章可循，有助于统一标准，还为不同医院、医院与区域平台之间数据的交互共享创造了条件，进一步推动了医院信息的互联互通，引导提高各级医院的信息化服务水平，促进行业信息发展。

### 五、电子病历系统功能应用水平分级评价方法及标准

在我国2009年启动的新医疗改革方案中，将以电子病历为基础的医院信息平台作为信息化建设的重点之一。在此背景下，2010年国家卫生健康委员会医政司委托医院管理研究所成立电子病历试点办公室，并展开一系列有关电子病历应用相关规定的起草与研究，同时联合中国医院协会信息管理专业委员会组织有关专家研究并制定了《电子病历系统功能应用水平分级评价方法及标准（试行）》（以下简称《方法及标准》），并于2018年进行了修订。在过去最高7级的基础上，又增加了难度更高的第8级。此外，新增的数据质量考察维度也是本次修订的一大亮点，包括从数据的一致性、完整性、整合型、及时性4个方面对数据质量进行评分。

目前，我国电子病历分级评价工作已推行多年，对电子病历的覆盖和应用起到了促进作用，但就电子病历系统建设情况而言，仍处于较低水平。根据国家卫生健康委员会医院管理研究所信息标

准化研究部主任舒婷在2018中华医院信息网络大会上介绍，电子病历分级评价工作连续开展6年来，初步建立了电子病历分级评价体系，并组织全国医疗机构连续6年开展年度测评，覆盖二级及以上医疗机构近6000家，其中二级医院4088家，占全国同类医院的52%；三级医院1755家，占全国同类医院的80%。各级各类医疗机构电子病历覆盖率与使用率逐步提高，三级医院平均应用水平从1.58级增长到2.11级，二级医院平均应用水平从0.67级增长到0.83级。

### 六、医院智慧服务分级评估标准体系

为指导医疗机构科学、规范地开展智慧医院建设，逐步建立适合国情的医疗机构智慧服务分级评估体系，国家卫生健康委员会于2019年组织制定了《医院智慧服务分级评估标准体系（试行）》，为我国推进智慧医院建设奠定了坚实基础。

医院智慧服务的评估对象为应用信息系统提供智慧服务的二级及以上医院，主要从医院应用信息化为患者提供智慧服务的功能和患者感受到的效果2个方面进行评估。评分方法采用定量评分和整体分级的方式，综合评估医院智慧服务信息系统具备的功能、有效的应用范围、技术的基础环境和信息的安全状况。

### 七、医院信息互联互通标准化成熟度测评方案

《医院信息互联互通标准化成熟度测评方案》（以下简称《测评方案》）是医院信息互联互通标准化成熟度测评工作的指导性文件。《测评方案》明确了医院信息互联互通测评工作的原则、依据、内容和方法、等级评定、测评管理及流程等内容。依据电子病历基本数据集、电子病历共享文档规范、基于电子病历的医院信息平台技术规范等标准建立了多维度的测评指标体系，从数据资源标准化建设情况、互联互通标准化建设情况、基础设施建设建设和互联互通应用效果4个方面进行综合测评，评定医院信息互联互通标准化的成熟度。

医院信息互联互通标准化成熟度测评旨在促进医学信息标准的采纳、实施和应用，推进医疗卫生服务与管理系统的标准化建设，促进业务协同，为医疗卫生机构之间的标准化互联互通和信息共享提供技术保障。医院信息互联互通标准化成熟度测评工作的开展是对医院信息化水平评价、监督、保障和提升的重要举措，无论对医院实现科学化、规范化、标准化管理，还是推动医疗事业的可持续发展，都具有极其重要的意义。

### 八、居民健康卡注册管理系统基本数据集和基本功能规范

《居民健康卡注册管理系统基本数据集和基本功能规范》适用于居民健康卡注册管理系统，用于指导居民健康卡注册管理中心开展本级居民健康卡注册管理信息系统的规范化建设。分为《居民健康卡注册管理基本数据集》和《居民健康卡注册管理信息系统基本功能规范》两部分，分别规定了居民健康卡注册管理基本数据集元数据属性、数据元目录、数据元值域代码，以及居民健康卡

国家和省注册管理信息系统的基本功能、数据协同与共享要求。《居民健康卡注册管理基本数据集》在医疗卫生服务活动中用于身份识别，满足健康信息存储，是实现跨地区和跨机构就医、数据交换和费用结算的基础载体，以数据层面的需求来制定标准。《居民健康卡注册管理信息系统基本功能规范》为各级注册管理中心提供全面的居民健康卡注册管理功能，涵盖居民健康卡相关机构管理、居民健康卡管理、居民健康卡安全存取模块（secure access module，SAM）卡管理、产品应用登记管理、统计分析、系统管理、接口管理等方面的规范要求。

《居民健康卡注册管理系统基本数据集和基本功能规范》旨在打破在各医疗机构所保存的孤立的个人电子病历，通过居民健康卡的"穿针引线"，联结电子健康档案、电子病历和国家、省、市三级信息平台，实现跨业务系统、跨机构、跨地域互联互通、信息共享及开展协同服务，促进跨机构就医应用开展，进行本地及新农合异地结算，利用居民健康卡的信息存储功能，用于新农合的脱机异地报销等应用，更好地推动卫生信息化建设直接服务于群众。

### 九、基层医疗卫生信息系统标准符合性测试及应用成熟度测评方案

基层医疗卫生信息系统标准符合性测试及应用成熟度测评是在基层医疗卫生信息系统标准符合性测试的基础上，通过对基层医疗卫生信息系统实际应用的综合评价和专家审定，给出的标准应用成熟度等级的管理办法。《基层医疗卫生信息系统标准符合性测试及应用成熟度测评方案》是基层医疗卫生信息系统标准符合性测试及应用程度测评工作的指导性文件。

该方案明确了测评工作的原则、依据、内容、评级方案、方法、流程、等级评定等内容，指导制定基层医疗卫生信息系统标准符合性测试规范，确定基层医疗卫生信息系统标准应用的评价要素，用于检验基层医疗卫生信息系统及基层医疗卫生信息系统通过区域卫生信息平台与其他医疗卫生机构间信息共享、业务协同的能力和业务能力。以基层医疗卫生信息系统标准符合性测试为基础，考量了包括基层医疗卫生信息系统建设相关的数据标准、技术规范和功能规范；结合产品功能规范与系统应用现场测评，给出分级评价体系；通过对各基层卫生机构的功能规范应用情况、数据资源标准化情况、互联互通标准化情况、基础设施建设和互联互通应用效果等方面的综合测评，评估基层医疗卫生信息应用及互联互通标准化成熟度。

通过开展基层医疗卫生信息系统标准符合性测试及应用成熟度评工作，将建立起一套科学、系统的基层医疗医学信息标准测试评价管理机制，指导和促进基层医疗卫生信息系统对医学信息标准的采纳、实施和应用；推进对医学信息标准的采纳、实施和应用；推进标准化的基层医疗卫生信息在基层医疗卫生机构之间、基层医疗卫生机构与其他医疗机构之间的信息交换、整合和共享；为逐步实现基层医疗卫生信息基于区域卫生信息平台的跨领域、跨区域、跨机构的信息共享与业务协同提供保障。

### 十、远程医疗信息系统技术规范

《远程医疗信息系统技术规范》规定了远程医疗信息系统的总体框架和技术架构、系统功能、信

息资源规范、IT基础设施规范、安全规范和性能要求等。适用于一方医疗机构（以下简称"邀请方"）邀请其他医疗机构（以下简称"受邀方"），运用网络通信和计算机技术，为本医疗机构的患者及医务人员提供技术支持的医疗活动。

《远程医疗信息系统技术规范》旨在建设标准统一、独立开放、互联互通、资源共享、安全实用的远程医疗系统，提供远程会诊、远程病理诊断、远程心电诊断、远程影像、远程监护、远程手术指导（观摩）、远程教育、视频会议、远程数字资源共享、双向转诊、远程预约、远程门诊等服务，在实现远程医疗系统之间的信息互联互通和资源共享、促进优质医疗资源共享和医疗服务均等化、有效加强基层医疗机构服务能力、提高疑难重症救治水平、缓解群众看病难题等方面具有重大意义。

## 十一、国家医疗健康信息区域卫生信息互联互通标准化成熟度测评方案

《国家医疗健康信息区域卫生信息互联互通标准化成熟度测评方案》（以下简称《区域测评方案》）是针对各级各类以电子健康档案和区域卫生信息平台为核心的区域卫生信息化项目测评方案，是互联互通测评体系的重要组成部分。

《区域测评方案》通过构建科学的、系统的区域卫生信息互联互通成熟度分级评价体系，以期以评促改、以评促建、以评促用，在促进医学信息标准的采纳、实施和应用，以及推进区域信息共享和业务协同方面具有重要意义。第一，通过测评可以有效衡量不同地区或区域卫生信息平台对现有标准的遵循程度，以促进国家统一标准的应用推广和执行监管。第二，通过测评可以对区域卫生信息化的整体建设水平进行评估，为区域卫生信息化的发展提供指导性建议。第三，通过测评推动区域卫生信息平台建设，切实提高互联互通能力，成为落实国家人口健康政策的重要抓手。

由于测评工作十分复杂，在实际测评工作的开展过程中，我国正在不断完善分级管理制度，即在国家级管理机构下，可分区域设置适当数量的分级管理机构，分级测评国家级管理机构授权范围内的测评管理工作，国家级管理机构对测评结果进行最终审核并颁发等级证书。目前，一般遴选信息化建设情况较好、有2个及以上单位通过测评的省份，授权作为测评分级管理单位，以推动该省或区域医院测评工作的开展。

## 十二、省级人口健康综合管理信息平台技术规范

为推动省级人口健康综合管理信息平台建设，实现国家、省、市、县四级信息平台互联互通，2015年国家卫生健康标准委员会信息标准专业委员会组织编制了《省级人口健康综合管理信息平台技术规范（征求意见稿）》（以下简称《省级平台技术规范》）。《省级平台技术规范》提出省级人口健康综合管理信息平台以面向服务的架构（service-oriented architecture，SOA）为核心，明确了平台注册服务、健康档案整合服务、健康档案存储服务、健康档案管理服务、健康档案调阅服务、健康档案协同服务、省级人口健康综合管理平台信息安全与隐私保护等关键技术实现，定义功能规范、数据采集规范、交易流程规范、IT基础设施规范和安全规范，保证省级人口健康综

合管理平台的服务提供。《省级平台技术规范》的制定和发布将明确省级人口健康信息综合管理平台的建设要求，对国家平台与省平台、省平台与区域平台之间的信息互通共享具有重要的指导意义。

《省级平台技术规范》在《基于居民健康档案的区域卫生信息平台技术规范》（以下简称《区域平台技术规范》）的基础上，针对省级平台的业务特点和新的平台业务需求，对平台组件构成做了进一步的完善和扩展。首先，《省级平台技术规范》体现了省级平台的监管功能，增加了专门的人口健康服务监管业务数据和服务，为公卫、计生、医疗、医保、药品供应五大业务领域监管提供数据支撑；同时在《区域平台技术规范》数据库的基础上扩展形成人口健康综合管理服务，增加卫生关键指标服务等组件。其次，《省级平台技术规范》在《区域平台技术规范》的基础上完善了业务应用描述，其应用同样体现出省级平台的监管功能，除强化监管类应用以外，《省级平台技术规范》额外增加了远程医疗服务应用，体现了省级平台在跨区域服务协同方面的作用。

### 十三、国家健康医疗大数据标准、安全和服务管理办法

为了加强健康医疗大数据的服务管理，国家卫生健康委员会在充分总结福建、江苏、山东、安徽、贵州5个省份健康医疗大数据中心试点经验的基础上，研究制定了《国家健康医疗大数据标准、安全和服务管理办法（试行）》（以下简称《试行办法》）。

《试行办法》进一步明确了各级卫生健康行政部门、各级各类医疗卫生机构、相关应用单位及个人在健康医疗大数据标准管理、安全管理、服务管理中的责、权、利，对于统筹标准管理、落实安全责任、规范数据服务管理具有重要意义。

《试行办法》着重加强健康医疗大数据的标准管理工作。《试行办法》提出，健康医疗大数据标准的起草、审查及发布的程序和要求按照国家和行业的有关规定执行；同时，结合卫生健康行业实际提出了一些具体举措。在标准制定方面，提倡多方参与协作，积极鼓励医疗卫生机构、科研院所、行业学会和协会、社会团体和相关企业参与健康医疗大数据标准的制定工作。在标准落地方面，各级卫生健康行政部门负责对健康医疗大数据标准的实施加强引导和监督，充分调动并发挥各级各类医疗卫生机构、相关企业等市场主体在标准应用实施中的积极性和主动性，通过建立激励约束机制，推动标准的落地落实。在标准管理方面，国家卫生健康委员会通过不断完善健康医疗大数据的标准管理平台，以实现对健康医疗大数据标准开发与应用的动态管理。通过组织对健康医疗大数据标准应用的效果评估，推动并实现对健康医疗大数据标准的制定、修订或废止等相关工作。

（赵玉虹　全　宇）

## 第三节　医学信息标准建设面临的问题和挑战

我国医学信息标准建设虽然起步较晚，但近年来已取得重大进展，已发布的国家、行业和团体

医学信息标准基本能够满足以居民电子健康档案为核心的区域卫生信息化建设和以电子病历为核心的医院信息化建设需要，有效支撑了公共卫生、医疗服务、医疗保障、药品管理、计划生育及综合管理等业务工作。但我国在医学信息标准建设工作中仍存在如下问题。

## 一、标准缺失与老化滞后并存

我国国家标准的制定周期平均为3年，远远落后于产业快速发展的需要。标准更新速度缓慢，"标龄"高出德、美、英、日等发达国家1倍以上。现行的标准政策已相对滞后于时下的技术应用。随着云计算、大数据、物联网、人工智能、区块链、5G等新技术的发展，医学信息存储和共享的范围将进一步扩大，个人健康档案、医院诊疗信息、社区服务信息、家庭健康监测信息、生物基因工程信息、药物研发等各种医疗信息将紧密结合，从而形成个性化医疗和精准医疗。但信息技术在给医师、患者带来便利的同时，也给信息安全、隐私保护及伦理问题带来了巨大的挑战。目前，我国出台的《网络安全法》已填补了网络安全方面的一些空白，2018年，国家卫生健康委员会于印发了《国家健康医疗大数据标准、安全和服务管理办法（试行）》，但相较于国外相关标准略显粗犷，且现阶段文件出台的机构是国家卫生健康委员会，文件也仅仅是"试行"，对于权属问题、隐私保护范围等无明确界定，责任追究制度过于简单，健康医疗信息泄露处罚力度不足，难以形成有效的体系。

此外，中医药信息化发展一直倍受国家重视，缺少符合中医药特色与规律的中医药信息标准体系在一定程度上制约了中医药信息化的发展。尽管近年来国家大力推进中医药信息标准制定与应用，通过建立中医药标准网、修订《中医药信息标准体系表》、启动101项中医药信息标准研究与制定项目、开展中医药名词术语与信息学领域国际标准制定等一系列措施，初步构建与医学信息标准相融合的中医药信息标准体系，但还存在着中医药术语标准、数据集标准等基础标准尚不完善、标准的制定落后于信息化建设、已制定的标准不能满足建设的需求等问题。

## 二、标准交叉且重复

我国医学信息标准可谓"百花齐放"，多种标准并存是一个长期存在的客观事实，如ICD-10疾病编码就存在国际版、国内标准版、北京版等几个版本。医学信息标准具有跨区域、跨部门、跨业务的特点，不同管理部门、不同业务线结合地方区域特点，根据各自特定工作领域对信息的使用要求，分别制定了信息分类和编码标准，通过局部统一实现了局部应用。以药品编码为例，从药品生产监督管理环节到市场流通环节、药品临床使用环节及医保报销环节，各自为了业务特点的信息使用要求，分别设定了不同的信息分类或编码，国家很难通过"一刀切"的手段来统一此类标准的应用。此外，医学本身的复杂性也会对标准化带来挑战。从医学来讲，本身概念就很多。例如，中华医学会做过医学术语标准的审定工作，在审定的过程中发现有不少学科是相互交叉、相互渗透的，对于同一个概念或名词，已审定并出版的名词存在彼此不同、不完全一致或冲突的现象。

### 三、标准应用水平不高

目前，国内医学信息标准化最薄弱的环节是标准的应用实施。有专家指出，标准的编制工作只占全部工作量的5%，95%的工作量应该在实施过程中。医学信息标准从制定到落地、从局部到全局，是一个长期过程，更是一个系统性工程。在美国，有一套标准来对所有医疗信息化产品进行认证，并将经过认证的产品列入"认证医疗IT产品列表"，而医院使用了符合标准的产品才能得到政府资金的支持。不仅如此，医院还要实现医疗信息化产品的"有效使用"，并配套了相应的激励和惩罚措施。相比之下，我国医学信息标准中的强制性标准非常少，建设机构和厂商对标准的"依从性"低，很难主动地采纳非强制性标准，使得很多标准规范难以发挥作用。同时，由于各地卫生信息化建设的规范性和约束力良莠不齐，对标准应用情况各地差异较大。

### 四、标准体系不够合理

目前，我国现行的医学信息标准规范体系大部分是由国家卫生健康委员会下属的统计信息中心负责牵头制定，还有一些标准规范由相关行业协会制定，而业务标准和业务规范由业务部门制定。这些标准规范之间缺少顶层设计，也缺少部门间的联动机制，使得标准规范的有效性难以得到保障。美国搭建了以国家卫生信息技术协调办公室（Office of the National Coordinator for Health Information Technology，ONC）为核心的组织协调架构，下设健康信息技术咨询委员会，用于向ONC提出标准化建议，促进医学信息的采集、交互和共享，并取代之前卫生信息技术政策委员会、卫生信息技术标准委员会的作用。需要注意的是，健康信息技术咨询委员会本身并不制定标准，而是组织与协调，广泛地与政府、用户、开发商合作，与标准制定组织协调。同时，ONC也承担医疗IT产品的标准化认证工作。整个认证过程主要由其授权的2类机构完成：一为授权测试实验室，负责对产品进行测试；二为授权认证团体，负责对产品进行认证。此外，为了推进医学信息标准的落地，由国家医疗保险和救助服务中心负责新技术在医疗健康行业的推广与监管，如"Meaningful Use"计划的推广。整体而言，组织架构合理，职责分工明确，形成了全方位共同协作推进的标准化建设体系。当前，我国医学信息标准的研究、制定、管理、推广等相关工作主要由统计信息中心主导，民间团体和企业发挥作用有限，导致市场主体的活力未能有效发挥。

### 五、标准化协调推进机制不完善

目前，我国尚未形成多部门协同推动标准实施的工作格局。标准的背后反映着各方共同的利益，故各类标准之间需要有效衔接配套。很多标准需要跨地区、跨机构、跨部门执行，相关方立场不一致，协调难度大，由于缺乏权威、高效的标准化协调推进机制，尤其是缺乏横跨与医学信息标准落地及医疗信息化推进有关的不同政府部门间的协调机构，导致有的标准实施效果不明显，相关配套政策措施不到位。同时，标准规范在落地执行的过程中，缺乏常态化的标准应用推广与监管制度，有些医疗机构和技术厂商只是应付性地通过标准测评，而在标准测评之后就不按照标准规范执行了，这样不仅浪费了大量的标准管理与测评相关的建设资金，对医疗健康产业的发展也没有起到应有的作用。此外，标准体系的建设是一项常态化的工作，需要持续的人员、资金等资源投入，而我国标准的研究制定、更新维护、应用推广等均缺乏专项投入。

### 六、医学信息标准专业人才和专家资源缺乏

信息技术与医学的融合增加了对复合型跨界人才的需求，只有既懂医疗又懂信息技术的复合型人才才能更好地服务于标准的研发、制定工作。我国医护人员缺口庞大，医学信息学专业人才更是缺乏，目前我国开设医学信息工程专业的高校较少，产、学、研结合不足，缺失专业的医学信息标准研究机构和人才，这已成为影响我国医学信息标准研究和发展的重要因素之一。

（赵玉虹　全　宇）

## 第四节　展望未来

近年来，我国医疗卫生信息系统建设经历了一个快速发展时期，围绕"健康中国"战略，打造高效便捷的智慧健康医疗便民惠民服务，全面推进人口健康信息服务体系，促进和规范健康医疗大数据应用，这对医学信息标准的建设提出了新需求。未来，随着"健康中国"战略的持续推进，深化医药卫生体制改革工作的不断深入，新一代信息技术的逐步应用，将对医学信息标准提出更高的要求。可以预见，我国医学信息标准体系建设仍然有极大的进步空间，仍需在多方面不断加强与完善。

### 一、多种方式推动现有标准的实施应用

医学信息标准化过程是由制定、颁布、实施、反馈所形成的完整闭环，标准的制定在其中仅占一小部分，如果缺乏应用反馈和持续的完善工作，标准将失去生命力。在未来很长一段时间内，如何推动现有的标准落地，并在这一过程中对标准进行完善，将成为我国医学信息标准体系建设的重点工作。随着医疗改革的不断深入和政府投入力度的逐步加大，传统的宣传培训方式已不足以约束和指导各地的标准化建设，加强标准应用的检验、加大标准执行的监管力度将成为主要方向。一方面可以通过建设国家重点工程来促进标准化的应用和推广，如在全民健康保障信息化工程、基层信息化能力提升工程、智慧医疗便民惠民工程等重点工程中加入对标准化应用成熟度的相关要求，以项目推动行业主动采用相关标准；另一方面，持续开展权威的标准成熟度测评也是促进行业标准化改造的重要手段。这一测评既包含针对性的卫生信息互联互通标准化成熟度测评、基层/远程医疗

标准符合性测试等，也应该与当前业务导向的相关测评相结合，如电子病历系统功能应用水平的测评等，使标准化真正在应用层面体现价值，达到以评促建、以评促改、以评促用的目的，推进医学信息标准的采纳、实施和应用。

## 二、积极应对新技术带来的新型标准需求

近年来，以"云、大、物、移、智"为代表的新一代信息技术正在越来越深地影响着医疗行业的发展，而新技术带来的新型服务形态和信息应用需求也对医学信息标准化提出了更多新的需求。这些来自于新技术的需求是点、线、面相结合的整体式需求。从面上来说，健康医疗大数据标准体系建设将成为未来我国医疗健康体系发展的核心基础；从线上来说，随着我国医疗健康服务关口前移，以健康为中心的数据标准建设将变得更为复杂（如健康管理数据标准等）；从点上来说，许多新技术的应用也需要相应的技术标准，如医疗物联网包括智能可穿戴设备若缺乏与现有医疗卫生信息系统提供互操作的标准规范，就会完全脱离于现有的信息系统，形成"数据孤岛"，而当前大热的医疗人工智能若缺乏相应的标准也将难以真正进入大规模的应用阶段。

近年来，我国在新技术基础标准化方面也进行了广泛研究，工业和信息化部在2015年印发了《云计算综合标准化体系建设指南》，中国电子技术标准化研究院也先后发布了《大数据标准化白皮书（2018版）》《人工智能标准化白皮书（2018版）》等成果。在医疗健康领域，新技术带来的新型标准需求也获得了充分关注，在国务院办公厅印发的《关于促进和规范健康医疗大数据应用发展的指导意见》及国家卫生健康委员会印发的《国家健康医疗大数据标准、安全和服务管理办法（试行）的通知》中均提到要构建健康医疗大数据标准体系，国家健康医疗大数据资源目录与标准体系研究项目工作组、国家医疗与健康物联网应用标准工作组等专门机构也纷纷成立。可以预见，以新技术标准框架和我国全民健康信息标准体系为基础，构建适用于数字医疗时代的新标准将成为未来医学信息标准体系发展的重要方向。

## 三、内外结合促进我国标准与国际接轨

随着标准化改革的不断深入，推动国内外医疗卫生信息化及标准化组织与研究人员之间的交流和合作、促进国内医疗卫生信息化及标准化工作与国际接轨将愈加重要。医学信息标准的国际化发展主要体现在2个方面：一是引进来；二是走出去。由于我国医学信息标准建设起步较晚，在前期引入了大量的国际标准，并且由主管部门主导形成了与WHO、主要发达国家及境外学术组织之间的联系，这些工作很大程度上促进了我国医学信息标准体系的初步建立，根据中国医院协会信息管理专业委员会发布的《2017—2018年度中国医院信息化状况调查报告》显示，ICD-10、医学数字成像和通信3（Digital Imaging and Communications in Medicine 3，DICOM-3）、HL7等国际标准的使用率分别为81.82%、54.57%、42.36%，相比于10年前大幅提升，同时研究人员针对SNOMED等国际标准正着手研究进行本土化的应用和改造。

未来，随着我国医学信息标准体系的不断成熟，从"引进来"迈向"走出去"将是一个必然

的趋势。中国中医科学院中医药信息研究所研究的3项中医医学信息标准作为ISO国际标准发布，说明我国中医药特色的信息标准已经走出国门，得到国际标准化组织的肯定和认可。未来尤其在互联网医疗、健康医疗大数据、医疗人工智能等新兴数字医疗领域，我国无论在技术上还是在应用层面都与世界同步发展甚至处于相对领先的地位，这也为我国在相关领域的标准国际化提供了良好基础。

因此，在未来医学信息标准的发展过程中，一要持续推进国外先进成熟医学信息标准的中国化，积极参与国际医学信息标准化活动和标准的制定；二要推进中国成熟医学信息标准的国际化，提升中国在国际医学信息标准制定中的话语权和影响力。

## 四、多重保障构建良性生态

第一，与国际相比，我国当前标准的制定以官方推动为主，缺少第三方组织，业务的综合性不够。各国的实践证明，医学信息标准化发展只能坚持理论与实践相结合的原则，以需求为驱动，以问题为导向，采取渐进式发展的策略，单纯依靠官方组织制定一套统一的标准无论是在制定还是实施过程中均会遇到很多问题，这是由医学信息标准的多样性、专业性和动态发展性决定的。因此，未来吸纳多种标准开发组织（Standard Development Organization，SDO）共同构成一个多元化的医学信息标准"社会生态系统"将是一个主要的发展方向。在这个生态系统中，各种SDO都是在特定领域内，针对特定问题，开发和完善其产出的标准；标准的使用者则是根据其信息共享和协同的业务要求，选择和协调若干现有标准，实现其特定的信息互操作性目标。2017年，《中华人民共和国标准化法》（新标准化法）将团体标准赋予法律地位，也为这一体系的发展奠定了基础，新标准化法在颁布不到2年的时间内，有30多项卫生信息团体标准问世，加快了标准研发周期，与国家标准、行业标准、地方标准相辅相成，推动了标准工作更快发展，也从实践的角度证明了这一生态体系的可行性和生命力。

第二，构建一个长期稳定的标准制定实施运行机制是生态系统成功的关键因素。目前，我国医学信息标准的研究和制定缺乏稳定的费用来源，影响了标准体系建设的可持续性。未来医学信息标准可以借助当前我国大力发展经济新动能的大形势，在以健康医疗大数据为代表的新兴产业中，以大数据平台驱动标准，以平台化的策略弱化标准化漫长和复杂的协商过程，通过建立开放平台，应对多样复杂的应用协同要求，同时应该提倡众创众包机制来形成丰富的数据和应用，促进政府和社会资本合作（public-private partnership，PPP）模式的发展，孵化一批类似开放医疗与健康联盟一样的第三方组织，推动整体医学信息标准体系的建设和落地。

第三，医学信息标准体系建设离不开高素质的复合型人才，通过与高校、研究机构联合，不断加强学科建设，依托多元化的医学信息标准生态构建产、学、研、用相结合的人才培养体系，同时加强对一线应用人员的培训和宣传教育，共同促进卫生标准体系的基础研究和创新。

随着时代的进步，信息共享将带给人们更安全、更高效的医疗已经成为社会共识，而作为其基石的标准化工作也必定会随着医疗体系及新技术的发展而发展，并在不同阶段面临各种不同的挑战，正如国家卫生健康委员会统计信息中心副主任王才有所说："标准化永远在路上，要不忘初心、长期坚持。"

（赵玉虹　全　宇）

# 参 考 文 献

[1] 汤学军，董方杰，张黎黎，等. 我国医疗健康信息标准体系建设实践与思考. 中国卫生信息管理杂志，2016，13（1）：31-36.

[2] 孟群. 我国医学信息标准体系建设. 中国卫生标准管理，2012，2（12）：24-31.

[3] 胡斌. 医院信息化发展的国际视野：美国经验. 医学信息（上旬刊），2007，20（5）：788-790.

[4] 胡红濮，代涛，刘硕，等. 英国卫生信息化建设经验及启示. 中国数字医学，2015，10（7）：10-14.

[5] 陈荃，王岩，马豪，等. 卫生信息系统互联互通政策：国际经验与启示. 中国数字医学，2016，11（4）：20-23.

[6] 范启勇，曹剑锋，孟丽莉，等. 日本医疗信息化建设的启示. 中国数字医学，2012，，7（3）：118-120.

[7] 中国人民共和国科技部. 日本提出医疗信息化推进计划.（2017–01–20）[2019-09-26]. http://www.most.gov.cn/gnwkjdt/201701/t20170120_130635.html.

[8] 王才有. 大数据时代的医院数据平台建设. 中国医院，2016，20（1）：27-29.

[9] 中华人民共和国国家卫生和计划生育委员会办公厅. 国家卫生计生委办公厅关于印发医院信息化建设应用技术指引（2017年版）的通知.（2017-12-28）[2019-09-26]. http://www.nhfpc.gov.cn/guihuaxxs/s10741/201712/aed4d45c8f75467fb208b4707cceb0ad.shtml.

[10] 李华才. 依托标准建设医院信息化的战略抉择. 中国数字医学，2018，13（5）：1.

[11] 刘海一. 电子病历应用水平分级标准解读.（2015-07-04）[2019-09-26]. https://wenku.baidu.com/view/f81f3b8bc5da50e2524d7fdb.html.

[12] 中国人民共和国国家卫生健康委员会办公厅. 国家卫生健康委办公厅关于印发医院智慧服务分级评估标准体系（试行）的通知.（2019-03-18）[2019-09-26]. http://www.nhc.gov.cn/yzygj/s3593g/201903/9fd8590dc00f4feeb66d70e3972ede84.shtml.

[13] 陈方平，袁洪，王安莉，等. 互联互通标准化测评对医院信息化的作用. 中国卫生信息管理杂志，2014，11（6）：588-592.

[14] 中国人民共和国国家卫生健康委员会.《远程医疗信息系统与统一通信平台交互规范》标准解读.（2017-08-04）[2019-09-26]. http://www.nhc.gov.cn/mohwsbwstjxxzx/s8553/201708/7366dbc15df04d32a610b73954f7ae9e.shtml.

[15] 范铁辉. 医疗健康信息互联互通成熟度测评分级管理试点建设. 中国信息界-e医疗，2015，7（11）：50-51.

[16] 中国人民共和国国家卫生健康委员会.《国家健康医疗大数据标准、安全和服务管理办法（试行）》解读稿.（2018-09-13）[2019-09-26]. http://www.nhc.gov.cn/guihuaxxs/s10742/201809/51c0aa2c1bb04692b182b

31d0e3acb7f.shtml.

［17］中华人民共和国国务院. 国务院关于印发深化标准化工作改革方案的通知.（2015-03-26）［2019-09-26］. http://www.gov.cn/zhengce/content/2015-03/26/content_9557.htm.

［18］张艺然，朱佳卿. 中医药信息标准研究与制定项目组织管理与实施. 中国医药导报，2018，15（14）：163-168.

［19］Certified Health IT Product List. CHPL overview.（2019-04-05）［2019-09-26］. https://chpl.healthit.gov/#/resources/overview.

［20］Office of the National Coordinator for Health Information Technology (ONC). About the ONC health IT certification program.（2019-03-27）［2019-09-26］. https://www.healthit.gov/topic/certification-ehrs/about-onc-health-it-certification-program.

［21］李小华. 医疗卫生信息标准化技术与应用. 北京：人民卫生出版社，2016.

［22］中国医院协会信息管理专业委员会. 2017—2018年度中国医院信息化状况调查报告.［2019-09-26］. https://www.chima.org.cn.

# 第九章 医学信息安全和隐私保护

随着医疗卫生信息化的快速发展，健康医疗信息呈指数级增长。信息生产、加工、传播和利用过程中存在的各类信息安全风险不可忽视，特别是大数据环境下，加强医学信息安全管理和隐私保护更加重要。本章第一节介绍了医学信息安全的主要威胁和管控措施，第二节介绍了健康医疗信息隐私保护策略和相关法律法规。

## 第一节 医学信息安全

### 一、医学信息安全的主要内容

信息安全可分为狭义安全与广义安全2个层次，狭义的信息安全建立在以密码论为基础的计算机安全领域；广义的信息安全是一门综合性学科，从传统的计算机安全到信息安全，不仅是单纯的技术问题，而是管理、技术、法律等问题相结合的产物。网络环境下的信息安全体系建设是保证信息安全的关键，信息安全是指信息系统（包括网络、硬件、软件、数据、人、物理环境及其基础设施）受到保护，不受偶然的或恶意的原因而遭到破坏、更改、泄露，信息系统连续、可靠、正常地运行，信息服务不中断，最终实现业务连续性。具体来讲，信息安全的主要内容包括：①确保信息的"真实性"，对信息的来源进行甄别，能对信息源及信息内容的真伪予以鉴别，确保信息真实可靠。②信息的"保密性"，在传输和存储环节，采用可靠算法对信息内容进行加密，保证机密信息不被窃取或窃取者不能了解信息的真实含义。③信息的"完整性"，保证数据的一致性，防止数据被恶意篡改。④信息的"可用性"，保证授权用户对信息和资源的使用不会被不合理地拒绝。⑤信息的"不可抵赖性"，要建立行之有效的责任机制和管理机制，防止用户否认其行为。⑥信息的"可控制性"，要对信息的传播及内容具有控制能力。

医学信息安全主要分为生物医学研究信息安全和医疗卫生信息安全2个方面。在大数据时代背景下，由于高通量大数据存储技术的革新、基因组测序成本的下降及医院信息化和现代数字化研究、诊疗系统的发展，生物医学在发展过程中产生了海量数据，而这些数据的生产和积累在疾病预测与防治研究过程中、信息共享及个性化诊疗等方面为使用者提供便利的同时，也产生了很多信息安全问题，不仅包括系统自身出现的漏洞随着技术变化成为隐患，也包括人为的大规模信息泄露事件。对于研究者、医师群体来说，保障生物医学研究和医疗信息安全就是保护知识产权的安全。从患者的角度出发，保障医疗信息安全就是保障患者隐私的安全。隐私权是患者享有的一项重要人权，必须得到尊重，医疗机构及其从业人员有妥善保管并保密的义务。

医疗信息系统相较其他的信息系统，在技术、管理及应用上具有额外的特征。主要体现在以下3个方面：①高精确性，医疗信息系统关系到患者的生命健康安全，故对于系统的精确性、稳定性、安全性及实时性等有非常高的要求。②高访问控制，医疗信息数据是患者敏感健康数据，不允许被非授权访问、披露、篡改，故相比于其他信息系统，医疗信息系统对于访问控制及权限管理有着更高的要求。③高开放性，随着医疗信息化日益发展，医疗信息系统要求各个信息系统间能够相互兼容，具有良好的可扩展性和灵活的接口设计，以便数据能够在不同的系统间实现安全可靠的传递。因此，保障医疗信息系统等的安全显得尤为重要。

## 二、医学信息安全的主要威胁

目前，医学信息安全面临的安全风险因素主要包括硬件安全风险、软件安全风险、管理安全风险及使用信息安全风险。

### （一）硬件安全风险

硬件安全风险主要指基础信息网络安全防护能力不强。关键信息基础网络是信息安全防护的重点，包括基本的互联网、电信网等，以及承载这些系统和设施的物理环境也是需要重点防护的部分。在受到威胁时容易出现信息网络瘫痪、业务数据丢失等情况。

### （二）软件安全风险

软件安全风险主要包括信息系统的安全防护，重要的信息系统包括医院信息系统、生物医学数据存储系统、云计算系统等，在受到来自系统漏洞、黑客威胁时，容易造成医院信息系统终端病毒感染、医院信息泄露、生物医学研究机构数据窃密及个人隐私泄露等。

### （三）管理安全风险

管理安全风险主要由制度不完善、执行不严格导致，多是人为因素造成的，如内部人员恶意破坏、管理人员滥用职权、执行人员操作不当及信息安全管理意识不强等导致信息泄露或破坏的风险。

### （四）使用信息安全风险

面临大数据和精准医学，各类患者队列数据需要做横向、纵向的多维度统计分析。这些数据的使用对于科研、教学等都是非常有效的数据支撑，但在使用这些数据时，数据是否经过了患者的知情同意、数据是否符合伦理规范等往往容易被忽视，从而造成数据使用过程中的不合规或隐私泄露。

## 三、医学信息安全的防护策略

### （一）技术策略

技术策略主要包括物理安全、网络安全、系统安全、数据安全和应用安全5个部分。物理安全主要是指放置和保存信息网络基础设施和信息系统的物理场所的安全，主要措施包括防水、防火、防潮、防电磁干扰、防雷，保证供电，严格控制人员出入等。网络安全包括结构安全、访问控制、安全审计、边界完整性检查、入侵防范、恶意代码防范、网络设备防护等，主要考虑网络的合理性、高效性、高可用性。在保证网络系统的合理规划、提高使用效率的同时，还应该划分不同的安全区域，增设边界网络安全设备，制定合理的安全访问策略等，除此之外，还需要消除网络通信单点、配备必要冗余、设计负载均衡，保证网络的高可用性。系统安全策略重点包括身份认证策略、访问控制策略和分布式授权策略3个方面，具体为严格控制工作人员身份识别，限制系统访问条件；制定受时间、空间、规则三维约束的角色访问控制策略；对机构的信息资源进行分布式管理和统计，明确各层次管理人员的权责等。数据安全包括数据完整性、数据保密性、备份和恢复，要求对数据及时进行备份，采用规范的数据安全保障策略，实现数据的实施备份、全备份、增量备份与异地备份。应用安全方面主要涉及身份鉴别、安全标记、访问控制、可信路径、安全审计、剩余信息保护、通信完整性、通信保密性、抗抵赖、软件容错及资源控制等内容。

### （二）管理策略

制定规范全面的医学信息安全制度、加强人员管理对医学信息安全保护至关重要。管理策略主要包括安全管理制度、安全管理机构、人员安全管理、系统建设管理、系统运维管理5个方面。对于人员的管理主要包括强化信息安全管理内容、强化管理人员的信息安全管理意识和增强管理人员的职业能力培训。医学信息管理人员应不断强化信息安全防护意识，提升自身的信息安全素养，主动接受职业教育和培训，提高信息管理和信息安全防护能力，从而从主观方面提高机构的信息安全水平。此外，由管理人员制定的一系列信息安全防护体系要实施监测、不断更新，才能保证信息安全防护体系的不断发展，以适应不断变化的信息安全需求。

（陈 亮 全 宇）

## 第二节 健康医疗信息隐私保护

近年来，医疗卫生行业信息化技术不断发展，特别是"互联网＋"和物联网技术的应用，信息系统延伸范围不断扩大。电子病历的出现取代了传统手写病历，以信息化手段记录并保存了患者在医院发生的诊断治疗行为的全过程。除此之外，医疗设备产生了大量的检查过程及结果数据，这些不断产生的大量健康医疗数据不再仅仅是对医疗过程的记录，若对其进行进一步的挖掘和使用，又将产生新的数据，所以与传统信息安全问题相比，大数据在个人隐私保护方面临新的挑战。健康医疗信息的源头是个人健康医疗信息。在大数据时代，个人健康医疗信息作为一种极具特殊性及敏感性的个人信息，如何保护个人隐私不被侵害日趋重要。

## 一、个人健康医疗信息隐私保护

### （一）个人健康医疗隐私信息的类型

根据患者信息与病情的密切程度，可将患者个人健康医疗隐私信息分为一般隐私信息和敏感隐私信息。

1. 患者的一般隐私信息　指与自身疾病没有直接关系的个人基本信息，主要包括患者姓名、性别、出生年月、出生地、婚姻状况、身份证号、职业、籍贯、联系方式、工作单位、户口地址、邮政编码、家庭住址等。这部分信息虽然与患者的病情并不密切相关，但部分机构（如保险公司、广告商）对此类信息有着极大兴趣，一旦被泄露，通过数据挖掘等技术，可对个人偏好进行分析后给予针对性广告投放和商品推销，会对患者生活造成困扰。

2. 患者的敏感隐私信息　一方面包括与患者疾病诊断治疗相关的信息，如主诉、既往史、现病史、家族史、传染病史、生育史、生理状态、身体缺陷等；另一方面包括患者在诊疗过程中形成的相关信息，如入院记录、病程记录、各种辅助检查及化验检验结果、治疗方案、治疗情况、麻醉手术过程、康复情况、出院记录等。这类信息是与患者疾病诊疗直接相关的信息，是隐私保护的重点。

### （二）隐私信息泄露的主要途径

健康医疗信息的隐私数据泄露的主要途径包含以下 2 个方面。

1. 非交互式泄露　医院的内部业务流程中有多个节点，在对数据进行访问时可能出现隐私泄露。例如，因医师未做好保密措施，导致隐私被候诊者"旁听"；将患者就医信息通过拍照等方式以微博、朋友圈等形式进行传播；在未经过患者同意和未签署患者同意观摩书的情况下开展医学带教；患者病历保管不严格，如病历损坏、丢失、被盗、少数院外办案人员私自调阅和复印等；因电子病历网络系统不完善，导致密码泄露或被黑客入侵；在医学社交网络平台交流学习分享典型案例时未做好去隐私处理；因科研、教育需要而拍摄的治疗过程视频，未隐去患者的身份特征信息；学术会议报告及论文中泄露患者隐私等。

2. 交互式泄露　主要针对在信息使用传递过程中发生的泄露。例如，医院信息化系统网站升级或迁移过程中用户信息泄露；医疗服务类 APP、可穿戴设备软件不完善导致患者的隐私泄露；互联网上查询疾病相关信息造成用户检索行为信息泄露和个人隐私信息泄露。

因为医疗数据内容的特殊性，数据未能妥善处理会对个人隐私带来较大伤害。在大数据环境下，隐私泄露的危险不仅限于泄露本身，还在于基于数据分析推理对于未来可能性的预测。若得到患者的某个检验指标，便可以对其健康状况进行判断，并对其下一步的行为进行预判。在很多情况下，人们认为只要对数据进行匿名处理或对重要字段进行保护，个人隐私就是安全的，但是大量的事实已经证明，大数据环境下仍然存在通过分析关联信息导致信息泄露的情况。

## 二、医疗信息隐私保护策略

为进一步提高医学信息发展环境中的医疗安全隐私保护水平，在了解信息环境中医疗数据的使用现状及医疗数据泄露隐私方式的基础上,提高医疗数据隐私保护水平刻不容缓。网络安全技术是保障信息安全的重要手段,可以在一定程度上避免医疗数据的泄露。对医疗数据隐私保护而言,针对数据挖掘的隐私保护技术,目前有3种关键技术,分别是隐私及匿名保护、健康医疗数据的分级保护制度和基于访问控制的隐私保护,通过技术手段的提高和安全规则的完善,可有效防止信息泄露、保护患者隐私、截断非法泄露渠道、封堵滥用个人信息的源头。

### (一)标识隐私及匿名保护

患者的诊疗档案往往会以患者的姓名、身份证号码等作为患者的唯一标识,但是这些信息本身就是隐私保护的内容,所以需要在不影响信息准确性的前提下对这些信息进行匿名保护。童云海等提出了一种隐私保护数据发布中身份保护的匿名方法,在数据发布中先删除身份标识备注,然后对准标识数据进行处理,在保护隐私的同时进一步提高了信息的有效性,并采用概化和有损连接2种实现方式。可以看出,标识隐私及匿名保护主要都是通过在保证数据有效性的前提下损失一些数据属性来保证数据的安全性,目前大部分技术均采用了这种方式。但是在患者电子诊疗信息交互的过程中,信息的损失可能会影响正常流程的运行。在很难同时兼顾可用性与安全性的前提下,需要一种针对医院及区域性平台运作特点的算法,来找到可用性与安全性的折中点。

### (二)健康医疗数据的分级保护制度

以一份完整的诊疗档案为例,其构成应当包含了各种信息,如患者的基本信息、诊断信息、医嘱信息、检验和检查信息、药品信息、收费信息、主治医师信息等。这些信息在隐私保护中都有着不同的权重,如果一概而论,对所有信息都采用高级别的保护手段,会影响实际运作的效率,同时也是对资源的浪费。如果只对核心信息进行保护,也会造成隐私泄露的问题。如果只对检验报告进行保护,那么检验数据的泄露也可以推导出检验报告的结果。所以需要建立一套数据的分级制度,对于不同级别的信息采用不同的保护措施,但由于涉及不同的系统和运作方式,制定一套完善的分级制度有相当的难度,同时还涉及访问权限的控制。

### (三)基于访问控制的隐私保护

医疗系统中隐私保护的难点还在于参与的人员节点多,导致了潜在的泄露点也多。访问控制技术可以对不同的人员设置不同的权限来限制其访问内容,这就包括了数据分级的问题。例如,财务部门的人员应该只能访问相关的收费信息而不能访问医师的诊断信息。目前,大部分的访问控制技术均是基于角色的访问控制,可以很好地控制角色能够访问的内容和进行相应的操作。但是规则设置与权限分级的实现手段比较复杂,无法通过统一的规则设置来进行统一授权,许多情况下需要对角色的特殊情况进行单独设置,也不便于进行整体的管理和调整。

## 三、医学信息安全和隐私保护相关法规

### (一)国外相关法律法规

国外对个人信息的保护由来已久。例如,美国早在1974年就经参议院和众议院通过了《隐私权

法》，并于1979年将其编入《美国法典》。英国（如《数据保护法案》）、加拿大（如《隐私法案》《个人信息保护与电子文件法》）、德国（如《联邦数据保护法》）、日本（如《刑法》《个人信息保护法》）等国家也对个人信息及数据的保护做出了规定。

美国的《健康保险携带和责任法案》建立了医师、医院及其他医疗卫生机构在处理电子病历时需要做到的行动指南，其对多种医疗健康产业都具有规范作用，尤其是对患者隐私保护这一方面提出了一些法律规范。《健康保险携带和责任法案》提出了2种方法来保护患者隐私，一种是专家裁定法，由专家限定可以发布的健康信息，这些限定发布的信息仅有极小的可能会引起身份泄露；另一种方法是安全域策略，其规定了18个可以标识患者身份的属性必须被移除，包括姓名、省级以下的地址（包括街道、城市、地区和第三位以后的邮编）、除年份以外与个人相关的日期（包括生日、进院日、出院日、死亡日期等）、电话号码、车辆登记号码、车牌号码、医疗器械标识号和序列号、传真号码、电子邮件、统一资源定位器（uniform resource locator，URL）、社保号码、IP地址、病历编号、指纹等生物标志信息、医疗保险号码、正面全脸照片、银行账户号码、证件号码（身份证、驾照等）、任何其他可用于识别的编码或特征等。另外，一些行业协会为代表的法规、标准的制定同样值得关注。例如，ISO协议族中的ISO/IEC 27002（信息安全管理系统标准族）协议和ISO 2779协议均对信息安全的管控进行了规定，后者将前者协议中的技术应用在医疗信息的安全管理上。此外，美国还有关于医疗信息安全和隐私从业者资格考试，以保证从业人员的具备足够的能力和职业素养保护医疗信息安全。

欧盟的《一般数据保护条例》被称为史上最严格的数据保护条例，规定了个人数据处理的透明性（transparency）和最少数据收集（data minimization）原则，并赋予数据主体随时撤销同意权（right to withdraw consent）、被遗忘权（right to erasure）、可携带权（right to portability）等权利。《一般数据保护条例》规定，不能够收集和处理涉及个人隐私的敏感信息，如性取向、性生活、宗教信仰、政治信仰、反映个人种族或民族起源、是否是工会组织成员的数据、犯罪记录、指纹信息、人脸识别等。

### （二）国内相关法律法规

我国国家标准GB/T 35273-2017《信息安全技术个人信息安全规范》已于2018年5月1日实施。这一规范被称为"中国的《一般数据保护条例》"，规定了个人信息安全的基本原则，包括权责一致原则、目的明确原则、选择同意原则、最少够用原则、公开透明原则、确保安全原则、主体参与原则。其适用于规范各类组织和个人的信息处理活动，也适用于主管监管部门、第三方评估机构等组织对个人信息处理活动进行监督、管理和评估。这一规范是监管部门对网络信息安全进行监管和执法的重要指导，对未来立法有非常重要的参考意义。

虽然目前尚没有针对医疗健康信息隐私保护的专项法律法规，但在相关的法律文件中对隐私保护做出了规定。例如，《中华人民共和国执业医师法》第二十二条第（三）项规定："医师在执业活动中应关心、爱护、尊重患者，保护患者的隐私。"《中华人民共和国护士管理办法》第二十四条规定："护士在执业中得悉就医者的隐私，不得泄露，但法律另有规定的除外。"此外，《人口健康信息管理办法（试行）》《护士条例》《医疗机构病历管理规定》等相关法律法规、管理办法等，也对个人信息（尤其是个人医疗信息）的保护做出了规定。在《信息安全技术数据出境安全评估指南（草案）》

中涉及"数据脱敏处理"的要求。针对健康医疗信息的安全问题，目前由清华大学牵头，多家医疗机构、企业、科研机构共同参与的国家标准《信息安全技术健康医疗信息安全指南》正在制定和征求意见的过程中。

（陈　亮　全　宇）

## 参 考 文 献

［1］刘雷. 大数据时代的生物医学.（2019-09-10）［2019-09-26］. https://blog.csdn.net/aimatfuture/article/details/39480617.

［2］方亚楠. 医学信息技术应用中的道德与伦理问题探析. 创新创业理论研究与实践，2018，9（18）：13-14

［3］王雪玉. 法律及监管不明确移动医疗APP"看病"被指不靠谱. 金融科技时代，2015，23（5）：18.

［4］任格. 基于等级保护的医院信息安全策略. 中华医学图书情报杂志，2018，27（3）：61-64.

［5］The Office of Public Affairs. Privacy act of 1974, 5 U. S. C. 552a. (2019-02-28) [2019-09-26]. https://www.govinfo.gov/content/pkg/USCODE-2012-title5/pdf/USCODE-2012-title5-partI-chap5-subchapII-sec552a.pdf.

［6］HM Government. Data protection act 1998. (2019-02-28) [2019-09-26]. http://www.legislation.gov.uk/ukpga/1998/29/contents.

［7］Justice Laws Website. Privacy act (R. S. C. , 1985, c. P-21). (2019-02-28) [2019-09-26]. https://laws-lois.justice.gc.ca/eng/acts/P-21/index.html.

［8］Justice Laws Website. Personal information protection and electronic documents act (S. C. 2000, c. 5). (2019-02-28) [2019-09-26]. https://laws-lois.justice.gc.ca/eng/acts/p-8.6/.

［9］Language Service of the Federal Ministry of the Interior. Federal data protection act (BDSG). (2019-02-28) [2019-09-26]. http://www.gesetze-im-internet.de/englisch_bdsg/index.html.

［10］Personal Information Protection Commission. Amended act on the protection of personal information. (2019-02-28) [2019-09-26]. https://www.ppc.go.jp/files/pdf/Act_on_the_Protection_of_Personal_Information.pdf.

［11］华永良. 日本厚生省关于诊疗记录由电子媒体保存的有关规定（摘要）. 中国数字医学，2009，4（5）：10-12.

［12］李娜. 美国电子病历隐私保护研究. 郑州：郑州大学，2011.

［13］薛诗静. 医疗信息系统安全架构设计与应用. 南京：东南大学，2017

［14］曹代. 解读《一般数据保护条例》（GDPR）.（2018-10-23）［2019-09-26］. http://www.jtnfa.com/CN/booksdetail.aspx?type=06001&keyid=00000000000000003657&PageUrl=majorbook&getPageUrl=booksdetail&Lan=CN.

# 第十章 医学信息教育与人才培养

改革开放以来，我国卫生信息化建设取得了显著成效，许多医学院校、部分综合大学和科研机构纷纷设置面向卫生信息化建设的专科和本科专业，一些有条件的高校和科研院所在培养高层次医学信息人才（硕士研究生和博士研究生）方面已经取得了突破性进展。2012年，《卫生部办公厅关于加强卫生统计与信息化人才队伍建设的意见》（卫办综发〔2012〕43号）出台，针对全国卫生统计与信息化人才队伍建设现状和存在的问题，提出4项重点任务。2016年，《国务院办公厅关于促进和规范健康医疗大数据应用发展的指导意见》（国办发〔2016〕47号）出台，明确提出要推动健康医疗教育培训，加强健康医疗信息化复合型人才队伍建设。医学信息教育与人才培养包括3个方面：一是医学信息专业教育；二是医学信息素养教育；三是医学信息继续教育与在职培训。

## 第一节 医学信息专业教育

我国医学信息专业教育起始于20世纪80年代中后期。随着2012年教育部本科专业目录的重新调整和教育部有关自主申报硕士研究生、博士研究生学科政策的引领，医学信息专业教育的格局已经基本形成。在办学层次上，形成了"专-本-硕-博"多层次专业教育体系和博士后人才培养体系；在专业名称和专业方向上则呈现出明显的"学科群"和"专业群"的交叉学科特征。从总体上看，我国医学信息专业教育已经初具规模，培养质量正在逐步提升，与医药卫生行业信息化发展结合得更加紧密，为我国医药卫生领域培养和输送了一大批高素质的医学信息专业人才。

### 一、医学信息专科教育

随着医药卫生体制改革和信息化建设进程的推进，我国医学信息专科教育不断发展，在许多专科院校设置了卫生信息管理专业（专业代码：620604），培养医学信息人才。该专业以培养技术型人才为目标，培养具有医学和信息学基础知识，掌握管理学基本理论，具备计算机应用、病案管理和卫生信息资源管理的基本技能，能在各级医疗卫生机构从事卫生信息系统的建设、维护、分析和管理等方面工作的人才。其能协助卫生信息管理部门对本单位进行科学管理，毕业后可在各级各类医院、疾病预防控制中心、卫生行政部门、医学科技信息中心等单位从事病案管理、医药卫生信息的管理、医院信息系统的维护与管理等工作，可以担任医院病案室、医保科、医务处、统计室等部门的工作。

根据教育部关于高等职业教育专业设置备案和审批结果，2015—2018年，全国设置卫生信息管理专业的本专科院校有 51 所，覆盖全国 23 个省、自治区、直辖市，其中 42 所院校每年持续招生且有一定的规模（表 10-1）。

表 10-1  全国设置卫生信息管理专业的部分院校名单

| 序号 | 院校名称 | 省（自治区、直辖市） | 序号 | 院校名称 | 省（自治区、直辖市） |
|---|---|---|---|---|---|
| 1 | 安徽医学高等专科学校 | 安徽 | 27 | 六盘水职业技术学院 | 贵州 |
| 2 | 安徽中医药高等专科学校 | 安徽 | 28 | 南阳医学高等专科学校 | 河南 |
| 3 | 安康职业技术学院 | 安徽 | 29 | 宁波卫生职业技术学院* | 浙江 |
| 4 | 安阳职业技术学院* | 河南 | 30 | 青海卫生职业技术学院 | 青海 |
| 5 | 蚌埠医学院* | 安徽 | 31 | 曲靖医学高等专科学校 | 云南 |
| 6 | 保山中医药高等专科学校 | 云南 | 32 | 厦门医学院 | 福建 |
| 7 | 北京卫生职业学院 | 北京 | 33 | 山东力明科技职业学院 | 山东 |
| 8 | 北京信息职业技术学院 | 北京 | 34 | 山东医学高等专科学校 | 山东 |
| 9 | 长春医学高等专科学校 | 吉林 | 35 | 山西医科大学 | 山西 |
| 10 | 承德护理职业学院 | 河北 | 36 | 上海健康医学院* | 上海 |
| 11 | 达州职业技术学院 | 四川 | 37 | 上海思博职业技术学院 | 上海 |
| 12 | 福建卫生职业技术学院 | 福建 | 38 | 上海医疗器械高等专科学校* | 上海 |
| 13 | 广东食品药品职业学院 | 广东 | 39 | 石家庄人民医学高等专科学校 | 河北 |
| 14 | 广西卫生职业技术学院 | 广西 | 40 | 首都医科大学 | 北京 |
| 15 | 广西医科大学 | 广西 | 41 | 苏州卫生职业技术学院 | 江苏 |
| 16 | 贵州健康职业学院 | 贵州 | 42 | 泰山护理职业学院* | 山东 |
| 17 | 杭州医学院 | 浙江 | 43 | 天津医学高等专科学校 | 天津 |
| 18 | 河南医学高等专科学校 | 河南 | 44 | 皖北卫生职业学院 | 安徽 |
| 19 | 黑龙江护理高等专科学校 | 黑龙江 | 45 | 武威职业学院 | 甘肃 |
| 20 | 红河卫生职业学院* | 云南 | 46 | 湘潭医卫职业技术学院 | 湖南 |
| 21 | 江苏护理职业学院 | 江苏 | 47 | 雅安职业技术学院 | 四川 |
| 22 | 江苏联合职业技术学院* | 江苏 | 48 | 云南新兴职业学院 | 云南 |
| 23 | 江苏卫生健康职业学院 | 江苏 | 49 | 漳州卫生职业学院 | 福建 |
| 24 | 江苏医药职业学院 | 江苏 | 50 | 郑州澍青医学高等专科学校 | 河南 |
| 25 | 江西医学高等专科学校 | 江西 | 51 | 重庆三峡医药高等专科学校 | 重庆 |
| 26 | 廊坊卫生职业学院* | 河北 | | | |

注：*.暂停招生；引自中华人民共和国教育部高等教育司. 专业设置.［2019-09-26］. http://www.moe.gov.cn/s78/A08/gjs_left/moe_1034/

## 二、医学信息本科教育

目前，全国在医学（药学）类院校和部分综合大学开设了与医学信息专业相关的本科专业，主要包括管理学门类的信息管理与信息系统专业、信息资源管理专业；理学门类的生物信息学专业；工学门类的医学信息工程专业、数据科学与大数据技术专业及智能医学工程专业等，出现医学信息学科群、专业群现象，交叉学科特征凸显。

## (一)信息管理与信息系统专业(专业代码:120102)

信息管理与信息系统专业隶属管理学科门类(管理科学与工程类)。该专业旨在培养具备管理学、医药卫生知识基础和计算机应用技术,掌握信息管理学理论与方法,具备健康医疗信息资源管理、大数据处理与分析及信息系统分析与设计能力的高级复合型医学信息人才。学生毕业后可以在医学文献机构、医疗卫生机构、科研院所、高等院校、各级政府部门及其他企事业单位等信息部门从事相关领域的信息资源管理、信息系统分析与设计、实施管理和评价及相关的教学和科研工作。该专业学制四年,授予管理学学士学位。调查表明,我国医学信息学课程结构总体符合国际医学信息协会(International Medical Informatics Association,IMIA)2010年推荐的生物医学与卫生信息学课程设计标准,但不同学校之间仍存在差异。目前,国内设置该专业院校逾600所,其中设置该专业的医学(药学)院校或在具有医学专业的综合大学设置该专业的院校有50余所,除少数省份外,该专业已覆盖全国绝大多数省、自治区、直辖市(表10-2)。

表10-2 全国设置信息管理与信息系统专业(医学信息方向)的部分院校名单

| 时间 | 院校名称 | 省(自治区、直辖市) |
|---|---|---|
| 1985 | 吉林大学(原白求恩医科大学) | 吉林 |
|  | 华中科技大学(原同济医科大学) | 湖北 |
| 1987 | 中南大学(原湖南医科大学)* | 湖南 |
|  | 中国医科大学 | 辽宁 |
| 2000 | 中国药科大学 | 辽宁 |
|  | 温州医科大学(原温州医学院) | 浙江 |
|  | 新乡医学院 | 河南 |
| 2001 | 河北联合大学(原华北煤炭医学院) | 河北 |
|  | 河北北方学院(原张家口医学院) | 河北 |
|  | 安徽中医药大学(原安徽中医学院) | 安徽 |
|  | 滨州医学院 | 山东 |
|  | 湖北中医药大学(原湖北中医学院) | 湖北 |
|  | 广东医科大学(原广东医学院) | 广东 |
|  | 广西医科大学 | 广西 |
|  | 重庆医科大学 | 重庆 |
| 2002 | 山西医科大学 | 山西 |
|  | 长治医学院 | 山西 |
|  | 皖南医学院 | 安徽 |
|  | 泰山医学院 | 山东 |
|  | 济宁医学院 | 山东 |
|  | 广东药科大学(原广东药学院) | 广东 |
| 2003 | 内蒙古医科大学(原内蒙古医学院) | 内蒙古 |
|  | 哈尔滨医科大学 | 黑龙江 |
|  | 新疆医科大学 | 新疆 |
|  | 南京中医药大学 | 江苏 |

(待续)

（续表）

| 时间 | 院校名称 | 省（自治区、直辖市） |
|---|---|---|
| 2004 | 郧阳医学院 | 湖北 |
| | 河南中医药大学（原河南中医学院） | 河南 |
| | 西南医科大学（原泸州医学院） | 四川 |
| | 华北理工大学冀唐学院（原华北煤炭医学院冀唐学院，独立机构） | 河北 |
| 2005 | 山东中医药大学 | 山东 |
| 2006 | 牡丹江医学院 | 黑龙江 |
| | 广西中医药大学（原广西中医学院） | 广西 |
| 2007 | 蚌埠医学院 | 安徽 |
| | 宁夏医科大学（原宁夏医学院） | 宁夏 |
| | 新疆医科大学厚博学院 | 新疆 |
| | 南通大学（原南通医学院）* | 江苏 |
| 2008 | 海南医学院 | 海南 |
| | 成都医学院 | 四川 |
| | 昆明医科大学海源学院（原昆明医学院海源学院，独立机构） | 云南 |
| 2009 | 辽宁中医药大学 | 辽宁 |
| | 齐齐哈尔医学院 | 黑龙江 |
| | 福建中医药大学（原福建中医学院） | 福建 |
| | 齐鲁医药学院（原山东万杰医学院） | 山东 |
| 2010 | 山西中医药大学（原山西中医学院） | 山西 |
| | 广州医科大学（原广州医学院） | 广东 |
| | 安徽医科大学 | 安徽 |
| | 徐州医科大学（原徐州医学院）* | 江苏 |
| 2011 | 甘肃中医药大学（原甘肃中医学院） | 甘肃 |
| | 吉林医药学院 | 吉林 |
| | 昆明医科大学（原昆明医学院） | 云南 |
| 2012 | 桂林医学院 | 广西 |
| 2013 | 湖南中医药大学 | 湖南 |
| 2014 | 北京中医药大学 | 北京 |
| | 川北医学院 | 四川 |
| 2017 | 首都医科大学 | 北京 |

注：*. 原为"医学信息学"（专业代码：070408W），2012年并入"生物信息学"（专业代码：071003）；引自中华人民共和国教育部高等教育部高等教育司. 专业设置．［2019-09-26］. http://www.moe.gov.cn/s78/A08/gjs_left/moe_1034/

### （二）信息资源管理专业（专业代码：120503）

信息资源管理专业在《普通高等学校本科专业目录（1998年）》中被设置为目录外专业，归在"图书档案学类"下，专业代码为110503W。在《普通高等学校本科专业目录（2012年）》中，该专业归在"图书情报与档案管理类"，成为目录内专业。信息资源管理专业学制四年，学位授予门类为管理学。该专业旨在培养具有医学背景知识，熟悉卫生信息管理基础，掌握计算机和信息技术基本知识及应用能力的复合型应用人才。学生毕业后能在医疗卫生机构、高等院校、信息服务机构、各级政府部门及其他企事业单位从事信息资源的收集、分析、开发和利用工作。根据教育部公布的

2015—2017年普通高等学校本科专业备案和审批结果中，目前湖北医药学院和湖北医药学院药护学院（独立机构）2所医学院校分别于2015年和2016年先后设置了该专业。

### （三）生物信息学专业（专业代码：071003）

生物信息学专业在《普通高等学校本科专业目录（1998年）》中作为目录外专业归在"生物科学类"下，专业代码为070403W。2011年9月，在教育部颁布的《普通高等学校本科专业目录（修订二稿）》中将生物信息学、生物信息技术和医学信息学3个目录外专业统一整合为生物信息学专业。在教育部颁布的《普通高等学校本科专业目录（2012年）》中，生物信息学专业被正式确立为目录内专业，仍隶属"生物科学类"下。该专业旨在培养既具有扎实的生物医学知识，又具有高水平理工科学技能，在生物医学信息获取、处理、开发和利用等方面具有突出特色，适于在生物、信息、医药等相关领域从事教学、科研、开发应用及信息管理、信息分析、信息处理、信息挖掘等方面工作的复合型人才。学生毕业后可在生物、信息、医药、医疗仪器等行业的各级企事业单位、高校、科研院所及行政管理部门从事生物信息学、生物医学工程、计算机应用等领域的应用研究、技术开发、教学及生产管理等方面的工作，或在相关院校、研究机构从事教学、科研等工作。该专业学制四年，学位授予门类为理学或工学。

由于2012年版教育部本科专业目录的调整，原设置医学信息学专业（专业代码：070408W）的中南大学湘雅医学院、南通大学医学院和徐州医科大学按教育部本科专业归属，在生物信息学专业招收本科生，通过后期专业分流或在医学信息工程等专业下进行医学信息人才培养。目前，除了在综合大学设置生物信息学专业的院校外，另有10所医药类院校设置了该专业（表10-3）。

表10-3 全国设置生物信息学专业的部分医药类院校名单

| 时间 | 院校名称 | 省（自治区、直辖市） | 时间 | 院校名称 | 省（自治区、直辖市） |
| --- | --- | --- | --- | --- | --- |
| 2007 | 哈尔滨医科大学 | 黑龙江 | 2014 | 山西中医学院 | 山西 |
| 2012 | 天津医科大学 | 天津 |  | 泰山医学院 | 山东 |
|  | 福建医科大学 | 福建 | 2017 | 广东药科大学 | 广东 |
|  | 重庆医科大学 | 重庆 | 2018 | 赣南医学院 | 江西 |
| 2013 | 承德医学院 | 河北 |  |  |  |
|  | 南京医科大学 | 江苏 |  |  |  |

注：引自中华人民共和国教育部高等教育司. 专业设置.［2019-09-26］http://www.moe.gov.cn/s78/A08/gjs_left/moe_1034/

### （四）医学信息工程专业（专业代码：080711T）

医学信息工程是一门以信息科学和医学为主的多学科交叉与融合的新兴综合性学科。2003年，四川大学申报了全国第一个医学信息工程专业。2012年9月，教育部颁布的《普通高等学校本科专业目录（2012年）》中将该专业由试办专业转为特设专业，学科门类为工学。该专业主要培养具有医学背景，具备扎实的信息工程基本理论和实践技能，具有良好职业道德、较强的人际交流能力和创新、创业精神，能够从事医疗信息系统的应用、维护、管理、设计和开发等方面工作的

# 第十章 医学信息教育与人才培养

医学信息工程复合型人才。其具备在各级医疗卫生机构、科研机构、医药公司和相关企事业单位从事应用软件开发、网络管理、系统集成及数据信息管理等工作的能力。该专业学制四年，授予工学学士学位。

根据教育部2015—2018年普通高等学校本科专业备案和审批结果，近几年有哈尔滨医科大学、南京医科大学康达学院（独立机构）、安徽医科大学、蚌埠医学院、南华大学、长沙医学院、贵阳中医学院、天津中医药大学、南京中医药大学、皖南医学院、江西中医药大学、贵州医科大学、昆明学院、西安培华学院、辽宁何氏医学院、吉林医药学院、南京医科大学、新乡医学院、重庆邮电大学19所院校先后获批设立医学信息工程专业。加上2015年以前获批的28所院校，目前全国已有47所院校设置医学信息工程专业，成为继信息管理与信息系统专业之后，高等院校设置最多的医学信息类本科专业（表10-4）。

表10-4 全国设置医学信息工程专业的部分院校名单

| 时间 | 院校名称 | 省（自治区、直辖市） | 时间 | 院校名称 | 省（自治区、直辖市） |
| --- | --- | --- | --- | --- | --- |
| 2003 | 四川大学 | 四川 | 2015 | 哈尔滨医科大学 | 黑龙江 |
| 2006 | 湖北中医药大学 | 湖北 | | 南京医科大学康达学院（独立机构） | 江苏 |
| 2007 | 中南大学 | 湖南 | | 安徽医科大学 | 安徽 |
| 2010 | 辽宁中医药大学 | 辽宁 | | 蚌埠医学院 | 安徽 |
| | 杭州电子科技大学 | 浙江 | | 南华大学 | 湖南 |
| 2011 | 浙江中医药大学 | 浙江 | | 长沙医学院 | 湖南 |
| | 广州中医药大学 | 广东 | | 贵阳中医学院 | 贵州 |
| | 成都中医药大学 | 四川 | 2016 | 天津中医药大学 | 天津 |
| | 甘肃中医药大学 | 甘肃 | | 南京中医药大学 | 江苏 |
| 2012 | 中南民族大学 | 湖北 | | 皖南医学院 | 安徽 |
| | 北京中医药大学东方学院（独立机构） | 北京 | | 江西中医药大学 | 江西 |
| | 大连医科大学中山学院（独立机构） | 辽宁 | | 西安培华学院 | 陕西 |
| | 黑龙江中医药大学 | 黑龙江 | | 贵州医科大学 | 贵州 |
| | 上海理工大学 | 上海 | | 昆明学院 | 云南 |
| | 徐州医学院 | 江苏 | 2017 | 辽宁何氏医学院 | 辽宁 |
| | 泰山医学院 | 山东 | | 吉林医药学院 | 吉林 |
| | 遵义医学院 | 贵州 | | 南京医科大学 | 江苏 |
| | 遵义医学院医学与科技学院（独立机构） | 贵州 | | 新乡医学院 | 河南 |
| 2013 | 合肥工业大学 | 安徽 | | 重庆邮电大学 | 重庆 |
| | 济宁医学院 | 山东 | 2018 | 沈阳医学院 | 辽宁 |
| | 湖南中医药大学 | 湖南 | | 浙江中医药大学滨江学院（独立机构） | 浙江 |
| 2014 | 河北北方学院 | 河北 | | 杭州医学院 | 浙江 |
| | 安徽中医药大学 | 安徽 | | 广西医科大学 | 广西 |
| | 云南中医学院 | 云南 | | 西华大学 | 四川 |
| | 湖北科技学院 | 湖北 | | | |
| | 重庆医科大学 | 重庆 | | | |

注：引自中华人民共和国教育部高等教育司. 专业设置. ［2019-09-26］. http://www.moe.gov.cn/s78/A08/gjs_left/moe_1034/

### （五）数据科学与大数据技术专业（专业代码：080910T）

2015 年，国务院办公厅发布的《关于印发促进大数据发展行动纲要的通知》中指出，在全球信息化快速发展的大背景下，大数据已成为国家重要的基础性战略资源，正引领新一轮科技创新，故鼓励高校设立数据科学和数据工程相关专业，大力培养具有统计分析、计算机技术、经济管理等多学科知识的跨界复合型人才。随后在 2016 年，国务院办公厅颁布的《关于促进和规范健康医疗大数据应用发展的指导意见》中特别指出，健康医疗大数据是国家重要的基础性战略资源，要加强健康医疗信息化复合型人才队伍建设，实施国家健康医疗信息化人才发展计划，强化医学信息学学科建设和"数字化医师"培育，推动政府、高等院校、科研院所、医疗机构、企事业单位共同培养人才，促进健康医疗大数据人才队伍建设。

2016 年 2 月，教育部公布的《2015 年度普通高等学校本科专业备案和审批结果》中，北京大学、对外经济贸易大学和中南大学成为首批被正式批准开设数据科学与大数据技术专业的高校。2017 年 3 月，教育部公布的《2016 年度普通高等学校本科专业备案和审批结果》中新增备案本科专业名单里有中国人民大学、北京师范大学、北京邮电大学、浙江财经大学、电子科技大学等 32 所高校被批准开设该专业。2018 年 3 月，教育部公布的《2017 年度普通高等学校本科专业备案和审批结果》中，新增备案本科专业名单里有 248 所高校被批准开设该专业，内蒙古医科大学、上海健康学院、山东中医药大学等位列其中。该专业学制四年，毕业授予理学或工学学士学位。

### （六）智能医学工程专业（专业代码：101011T）

智能医学工程是指以现代医学和生物学理论为基础，融合先进的脑认知、大数据、云计算、机器学习等人工智能及相关领域工程技术，研究人的生命和疾病现象的本质及其规律，探索人机协同的智能化诊疗方法和临床应用的新兴交叉学科。根据《教育部关于公布 2017 年度普通高等学校本科专业备案和审批结果的通知》（教高函〔2018〕4 号），天津大学和南开大学率先设置了该专业。

天津大学智能医学工程专业下设在医学部，与天津医科大学实施跨校医-工主辅修培养体系，互开课程、互认学分，旨在培养兼具深厚医学背景和较强工程实践能力的医工复合型高端人才和医学拔尖创新人才。南开大学智能医学工程专业是由医学院联合校内 7 个学院和研究单位，以及医学人工智能科技公司（腾讯）共同组建，利用南开大学医学、药学、生命科学、数学、物理、化学、计算机、统计、软件科学及人文学科等资源，旨在建立一个跨学科、多元化的教学和科研平台，促进各学科交叉融合，进而培养出适应时代发展的综合性高素质人才。在教育部《2018 年度普通高等学校本科专业备案和审批结果》中，重庆大学、东北大学、重庆医科大学、天津医科大学、西安电子科技大学、新乡医学院三全学院（独立机构）、大连东软信息学院增设了智能医学工程专业。

值得注意的是，在"双一流"建设目标的导向下，一些高水平综合大学已经开始采取"重基础、宽口径、广适应"的专业设置理念和发展策略，主动压缩本科专业数量，调整专业结构。有的综合大学（如吉林大学）已暂停在医学部招收信息管理与信息系统本科生，把医学信息人才培养的重点放在硕士研究生、博士研究生和博士后人才培养方面。业界希望综合大学能够挖掘潜力，整合资源，发挥综合大学多学科的资源优势，在医学信息学学科建设和高层次人才培养方面做出应有的贡献。

### 三、医学信息研究生教育

目前，我国医学信息研究生教育在学科专业目录中尚无明确位置，专业设置比较分散，主要分为3种方式：①按国务院学位委员会学科专业目录设置。②根据教育部要求，通过自主设置二级学科或交叉学科。③在其他专业学位点下开设与医学信息相关的研究方向，目前以后2种情况居多。

#### （一）医学信息硕士研究生教育

主要涉及的一级学科包括图书情报与档案管理、基础医学、临床医学、公共卫生与预防医学、中医学、计算机科学与技术、生物医学工程及中西医结合等；二级学科除情报学等目录内学科外，还包括医学信息学、中医药信息学、卫生信息管理、公共卫生信息学、生物医学信息工程、医学生物信息学、医疗信息技术等自主设置二级学科；研究方向主要集中在医学信息资源管理、医院信息系统、医学数据处理、医学图像处理、电子病历、远程医疗、数字图书馆、医学人工智能、信息系统建设与管理、信息组织与交流、生物医学信息检索、信息分析与咨询、医学决策支持、医学数据挖掘、卫生项目评价、科技期刊编辑、用户研究与信息服务、医学图书馆管理、知识产权研究等方面。

目前，医学信息领域的硕士研究生教育主要集中在复旦大学、四川大学、吉林大学、中南大学、中国医科大学、华中科技大学、南通大学、北京大学、重庆医科大学、湖南中医药大学及中国医学科学院医学信息研究所、中国中医科学院中医药信息研究所等单位。设置相关硕士研究生学位点的单位还包括安徽理工大学、安徽医科大学、滨州医学院、成都中医药大学、空军军医大学（第四军医大学）、广西医科大学、广州中医药大学、贵州医学院、河北北方学院、黑龙江中医药大学、湖南中医药大学、湖北中医药大学、华北理工大学、兰州大学、山东省医学科学院、山西医科大学、首都医科大学、武汉大学、武汉理工大学、新疆医科大学、新乡医学院、温州医科大学、南京中医药大学、海军军医大学（第二军医大学）、军事科学院、江西中医药大学、安徽中医药大学、长春中医药大学、蚌埠医学院等多所高等院校和研究机构。此外，部分单位还招收专业学位图书情报硕士（如华中科技大学同济医学院等）或公共卫生硕士（如中国医学科学院医学信息研究所等）。

#### （二）医学信息博士研究生教育

目前，国内设置医学信息学博士研究生学位点的单位主要包括复旦大学、四川大学、吉林大学等；设置中医药信息学博士研究生学位点的单位主要包括中国中医科学院中医药信息研究所、广州中医药大学、湖南中医药大学等；其他院校或研究机构如中国医科大学、华中科技大学、中南大学、四川大学、大连理工大学和军事医学科学院等分别在生物信息学、医药信息管理、医学信息工程、卫生信息管理、神经信息学等专业培养医学信息博士研究生。在博士研究生培养模式方面，一些有条件的高等院校（如吉林大学）正在积极探索医学信息专业本硕博连读贯通式培养模式，打通复合型高层次医学信息人才培养通道，加强优秀人才的选拔和培养，满足社会对高层次人才的需求。

### 四、医学信息博士后人才培养

医学信息专业教育体系的形成为医学信息博士后人才培养奠定了坚实的学科基础。2006年，国家人事部批准中国中医科学院中医药信息研究所设立中医药信息学博士后工作站，这标志着中医药信息学作为一个学科首次得到认可。2009年，国家中医药管理局首次把中医药信息学设为二级培育学科，迄今国家中医药管理局已有13家中医药信息学重点学科建设单位。其他设有博士研究生学位点的培养单位依托所归属的一级学科，已具备招收医学信息专业博士后的学科基础和条件。

综上所述，我国医学信息专业教育已经形成以本科教育为基础，专科教育为补充，硕士研究生和博士研究生教育为龙头的多层次医学信息专业教育的基本格局。各院校在保证教学质量的同时，加大教学、科研成果转化，为区域卫生信息化建设提供支持。例如，河北北方学院开发的医院管理信息系统、新农合接口系统、居民医保管理系统等已经在10余家医院得到运用，为区域卫生信息化建设提供了智力和技术支持。与此同时，各院校加强教材建设投入，组织编写了《卫生信息学概论》《卫生组织与信息管理》《卫生信息系统》《医院信息系统》《卫生信息分析》《信息计量及其医学运用》《卫生信息与决策支持》《卫生信息项目管理》《卫生信息资源规划》《卫生信息检索与利用》《病案信息学》《卫生信息化案例设计与研究》共12种规划教材，并由人民卫生出版社出版，满足了教学需要。此外，医学信息研究生人才培养规模正在逐步扩大，人才培养体系逐步形成，但医学信息教育还缺乏相应的教育标准。此外，由于医学信息学的新兴交叉学科特点，学科和专业的隶属关系复杂，医学信息学的学科隶属关系还不明确，各院校的培养方向和专业目标定位存在较大差异，反映出医学信息学的学科建设和专业建设经过多年的努力已经显露繁荣发展的大好景象，同时也映射出医学信息学的学科发展还不够成熟，医学信息专业教育还不够规范，学科建设和专业建设仍然任重而道远。

（李后卿　徐海荣　王　伟）

## 第二节　医学信息素养教育

### 一、信息素养与医学信息素养教育

信息素养（information literacy）又称信息素质。2008年，教育部高校图书工作指导委员会推出的"高校大学生信息素养指标体系"中指出，信息素养教育就是培养学生的信息意识、信息需求、信息获取、信息评价、信息利用、信息组织与管理、信息创新、信息伦理道德8个方面的能力。2015年，《美国大学与研究图书馆协会高等教育信息素养框架》中提出，信息素养是包含发现信息、理解信息生产和价值、使用信息创造新知识及参与社群学习的综合能力的集合。随着人类科技进步和社会的快速发展，信息素养已经成为评价个人创新能力和社交能力的重要指标，是众多其他相关素养形成的基础和源泉，是个人进入社会进行终身学习的必备能力。

我国医学信息素养教育可以追溯至20世纪80年代初期高等医药院校开设的计算机类课程。1990年10月，全国医学文献检索教学研究会正式成立，建会宗旨就是团结全国从事医学文献检索教学与研究工作的各位同仁，开展学术研究活动，组织协作，以提高医学文献检索教学的水平，提高医学生信息素养。因此，全国医学文献检索教学研究会也就成为医学生信息素养教育的新标志。随着"互联网＋医疗健康"的快速发展，大数据、云计算、物联网、移动互联网及智慧医疗等新技术在健康医疗领域中广泛应用，包括科学文献在内的医学信息资源呈爆发式增长，医学信息增长速度加快，更新周期不断缩短。面对突增的海量文献信息和各类数据库，医学专业人员的信息获取技能和鉴别能力受到了极大挑战。医学信息素养教育是解决医学生及医学专业人员信息获取和利用问题的重要途径，对于提高医学生学习能力、创新能力、科研能力及未来从业过程中解决问题的能力起到非常重要的作用，已经成为高等院校培养人才的重要目标之一。

## 二、医学信息素养教育的类型

### （一）医学生的信息素养教育

早期的信息素养教育包括开设计算机基础课程和介绍如何利用图书馆资源，通过每周定期或不定期的专题讲座，培养医学生获取信息和利用信息的兴趣；然后发挥医学信息检索课程的作用，使医学生掌握一定的检索技能，引导医学生充分利用图书馆及网络资源，培养医学生分析、综合和利用信息的能力，以及获取本学科最新知识和进展的能力。随着健康医疗信息化建设的快速发展、信息检索课程教学体系的逐步成熟及医疗卫生行业职业岗位需求的变化，以传统的计算机基础知识和医学文献检索课程为核心的信息素养教育正在发生变化。以电子病历为核心的医院信息系统、以居民电子健康档案为核心的区域卫生信息系统和以疾病诊断为核心的临床决策支持系统等医学信息学课程已经成为当前医学生信息素养教育的新内容。

经历了本科阶段的学习，医学生已经初步具备了基本的计算机知识、信息检索能力，初步掌握了信息获取的方法和工具。进入研究生阶段，信息素养教育就不再仅限于基础知识和基本技能的了解和掌握，信息素养教育的重点应放在对临床数据的分析和处理、科研课题的深入挖掘，包括注重精准获取检索技巧、信息评价及管理能力的提升方面，更加强调对临床数据资源和医学文献资源的利用。医学信息素养教育已经不再是纯粹地提供获取信息的手段或方法，而是通过信息素养教育"课程群"的建设，将发现信息、获取信息、选择信息和利用信息与其临床实践和科研实践相结合，与创造新知识有机地联系在一起，成为其知识结构中不可分割的组成部分。

### （二）在职人员的信息素养教育

医学生在校期间的信息素养教育只是信息素养教育的一个特定阶段，信息素养教育是一个长期的过程，与岗位需求紧密联系在一起。医学院校承担着教学、医疗、科研和人才培养等重要职能，对于专业教师和科研人员信息素养的培养，关系着学校的学科建设和未来发展。对医学专业教师应采用定制个性化专题服务、定期培训或专题辅导的方法，培养和强化教师的信息意识，提高教师主动获取信息、分析信息和应用信息的能力。对于临床医务人员，最有效、便捷的信息素养教育方法就是采用"嵌入式"教育，把信息素养教育的内容按实际需要嵌入到不同科室中，进行专题培训，开展学术讲座，介绍包括医学数据资源、获取信息的能力和方法及科研写作等方面的内容，有效地辅助其提升信息素养，也包括将其嵌入到临床讨论小组，辅助其进行临床决策支持。

### 三、信息素养教育的实践和最新进展

#### （一）教材建设和课程建设

教材建设是课程建设的基础，是课程建设的重要组成部分，教材的优劣直接影响教学质量。选、编高质量的教材是提高教学水平的关键。全国医学文献检索教研会成立之初就开始组织专家编写高质量的教学大纲和教材，对教学内容做出明确规定，课程安排设置及讲授重难点区分，供各院校参考使用。但由于每所医学院校实际情况不同，授课对象和人群层次也不尽相同，理应选取适合本校特色的教材。随着时代的不断发展和进步，课程设置需要根据不同时期文献信息源的变化及网络发展情况，适时修订更新医学文献检索课教学大纲，调整教学内容。在医学文献信息检索课程的建设实践中，不断推进教学改革。课程目标坚持以实践为导向的原则，避免脱离实践的理论说教；课程内容要坚持以能力培养为本，避免缺失能力的知识灌输；教学模式要坚持以学生为主体，避免出现漠视学生的现象；教学评价要坚持以过程为重心，避免出现弱化过程的评价，确保教学质量。

在精品课程的建设中，一些院校取得了许多标志性成果。例如，河北联合大学（原华北煤炭医学院）的医学信息检索精品课程建设，基于Blackboard网络平台总结了教学思路和方法，从选拔核心带头人到组织协调沟通，积极推进教学方式的改革，改变传统以课本为主的教学方式，辅助以课件、授课录像和多媒体教学，改变传统静态式、直线式教学方法，配以动画、图片、声音、视频来组织教学，将精品课程打造成立体化效果。中山大学中山医学院开设的文献检索精品课程注重师资培养，改革教学内容，重视教材建设，采用适宜的教学手段和方法，理论教学与实践教学并重，建立切实有效的评价机制，设立精品课程网站。为了适应国家医学人才培养模式，借鉴美国大学与研究图书馆协会（Association of College & Research Libraries，ACRL）对信息素养的新要求，首都医科大学通过建立医学信息素养教育的新框架，加强元素养（meta literacy）的培养，采用新型教学方法，实行开放教育"5+3+X"临床医学人才培养模式下的医学信息素养教育。以上探索和实践都取得了比较明显的教学效果和示范作用。

#### （二）医学信息素养教育内容改革

医学信息素养教育的内容一般包括对信息、知识、情报、文献、信息素养等相关基础概念的认知，各种医学文献数据库的检索技巧及使用方法，网络医学信息资源的获取与利用，对获得的信息和知识进行管理、分析、利用与评价，培养从一般检索到多媒体检索及跨库检索的技能，介绍权威的医学网站、搜索引擎、网络数据库，加强检索策略的制定及调整等方面。还可增加循证医学检索、情报调研分析、论文写作等方面的内容。

综合各院校信息素养教育过程的理论探索和改革实践，发现医学信息素养教育内容改革一是

扩展了传统的文献信息检索内容，把与临床和科研关系密切的循证医学资源的检索和利用纳入医学文献检索教学内容之中，提出医学文献检索课程开展循证医学教育的具体教学内容（包括主要的循证医学数据库和网站资源），介绍循证医学证据分级和信息资源获取与利用等方面的情况等，同时加强循证医学文献检索教学内容改革的力度。二是通过分析医学文献检索课程建设存在的问题，如学科理论研究进展缓慢、师资队伍良莠不齐且流失严重、教材建设滞后、教学手段缺乏灵活性、缺乏有效的教学监督评价机制等，提出切实加强教师团队建设、重新定位课程教学目标、推进教材建设、构建符合教学目标的教学内容体系、改进教学模式、引进先进的教学方法和手段、完善监督评价机制等加强课程建设的措施。三是在分析传统医学文献检索教学存在问题的基础上，从丰富教学内容、构建文献检索精品资源共享课程、在线实习和考试平台、严格控制教学质量等方面探讨医学文献检索课程教学改革的新思路。

### 四、医学信息素养教育的方式、方法及模式变革

#### （一）以问题为中心的教学法

进入21世纪，最初开展教学改革的是"以问题为中心"的教学模式，又称为问题式学习（problem-based learning，PBL）。对本科生进行PBL教学，强调从问题出发，从解决问题入手，让学生在解决问题的过程中学习、掌握文献检索的基本技能，把概念等理论知识放在后面。许多院校结合医学文献检索课程开展PBL教学方法实践探索，发挥PBL教学法的自身优势，对PBL教学的全过程进行管理，注意解决采用PBL教学法时和教学过程各阶段应注意的关键问题。

#### （二）网络教学平台建立

随着时代的发展和进步，网络教学平台的建立为文献检索教学信息素养教育提供了便捷条件。例如，Web 2.0技术对医学信息素养教育具有实质性的影响，基于Web 2.0的医学信息素养教育平台的框架设计、各模块的功能和实现技术及其对医学信息素养教育的作用非常明显，这种主动式、交互式的平台，可为师生提供一对一、一对多及多对多的交流途径，最大限度地提升对医学生信息素养的教学效果。此外，Blackboard教学平台的任务驱动教学、互动教学、协作学习三大功能模块在构建医学文献检索课程新型教学模式中发挥重要作用。Blackboard教学平台在提高医学生学习的自主性、增强学习过程的交互性、体现信息资源的共享性及实现医学生学习的个性化等方面也具有独特优势。不同的教学模式各具优势，也各有局限。因此，医学文献检索课程教学既可以采取传统的教学模式，也可以采取网络辅助教学模式，教师可以根据教学内容的需要，选择并设计适宜的教学模式。

#### （三）开放性在线课程

近年来，快速发展起来的开放性在线课程（massive open online course，MOOC），是加拿大爱德华王子岛大学的戴夫·科米尔（Dave Cormier）和布莱恩·亚历山大（Bryan Alexander）在2008年根据网络课程的教学创新实践而提出的创新概念。有学者对MOOC环境下信息素养课程开设的现状、课

程设计、评分标准、需求分析、质量反馈等问题进行了全面系统的调研和论述，认为MOOC的特点包括受众规模庞大、不受地理因素限制、具有开放性和灵活自主性、受众群体可自由选择课程、课程具有交流互动性、增强参与感达到提升信息素养的教学效果。有的院校将MOOC本土化，从概念变为实践，自主研发建设"校园在线公开课"，展示通过校园在线公开课平台实现课堂教学的延伸及多种教学资源的融合，取得了很好的效果。

### （四）翻转课堂实践探索

翻转课堂（flipped classroom，FC）教学模式起源于美国，是指重新调整课堂内外的时间，主张将学习的决定权从教师转移给学生。随着翻转课堂教学形式的逐步兴起，信息素养教育也越来越多地应用这种模式。翻转课堂改变了传统的"课上讲授、课下复习"的教学模式，借助网络平台，采取课前预习，利用视频、文字等技术对拟讲解的新知识进行传递和介绍，在课堂上答疑解惑，引导学生协作互动，实践练习主题内容，达到获取知识的目的，课后查疏补漏、巩固练习，同时反馈、汇报进行效果评价，达到完整闭合的教学效果。这种教学模式激发了学生主动学习的欲望，满足了学生个性化需求，自主学习能力的培养也得到了提高。国内学者针对翻转课堂教学模式的内涵，分析医学文献检索课程进行翻转课堂教学模式的必要性、可行性，从课前、课中、课后及课程评价和设计的总体思路、教学效果及在实施过程中存在的问题等方面进行了研究，认为该教学模式在推动医学文献检索教学改革、提高教学质量方面开辟了一条新途径。对采取翻转课堂教学模式、实施信息素养教育的课程的实证研究结果也证实了该方法有助于提高学生主观学习的能力和学习效果。

### （五）互联网移动学习

随着智能手机的广泛应用和智能终端的不断更新，移动学习已经成为学生信息素养教育的一个不可或缺的重要手段和方法。移动学习摆脱了传统模式的教学，使学生不必局限在固定时间、固定地点，可以随时随地进行教学资源观摩。微信、微博、微课堂、微讲座的开展，满足了学生的兴趣爱好，充分利用宽泛、碎片化的时间，进行信息素养的培养。微课程、微讲座讲授的主题内容相对精炼，充分考虑学生的认知负荷，有利于达到最佳的教学效果。这种利用碎片化时间进行信息素养教育的模式完全弥补了传统教学中授课时间过长、缺乏重点、层次不清、学生不感兴趣的不足，加强了师生间的交流，提高了教师的专业水平和教学水平。

### （六）嵌入式教学和游戏化教学

嵌入式教学（信息素养教育）和泛在化服务都是以用户为中心，通过融入用户的教学、工作、学习、生活空间，提供个性化的主动服务，使用户处于信息资源无处不在的环境之中。嵌入式信息素养教育可分为嵌入研究性课堂、嵌入具体项目组、嵌入不同用户等多种形式。目前的嵌入式信息素养教育大多针对临床医师开展，探索泛在知识环境下，通过嵌入式教学，根据医院的不同场景开展信息素养教育的新途径。

随着近年来电视娱乐节目的兴起，信息素养教育紧跟时代步伐，将教育游戏理念融入图书馆工作及信息素养教育中，通过游戏化教学方式引导学生了解图书馆的功能。当然，游戏化教学有利也有弊，当前开展信息素养教育游戏实践时要注意"趋利避害、寓教于乐"，在教学设计中，应根据教学内容需要，合理恰当地应用游戏化教学方法来提高学生的学习兴趣、学习积极性和持久性，改善教学效果。

### （七）其他

医学文献检索教学时刻都在探索教学方式、方法的改革创新，以期提高医学生的信息素养水平。在课程的教学中运用"模块化＋项目驱动教学法"，能充分调动医学生的学习内因，培养医学生的信息意识、自主学习、独立思考、团队协作等能力，对培养医学生信息素养有积极意义。在医学文献检索教学中引入"案例教学法"并辅助考试方式改革，有助于医学生文献检索理论知识的学习和检索实践能力的提高，有利于医学生综合素质的培养及进一步提高文献检索课程的教学效果。清华大学研发的"雨课堂"APP辅助信息素养教学的开展，打破了传统观点上"上课不能玩手机"的"戒律"，通过连接师生的智能终端，提升课堂教学体验，让师生互动更多、教学更便捷，在学生中也取得了比较好的反响。此外，尝试将"微助教"APP引入文献检索课程的教学中，探索利用新媒体时代的信息工具辅助教学，也涌现出一些成功的教学案例。

综上所述，医学信息素养教育已经广泛受到教育主管部门、医学院校和广大教师的重视，通过课程建设的不断发展、完善，教学内容的不断更新、变革，教学方法和模式手段的探索实践创新，教育成果在不断积累丰富。伴随着信息技术的不断创新，医学信息素养教育必将在探索中不断发展、砥砺前行。

（许 丹 郭继军）

## 第三节 医学信息继续教育

继续教育是面向学校教育之后所有社会成员特别是成人的教育活动，通过对专业技术人员进行知识更新、补充、拓展和能力的提高，进一步完善知识结构，提高其创造力和专业技术水平。继续教育是终身学习体系的重要组成部分。

### 一、中华医学会医学信息学分会继续教育项目

2016—2018年，中华医学会医学信息学分会积极申报国家级继续医学教育项目，并分别以"服务健康中国建设，促进健康医疗大数据应用""加强健康医疗数据研究应用，推动医学信息学创新发展"和"'互联网＋医疗健康'背景下的医学信息学：变革与发展"为主题举办学术会议。会议邀请国家卫生健康委员会相关领导、国家卫生信息化主管部门的领导和医学信息领域的专家到会上做政策解读和学术报告，进行大会交流、分组专题研讨，举办青年学术沙龙等多种形式的学术交流活动，扩大了中华医学会的学术影响力和凝聚力，取得了明显效果（表10-5）。

表 10-5　2016—2018 年中华医学会医学信息学分会开展的继续医学教育项目

| 项目编号 | 项目名称 | 举办地点 |
| --- | --- | --- |
| 2016-15-01-112（国） | 第十一届全国医学信息教育可持续发展学术研讨会 | 山西太原 |
| 2016-15-01-116（国） | 第一届生物医疗大数据与精准医疗专题研讨班 | 云南大理 |
| 2016-15-02-318（国） | 全国医学文献检索与信息分析方法高级研修班 | 山东济南 |
| 2016-15-02-320（国） | 卫生信息化建设新进展研讨会 | 山东青岛 |
| 2016-15-02-327（国） | 大数据驱动的医学情报研究与决策咨询研修班 | 北京 |
| 2016-15-02-485（国） | 中华医学会第二十二次全国医学信息学术会议 | 山东青岛 |
| 2017-15-01-168（国） | 2017 年医院信息化新进展研讨班 | 河南郑州 |
| 2017-15-02-211（国） | 第二届精准医学大数据管理与利用研修班（生物医疗大数据与精准医疗专题研讨班） | 贵州贵阳 |
| 2017-15-02-213（国） | 中华医学会第二十三次全国医学信息学术会议 | 浙江杭州 |
| 2017-15-01-265（国） | 第十二届全国医学信息教育可持续发展学术研讨会 | 广西南宁 |
| 2018-15-02-255（国） | 中华医学会第二十四次全国医学信息学术会议 | 北京 |
| 2018-15-02-253（国） | 第三届生物医疗大数据与精准医疗专题研讨班 | 云南普洱 |
| 2018-15-01-178（国） | 第十三届全国医学信息教育可持续发展学术研讨会 | 安徽合肥 |
| 2018-15-01-176（国） | 2018 年全国医院信息化新进展研讨班 | 河南郑州 |
| 医学会继教备字〔2018〕023 号 | 慢病大数据的方法与应用培训班 | 江苏南通 |

## 二、中华医学会医学信息学分会教育学组继续教育项目

2006 年 6 月 29 日，根据中华医学会组织管理部《关于医学信息学分会成立医学信息教育学组的回复》（医会组管发〔2006〕96 号），中华医学会医学信息学分会创建了医学信息教育学组，其是中华医学会医学信息学分会设立的第一个专业学组。医学信息教育学组成立以来，已连续组织召开了 14 届全国性的医学信息教育学术会议（表 10-6），共同研究和探讨新世纪我国医学信息教育的发展，交流教育、教学改革成果，医学信息教育出现了前所未有的繁荣局面。

表 10-6　全国医学信息教育可持续发展学术研讨会历届会议情况

| 举办届次 | 举办时间 | 举办地点 | 承办单位 | 备注 |
| --- | --- | --- | --- | --- |
| 第一届 | 2005 年 7 月 28 日—30 日 | 吉林长春 | 吉林大学 | |
| 第二届 | 2007 年 7 月 23 日—27 日 | 湖南长沙 | 中南大学 | |
| 第三届 | 2008 年 7 月 29 日—31 日 | 辽宁沈阳 | 中国医科大学 | |
| 第四届 | 2009 年 7 月 18 日—20 日 | 山东烟台 | 滨州医学院 | |
| 第五届 | 2010 年 7 月 28 日—30 日 | 河南新乡 | 新乡医学院 | |
| 第六届 | 2011 年 8 月 8 日—10 日 | 湖北武汉 | 华中科技大学 | |
| 第七届 | 2012 年 7 月 26 日—29 日 | 河北张家口 | 河北北方学院 | |
| 第八届 | 2013 年 7 月 30 日—8 月 2 日 | 山东日照 | 济宁医学院 | |
| 第九届 | 2014 年 7 月 18 日—20 日 | 安徽蚌埠 | 蚌埠医学院 | |
| 第十届 | 2015 年 7 月 28 日—30 日 | 吉林长春 | 吉林大学 | 第一届全国医学信息学研究生论坛 |
| 第十一届 | 2016 年 7 月 28 日—30 日 | 山西太原 | 山西医科大学 | 第二届全国医学信息学研究生论坛 |
| 第十二届 | 2017 年 7 月 26 日—29 日 | 广西南宁 | 广西医科大学 | 第三届全国医学信息学研究生论坛 |
| 第十三届 | 2018 年 7 月 26 日—29 日 | 安徽合肥 | 安徽医科大学 | 第四届全国医学信息学研究生论坛 |
| 第十四届 | 2019 年 7 月 24—27 月 | 贵州遵义 | 遵义医科大学 | 第五届全国医学信息学研究生论坛 |

除了中华医学会医学信息学分会开展的继续教育项目外，中国卫生信息与健康医疗大数据学会卫生信息学教育专业委员会、中国医药信息学会理论与教育专业委员会、中华医学会教育技术学分会、中华医学会数字医学分会、中华预防医学会预防医学信息专业委员会、中国医院协会信息管理专业委员会、中国医院协会病案管理专业委员会等学术团体及相关机构也纷纷开展面向健康医疗信息化领域的继续教育项目和人员培训，有力地推动了医学信息继续教育和人才培养工作全面开展。

### 三、其他机构开展的医学信息继续教育活动

2012年5月，锐捷网络股份有限公司出资支持"中国政府首席信息官（chief information officer，CIO）人才培养计划"，北京大学信息管理系在原"北京大学CIO班"的基础上推出"北京大学医疗行业CIO班"。"北京大学医疗行业CIO班"采用工商管理硕士（MBA）案例教学方式，集合北京大学和业界的顶级专家资源，共同培养中国优秀的医疗CIO人才。目前，已开办共8届"北京大学医疗行业CIO班"，学员近400人，均来自各省市三甲医院及医疗企业信息化负责人。

2017年6月10日，由安徽医科大学卫生管理学院主办，安徽医科大学医学信息安全研究所承办的"首届安徽省医学信息教育研讨会"在安徽合肥召开。此次研讨会，全省从事医学信息教育的各高等院校展示了医学信息教育成果，分享了各自的办学经验，促进了省内各医学院校、各级医疗机构及医疗信息软件公司在医学信息教育方面的交流与合作，搭建了安徽省医学信息教育交流与合作的平台，对安徽省医学信息教育事业的发展和医学信息人才的培养产生了积极的推动作用。此次会议发起成立了安徽省医学信息教育联盟。

2018年10月27日，"东北医疗卫生CIO人才培养专家研讨会"在吉林延吉召开。来自吉林大学、中国医科大学、北京大学、延边大学、长春中医药大学、北华大学、哈尔滨医科大学、大连医科大学、锦州医科大学、辽宁中医药大学、黑龙江中医药大学、齐齐哈尔医学院、佳木斯大学、吉林医药学院及其附属医院的专家、分管医院信息工作的院长和信息中心的主任参加了此次会议，为东北地区医疗卫生信息化人才培养献计献策。

"十三五"期间，我国医学信息教育根据国家医药卫生体制改革和医药卫生信息化建设的整体发展思路与定位，在医学信息专业教育方面，各高校坚持"积极发展、规范建设、优化结构、突出特色、分类指导、深化改革、提高质量"的基本原则，突出专业特色，提高医学信息专业人才培养质量；在医学信息素养教育方面，各院校加强医学生信息素养教育，加大以医学信息检索课程为核心的教学改革力度，通过构建医学信息素养课程群或拓展教学内容，提高医学生信息获取和信息利用的能力；在医学信息继续教育方面，以中华医学会医学信息学分会及其医学信息教育学组为代表的学术团体，紧密结合健康医疗大数据应用发展和医学信息职业岗位需求，积极开展信息技术应用培训，提高了医学信息从业人员的职业岗位胜任能力，取得了显著效果。

（王 伟）

## 参 考 文 献

[1] 王伟，王丽伟，潘玮. 医学信息教育的中国特色与国际化趋势. 中国高等医学教育，2013，26（8）：24-25.

[2] 熊冰，张士靖，沈丽宁. 30年来我国医学信息教育研究文献的量化分析. 中国卫生信息管理杂志，2015，12（5）：535-540.

[3] 王伟. 我国高等医学信息教育25周年发展历程述要与评价. 中华医学图书情报杂志，2010，19（11）：4-7，21.

[4] 张晗，范雅丹，崔雷，等. 国内医学信息学专业课程结构调查分析. 医学信息学杂志，2015，36（3）：86-90.

[5] 王伟，曹锦丹，王丽伟. 医学信息专业本硕连读人才培养模式的思考. 中国高等医学教育，2011，24（11）：1-2，10.

[6] 李后卿，郭紫. 大数据战略背景下我国医学信息教育的战略发展方向. 中华医学图书情报杂志，2017，26（9）：1-6.

[7] 车志远，王启帆，刘雅芳，等. 医学信息工程专业发展现状与对策研究. 医学信息学杂志，2018，39（6）：84-87.

[8] 崔蒙，李海燕，杨硕，等. 中医药信息学教育发展历程回顾与学科发展现状分析. 中国中医药图书情报杂志，2016，40（2）：1-5.

[9] 刘岩，刘亚民，牟燕，等. 医学情报学研究生教育实践与创新. 济南：山东友谊出版社，2013.

[10] 曹高芳. 医学信息教育可持续发展研究. 北京：科学技术文献出版社，2013.

[11] 曹咏平. 高职卫生信息管理专业人才需求和岗位能力培养研究. 电脑知识与技术，2017，13（10）：78-79.

[12] 车志远，王启帆，刘雅芳，等. 医学信息工程专业发展现状与对策研究. 医学信息学杂志，2018，39（6）：84-87.

[13] 代涛. 医学信息学的发展与思考. 医学信息学杂志，2011，32（6）：2-16.

[14] 张士靖. 医学信息素养理论与实践. 武汉：湖北科技出版社，2010.

[15] 周志超，张士靖. 国外信息素养领域研究热点分析——从信息素养到健康素养. 情报杂志，2012，31（9）：147-151.

[16] 许丹，郭继军. 高校图书馆信息素养教育的对象、方式与模式、建设与展望. 中华医学图书情报杂志，2016，25（11）：77-80.

[17] 蒋葵，陈亚兰. 基于Web 2.0的医学信息素养教育平台的设计与实现. 中华医学图书情报杂志，2012，21（9）：15-18.

[18] 黄利辉，张燕矗，张玢等. 8年制医学生文献检索课程改革实践. 医学信息学杂志，2012，33（8）：86-88.

[19] 王秀平，韩玲革，姚太武. 开展多层次信息教育，提高医学人员的信息素养. 中华医学图书情报杂志，

2007,16(1):17-19.

[20] 李树民,黄晓鹂. 医学信息检索精品课程建设的探索与实践. 中华医学图书情报杂志,2009,18(2):72-77.

[21] 黄晴珊,王庭槐,王长希. 医学文献检索课引进循证医学教学内容的构思. 循证医学,2004,4(4):228-230.

[22] 左红梅. 医学信息检索课程建设与实践探讨. 中华医学图书情报杂志,2007,16(3):39-42.

[23] 缪静敏,汪琼. 高校翻转课堂:现状、成效与挑战——基于实践一线教师的调查. 开发教育研究,2015,21(10):74-82.

[24] 叶小娇,李检舟,郑辅伦. 高校信息素养教育微课平台的构建研究. 国家图书馆学刊,2014,37(4):70-74.

# 附录　医学信息与健康医疗大数据相关领域政策文件选编

随着信息技术在卫生健康领域日益广泛深入地应用，国家有关部门制定出台了一系列促进国家医疗卫生信息化、健康医疗大数据、"互联网＋医疗健康"、医学人工智能等相关领域发展的指导意见和政策文件。为便于读者对此有较为全面系统的了解，本书对国家有关部门 2006—2018 年发布的相关政策文件进行了梳理摘编。所有文件主要来源于中国政府网（http://www.gov.cn/）及国家发展和改革委员会（http://www.ndrc.gov.cn/）、国家卫生健康委员会（http://www.nhc.gov.cn/）、国家工业和信息化部（http://www.miit.gov.cn/）、国家中医药管理局（http://www.satcm.gov.cn/）等机构的官方网站，共精选出 69 个相关政策文件，按照由近至远的时间顺序进行编辑整理，从中摘录部分相关原文，文件主题涉及医疗卫生信息化、医疗数据标准、健康医疗大数据、"互联网＋医疗健康"、电子病历、智慧医疗、中医药信息化等多方面内容。

**1.《健康中国行动（2019—2030 年）》（健康中国行动推进委员会 2019 年 7 月 9 日印发）**

开发推广健康适宜技术和支持工具。发挥市场机制作用，鼓励研发推广健康管理类人工智能和可穿戴设备，充分利用互联网技术，在保护个人隐私的前提下，对健康状态进行实时、连续监测，实现在线实时管理、预警和行为干预，运用健康大数据提高大众自我健康管理能力。

**2.《国务院办公厅关于促进平台经济规范健康发展的指导意见》（国办发〔2019〕38 号）**

积极发展"互联网＋服务业"。支持社会资本进入基于互联网的医疗健康、教育培训、养老家政、文化、旅游、体育等新兴服务领域，改造提升教育医疗等网络基础设施，扩大优质服务供给，满足群众多层次多样化需求。鼓励平台进一步拓展服务范围，加强品牌建设，提升服务品质，发展便民服务新业态，延伸产业链和带动扩大就业。鼓励商品交易市场顺应平台经济发展新趋势、新要求，提升流通创新能力，促进产销更好衔接。

**3.《国务院办公厅关于印发深化医药卫生体制改革 2019 年重点工作任务的通知》（国办发〔2019〕28 号）**

组织开展"互联网＋医疗健康"省级示范区建设，支持先行先试、积累经验。继续推进全民健康信息国家平台和省统筹区域平台建设。改造提升远程医疗网络。指导地方有序发展"互联网＋医疗健康"服务，确保医疗和数据安全。及时总结评估"互联网＋护理服务"试点工作，尽快形成规范健全的制度。深入推进基层中医馆信息平台建设。

**4.《国务院办公厅关于推进养老服务发展的意见》（国办发〔2019〕5 号）**

实施"互联网＋养老"行动。持续推动智慧健康养老产业发展，拓展信息技术在养老领域的应用，制定智慧健康养老产品及服务推广目录，开展智慧健康养老应用试点示范。促进人工智能、物联网、云计算、大数据等新一代信息技术和智能硬件等产品在养老服务领域深度应用。在全国建设一批"智慧养老院"，推广物联网和远程智能安防监控技术，实现24小时安全自动值守，降低老年人意外风险，改善服务体验。运用互联网和生物识别技术，探索建立老年人补贴远程申报审核机制。加快建设国家养老服务管理信息系统，推进与户籍、医疗、社会保险、社会救助等信息资源对接。加强老年人身份、生物识别等信息安全保护。

**5.《国务院办公厅关于加强三级公立医院绩效考核工作的意见》（国办发〔2019〕4号）**

提高病案首页质量。三级公立医院要加强以电子病历为核心的医院信息化建设，按照国家统一规定规范填写病案首页，加强临床数据标准化、规范化管理。各地要加强病案首页质量控制和上传病案首页数据质量管理，确保考核数据客观真实。

统一编码和术语集。2019年3月底前，国家卫生健康委推行全国统一的疾病分类编码、手术操作编码和医学名词术语集。国家中医药局印发全国统一的中医病证分类与代码和中医名词术语集。2019年8月底前，各地组织三级公立医院完成电子病历的编码和术语转换工作，全面启用全国统一的疾病分类编码、手术操作编码、医学名词术语。

**6.《关于印发2019年深入落实进一步改善医疗服务行动计划重点工作方案的通知》（国卫办医函〔2019〕265号）**

不断完善远程医疗制度。有条件的医疗机构，可以探索利用移动终端开展远程会诊。丰富远程医疗服务内涵，针对糖尿病、高血压等慢性病，搭建医疗机构与患者居家的连续远程医疗服务平台，提高疾病管理连续性和患者依从性。

大力推进区域就诊"一卡通"。鼓励有条件的地方统筹辖区内各医疗机构的挂号手机软件、网站，建立统一平台，方便患者就诊。城市医疗集团应当搭建信息平台，在集团内部率先实现"一卡通"，力争实现电子健康档案和电子病历信息共享，为患者提供高质量的连续医疗服务。

**7.《国家卫生健康委办公厅关于印发医院智慧服务分级评估标准体系（试行）的通知》（国卫办医函〔2019〕236号）**

医院智慧服务是智慧医院建设的重要内容，指医院针对患者的医疗服务需要，应用信息技术改善患者就医体验，加强患者信息互联共享，提升医疗服务智慧化水平的新时代服务模式。建立医院智慧服务分级评估标准体系（smart service scoring system，4S），旨在指导医院以问题和需求为导向持续加强信息化建设、提供智慧服务，为进一步建立智慧医院奠定基础。

**8.《国家卫生健康委办公厅关于开展"互联网＋护理服务"试点工作的通知》（国卫办医函〔2019〕80号）**

"互联网＋护理服务"主要是指医疗机构利用在本机构注册的护士，依托互联网等信息技术，以"线上申请、线下服务"的模式为主，为出院患者或罹患疾病且行动不便的特殊人群提供的护理服务。为规范引导"互联网＋护理服务"健康发展，进一步保障医疗质量和安全，根据《医疗机构管理条例》《护士条例》等法规和《国务院办公厅关于促进"互联网＋医疗健康"发展的意见》《互联网诊疗管理办法（试行）》和《互联网医院管理办法（试行）》等文件，制定本试点方案。

**9.《工业和信息化部办公厅关于印发〈电信和互联网行业提升网络数据安全保护能力专项行动方案〉的通知》（工信厅网安〔2019〕42号）**

近年来，随着国家大数据发展战略加快实施，大数据技术创新与应用日趋活跃，产生和集聚了类型丰富多样、应用价值不断提升的海量网络数据，成为数字经济发展的关键生产要素。与此同时，数据过度采集滥用、非法交易及用户数据泄露等数据安全问题日益凸显，做好电信和互联网行业（以下简称"行业"）网络数据安全管理尤为迫切。为积极应对新形势新情况新问题，切实做好新中国成立70周年网络数据安全保障工作，全面提升行业网络数据保护能力，制定本方案。

**10.《三部门关于开展第三批智慧健康养老应用试点示范的通知》（工信厅联电子函〔2019〕133号）**

一是支持建设一批示范企业，包括能够提供成熟的智慧健康养老产品、服务、系统平台或整体解决方案的企业。

二是支持建设一批示范街道（乡镇），包括应用多类智慧健康养老产品，利用信息化、智能化等技术手段，为辖区内居民提供智慧健康养老服务的街道或乡镇。

三是支持建设一批示范基地，包括推广智慧健康养老产品和服务、形成产业集聚效应和示范带动作用的地级或县级行政区。

**11.《关于印发全国基层医疗卫生机构信息化建设标准与规范（试行）的通知》（国卫规划函〔2019〕87号）**

《全国基层医疗卫生机构信息化建设标准与规范（试行）》（以下简称《建设标准与规范》）针对目前基层医疗卫生机构信息化建设现状，着眼未来5～10年全国基层医疗卫生机构信息化建设、应用和发展要求，满足全国社区卫生服务中心（站）、乡镇卫生院（村卫生室）的服务业务、管理业务等工作需求，覆盖基层医疗卫生机构信息化建设的主要业务和应用要求，从便民服务、业务服务、业务管理、软硬件建设、安全保障等方面，规范了基层医疗卫生机构信息化建设的主要应用内容和建设要求。

**12.《关于印发电子病历系统应用水平分级评价管理办法（试行）及评价标准（试行）的通知》（国卫办医函〔2018〕1079号）**

到2019年，所有三级医院电子病历系统应用水平要达到分级评价3级以上；到2020年，所有三级医院要达到分级评价4级以上，二级医院要达到分级评价3级以上。

《电子病历系统应用水平分级评价管理办法（试行）》（以下简称《评价管理办法》）指出，分级评价工作按照"政府引导、免费实施、客观公正、安全规范"的原则进行。承担评价工作的单位、个人不得以任何形式向医疗机构收取评价费用。分级评价工作通过"电子病历系统分级评价平台"进行，国家卫生健康委向各省级卫生健康行政部门发放平台管理权限。4级及以下分级的审核权限下放至地市级卫生健康行政部门，有条件的地级市卫生健康行政部门可以向国家卫生健康委申请5级初核权限。《评价管理办法》强调，二级以上医院要全部按时参加分级评价工作，鼓励其他各级各类医疗机构积极参与。同时，医疗机构要建立分级评价工作管理机制，明确本机构相关职能部门和专人负责分级评价工作。

《电子病历系统应用水平分级评价标准（试行）》（以下简称《评价标准》）提出，电子病历系统应用水平划分为 9 个等级，0 级最低，8 级最高。每一等级的标准包括电子病历各个局部系统的要求和对医疗机构整体电子病历系统的要求。其中，3 级要求部门间数据交换；4 级要求全院信息共享，初级医疗决策支持。具体来讲，对电子病历系统应用水平分级主要从 4 个方面进行评价，电子病历系统所具备的功能，系统有效应用的范围，电子病历应用的技术基础环境，电子病历系统的数据质量。

**13.《国务院办公厅关于印发深化医药卫生体制改革 2018 年下半年重点工作任务的通知》（国办发〔2018〕83 号）**

促进"互联网＋医疗健康"发展。推进智慧医院和全民健康信息平台建设，加快推动医疗机构之间实现诊疗信息共享。国家卫生健康委、国家发展改革委、国家中医药局负责制定远程医疗服务管理规范。国家卫生健康委负责健全互联网诊疗收费政策，进一步完善医保支付政策，逐步将符合条件的互联网诊疗服务纳入医保支付范围。国家医保局、国家卫生健康委、国家中医药局负责大力推广分时段预约诊疗、智能导医分诊、候诊提醒、检验检查结果查询、诊间结算、移动支付等线上服务。推动重点地区医疗健康领域公共信息资源对外开放。开展智慧健康养老服务试点示范项目。国家卫生健康委、国家发展改革委、工业和信息化部、国家中医药局负责推进健康医疗大数据中心与产业园建设国家试点。

**14.《关于印发互联网诊疗管理办法（试行）等 3 个文件的通知》（国卫医发〔2018〕25 号）**

为贯彻落实《国务院办公厅关于促进"互联网＋医疗健康"发展的意见》有关要求，进一步规范互联网诊疗行为，发挥远程医疗服务积极作用，提高医疗服务效率，保证医疗质量和医疗安全，国家卫生健康委员会和国家中医药管理局组织制定了《互联网诊疗管理办法（试行）》《互联网医院管理办法（试行）》《远程医疗服务管理规范（试行）》。

**15.《关于进一步推进以电子病历为核心的医疗机构信息化建设工作的通知》（国卫办医发〔2018〕20 号）**

为全面实施健康中国战略，落实《国务院办公厅关于促进"互联网＋医疗健康"发展的意见》，持续推进以电子病历为核心的医疗机构信息化（以下简称"电子病历信息化"）建设，现将有关工作要求通知如下。

一、提高对电子病历信息化建设工作重要性的认识；

二、建立健全电子病历信息化建设工作机制；

三、不断加强电子病历信息化建设；

四、充分发挥电子病历信息化作用；

五、加强电子病历信息化水平评价；

六、确保电子病历信息化建设运行安全。

**16.《关于印发国际疾病分类第十一次修订本（ICD-11）中文版的通知》（国卫医发〔2018〕52 号）**

为落实《国务院办公厅关于促进"互联网＋医疗健康"发展的意见》（国办发〔2018〕26 号），健全统一规范的医疗数据标准体系，进一步规范医疗机构疾病分类管理，我委组织世界卫生组织国际分类家族中国合作中心、中华医学会及有关医疗机构专家对世界卫生组织公布的《国际疾病分类第十一次修订本（ICD-11）》进行了编译，形成了《国际疾病分类第十一次修订本（ICD-11）中文版》

（以下简称 ICD-11 中文版）（可以在国家卫生健康委官方网站"医政医管"栏目下载）。现印发你们，并提出以下要求。

一、充分认识统一疾病分类与代码的重要意义；

二、积极推进 ICD-11 中文版全面使用；

三、加大 ICD-11 中文版应用管理和监督指导力度。

**17.《关于印发公立医院开展网络支付业务指导意见的通知》（国卫办财务发〔2018〕23 号）**

随着医药卫生体制改革的深入推进，一些地方和公立医院积极运用网络信息技术，探索开展网络支付业务，实行预约诊疗、提供多种缴费方式，缩短了患者缴费时间，减少了窗口排队现象，改善了患者就医体验。按照建立现代医院管理制度、进一步改善医疗服务行动计划、促进"互联网＋医疗健康"发展等要求，为指导各地进一步推进开展网络支付业务，制定本意见。

**18.《关于印发国家健康医疗大数据标准、安全和服务管理办法（试行）的通知》（国卫规划发〔2018〕23 号）**

健康医疗大数据的应用发展，标准是前提，安全是保障，服务是目的。《国家健康医疗大数据标准、安全和服务管理办法（试行）》（以下简称《试行办法》）明确健康医疗大数据的定义、内涵和外延，以及制定办法的目的依据、适用范围、遵循原则和总体思路等，明确各级卫生健康行政部门的边界和权责，各级各类医疗卫生机构及相应应用单位的责权利，并对3个方面进行了规范。一是标准管理，明确开展健康医疗大数据标准管理工作的原则，以及各级卫生健康行政部门的工作职责。提倡多方参与标准管理工作，完善健康医疗大数据标准管理平台，并对标准管理流程、激励约束机制、应用效果评估、开发与应用等做出规定。二是安全管理，明确健康医疗大数据安全管理的范畴，建立健全相关安全管理制度、操作规程和技术规范，落实"一把手"负责制，建立健康医疗大数据安全管理的人才培养机制，明确了分级分类分域的存储要求，对网络安全等级保护、关键信息基础设施安全、数据安全保障措施、数据流转全程留痕、数据安全监测和预警、数据泄露事故可查询可追溯等重点环节提出明确的要求。三是服务管理，明确相关方职责及实施健康医疗大数据管理服务的原则和遵循，实行"统一分级授权、分类应用管理、权责一致"的管理制度，明确了责任单位在健康医疗大数据产生、收集、存储、使用、传输、共享、交换和销毁等环节中的职能定位，强化对健康医疗大数据的共享和交换。同时，在管理监督方面，强调了卫生健康行政部门日常监督管理职责，要求各级各类医疗卫生机构接入相应区域全民健康信息平台，并向卫生健康行政部门开放监管端口。定期开展健康医疗大数据应用的安全监测评估，并提出建立健康医疗大数据安全管理工作责任追究制度。

**19.《关于坚持以人民健康为中心推动医疗服务高质量发展的意见》（国卫医发〔2018〕29 号）**

持续优化医疗服务，改善患者就医体验。落实进一步改善医疗服务行动计划，充分运用新技术、新理念，使医疗服务更加高效便捷。推广多学科联合诊疗、胸痛中心、卒中中心、创伤中心等医疗服务新模式，持续提高医疗服务质量。推进日间手术和日间医疗服务，不断提升医疗资源利用效率。大力推进"互联网＋医疗健康"，创新运用信息网络技术开展预约诊疗、缴费等，运用互联网、人工智能、可穿戴设备等新技术，建设智慧医院。推进区域内医疗机构就诊"一卡通"，实现医联体内电子健康档案和电子病历共享、检查检验结果互认，提升医疗服务连续性。拓展医疗服务新领域，将优质护理、药学服务等延伸至基层医疗卫生机构。进一步发挥医务人员作用，开展科技创新，推广适宜技术。强化人文理念，大力开展医院健康教育，加强医患沟通，推行医务社工和志愿者服务，全面提升患者满意度。

**20.《关于印发全国医院信息化建设标准与规范（试行）的通知》（国卫办规划发〔2018〕4号）**

《全国医院信息化建设标准与规范（试行）》（以下简称《建设标准》）针对目前医院信息化建设现状，着眼未来5~10年全国医院信息化应用发展要求，针对二级医院、三级乙等医院和三级甲等医院的临床业务、医院管理等工作，覆盖医院信息化建设的主要业务和建设要求，从软硬件建设、安全保障、新兴技术应用等方面规范了医院信息化建设的主要内容和要求。《建设标准》分为业务应用、信息平台、基础设施、安全防护、新兴技术等5章22类262项具体内容。

二级及以上医院在医院信息化建设过程中，要依据本《建设标准》，符合电子病历基本数据集、电子病历共享文档规范及基于电子病历的医院信息平台技术规范等卫生健康行业信息标准，满足《医院信息平台应用功能指引》《医院信息化建设应用技术指引》和相关医院数据上报管理规范的要求。妇幼保健院、专科医院可参照执行。

**21.《关于深入开展"互联网＋医疗健康"便民惠民活动的通知》（国卫规划发〔2018〕22号）**

为深入贯彻落实习近平总书记关于推进互联网＋医疗等，让百姓少跑腿，数据多跑路，不断提升公共服务均等化、普惠化、便捷化水平的指示要求，着力解决好群众操心事、烦心事，推动《国务院办公厅关于促进"互联网＋医疗健康"发展的意见》（国办发〔2018〕26号）落地见效，让人民群众切实享受到"互联网＋医疗健康"创新成果带来的实惠，国家卫生健康委员会、国家中医药管理局决定在全行业开展"互联网＋医疗健康"便民惠民活动。全面推行便民惠民活动的具体措施包括就医诊疗服务更省心、结算支付服务更便利、患者用药服务更放心、公共卫生服务更精准、家庭医师服务更贴心、家庭医师服务更贴心、健康信息服务更普及、应急救治服务更高效、政务共享服务更惠民、检查检验服务更简便10个方面的内容。

**22.《关于印发促进护理服务业改革与发展指导意见的通知》（国卫医发〔2018〕20号）**

医院要充分利用信息技术，创新护理服务模式，为患者提供全流程、无缝隙、专业便利的智慧护理服务。加强护理信息化建设。借助大数据、云计算、物联网和移动通讯等信息技术的快速发展，大力推进护理信息化建设，积极优化护理流程，创新护理服务模式，提高护理效率和管理效能。推动护理领域生活性服务业态创新，改进服务流程，积极发展智慧健康护理等新型业态。

**23.《国务院办公厅关于促进"互联网＋医疗健康"发展的意见》（国办发〔2018〕26号）**

各地区、各有关部门要协调推进统一权威、互联互通的全民健康信息平台建设，逐步实现与国家数据共享交换平台的对接联通，强化人口、公共卫生、医疗服务、医疗保障、药品供应、综合管理等数据采集，畅通部门、区域、行业之间的数据共享通道，促进全民健康信息共享应用。

加快建设基础资源信息数据库，完善全员人口、电子健康档案、电子病历等数据库。大力提升医疗机构信息化应用水平，二级以上医院要健全医院信息平台功能，整合院内各类系统资源，提升医院管理效率。三级医院要在2020年前实现院内医疗服务信息互通共享，有条件的医院要尽快实现。

健全基于互联网、大数据技术的分级诊疗信息系统，推动各级各类医院逐步实现电子健康档案、电子病历、检验检查结果的共享，以及在不同层级医疗卫生机构间的授权使用。支持老少边穷地区基层医疗卫生机构信息化软硬件建设。

**24.《三部委关于印发〈智慧健康养老产业发展行动计划（2017—2020年）〉的通知》（工信部联电子〔2017〕25号）**

到2020年，基本形成覆盖全生命周期的智慧健康养老产业体系，建立100个以上智慧健康养老应用示范基地，培育100家以上具有示范引领作用的行业领军企业，打造一批智慧健康养老服务品牌。健康管理、居家养老等智慧健康养老服务基本普及，智慧健康养老服务质量效率显著提升。智慧健康养老产业发展环境不断完善，制定50项智慧健康养老产品和服务标准，信息安全保障能力大幅提升。

**25.《国务院关于印发新一代人工智能发展规划的通知》（国发〔2017〕35号）**

智能医疗。推广应用人工智能治疗新模式新手段，建立快速精准的智能医疗体系。探索智慧医院建设，开发人机协同的手术机器人、智能诊疗助手，研发柔性可穿戴、生物兼容的生理监测系统，研发人机协同临床智能诊疗方案，实现智能影像识别、病理分型和智能多学科会诊。基于人工智能开展大规模基因组识别、蛋白组学、代谢组学等研究和新药研发，推进医药监管智能化。加强流行病智能监测和防控。

智能健康和养老。加强群体智能健康管理，突破健康大数据分析、物联网等关键技术，研发健康管理可穿戴设备和家庭智能健康检测监测设备，推动健康管理实现从点状监测向连续监测、从短流程管理向长流程管理转变。建设智能养老社区和机构，构建安全便捷的智能化养老基础设施体系。加强老年人产品智能化和智能产品适老化，开发视听辅助设备、物理辅助设备等智能家居养老设备，拓展老年人活动空间。开发面向老年人的移动社交和服务平台、情感陪护助手，提升老年人生活质量。

**26.《工业和信息化部关于印发〈促进新一代人工智能产业发展三年行动计划（2018—2020年）〉的通知》（工信部科〔2017〕315号）**

医疗影像辅助诊断系统。推动医学影像数据采集标准化与规范化，支持脑、肺、眼、骨、心脑血管、乳腺等典型疾病领域的医学影像辅助诊断技术研发，加快医疗影像辅助诊断系统的产品化及临床辅助应用。到2020年，国内先进的多模态医学影像辅助诊断系统对以上典型疾病的检出率超过95%，假阴性率低于1%，假阳性率低于5%。

**27.《国家中医药管理局关于推进中医药健康服务与互联网融合发展的指导意见》（国中医药规财发〔2017〕30号）**

中医药健康服务与互联网融合发展是将中医药养生、保健、医疗、康复、健康养老、中医药文化、健康旅游等中医药健康服务与互联网的创新成果深度融合，实现个性化、便捷化、共享化、精准化、智能化的中医药健康服务，对推进中医药供给侧结构性改革，激发创业创新活力，推动中医药传承发展，建设健康中国具有重要意义。为贯彻落实《中医药法》《中医药发展战略规划纲要（2016—2030年）》（国发〔2016〕15号）、《国务院关于积极推进"互联网＋"行动的指导意见》（国发〔2015〕40号）、《中医药健康服务发展规划（2015—2020年）》（国办发〔2015〕32号）和《国务院办公厅关于促进和规范健康医疗大数据应用发展的指导意见》（国办发〔2016〕47号），推进中医药健康服务与互联网融合发展，现提出以下意见。

**28.《国家卫生计生委办公厅关于印发医院信息化建设应用技术指引（2017年版）的通知》（国卫办规划函〔2017〕1232号）**

《医院信息化建设应用技术指引》包括应用技术、基础技术和新兴技术三大部分，共148项内容。第一部分应用技术包括惠民服务、医疗业务、医疗管理、运行管理、医疗协同、数据应用、移动医疗、信息安全、信息平台基础。第二部分基础技术包括系统开发、数据管理和安全管理。第三部分新兴技术包括云计算、大数据、物联网、人工智能。

**29.《国家医疗健康信息区域（医院）信息互联互通标准化成熟度测评方案（2017年版）》（国家卫生计生委统计信息中心2017年8月31日印发）**

本次印发的《国家医疗健康信息区域（医院）信息互联互通标准化成熟度测评方案（2017年版）》从测评依据、内容、方法、管理、流程和指标体系等各个方面对测评要求进行了说明，为指导并规范各级各类医疗卫生机构开展测评工作提供了重要参考依据。下一步将继续推进国家医疗健康信息互联互通标准化成熟度测评工作，完善分级管理测评管理与组织体系，探索从政策和制度层面加强信息标准在业务领域的贯彻应用，促进互联互通和业务协同。

**30.《远程医疗信息系统技术规范》（WS/T545-2017）**

本标准规定了远程医疗信息系统总体技术要求、系统功能、信息资源规范、基础设施规范、安全规范和性能要求等。本标准适用于一方医疗机构邀请其他医疗机构，运用网络通信和计算机技术，为本医疗机构的患者及医务人员提供技术支持的医疗活动。

**31.《关于印发进一步改善医疗服务行动计划（2018—2020年）的通知》（国卫医发〔2017〕73号）**

2018—2020年，进一步巩固改善医疗服务的有效举措，将其固化为医院工作制度，不断落实深化。进一步应用新理念、新技术，创新医疗服务模式，不断满足人民群众医疗服务新需求。利用3年时间，努力使诊疗更加安全、就诊更加便利、沟通更加有效、体验更加舒适，逐步形成区域协同、信息共享、服务一体、多学科联合的新时代医疗服务格局，推动医疗服务高质量发展，基层医疗服务质量明显提升，社会满意度不断提高，人民群众看病就医获得感进一步增强。

**32.《国务院关于进一步扩大和升级信息消费持续释放内需潜力的指导意见》（国发〔2017〕40号）**

到2020年，信息消费规模预计达到6万亿元，年均增长11%以上；信息技术在消费领域的带动作用显著增强，信息产品边界深度拓展，信息服务能力明显提升，拉动相关领域产出达到15万亿元，信息消费惠及广大人民群众。信息基础设施达到世界领先水平，"宽带中国"战略目标全面实现，建成高速、移动、安全、泛在的新一代信息基础设施，网络提速降费取得明显成效。基于网络平台的新型消费快速成长，线上线下协同互动的消费新生态发展壮大。公共数据资源开放共享体系基本建立，面向企业和公民的一体化公共服务体系基本建成。网络空间法律法规体系日趋完善，高效便捷、安全可信、公平有序的信息消费环境基本形成。

重点发展面向居家护理的智慧健康服务、面向便捷就医的在线医疗服务、面向学习培训的在线教育服务、面向利企便民的"互联网+政务服务"。加强家庭诊疗、健康监护、分析诊断等智能设备研发，进一步推广网上预约、网络支付、结果查询等在线就医服务，推动在线健康咨询、居家健康服务、个性化健康管理等应用。

**33.《关于印发电子病历应用管理规范（试行）的通知》（国卫办医发〔2017〕8号）**

为贯彻落实全国卫生与健康大会精神及深化医药卫生体制改革有关要求，规范电子病历临床使用与管理，促进电子病历有效共享，推进医疗机构信息化建设，国家卫生计生委、国家中医药管理局组织制定了《电子病历应用管理规范（试行）》（以下简称《规范》）。

《规范》对电子病历的基本要求、电子病历的书写与存储、电子病历的使用、电子病历的封存等方面进行了规范。《规范》提出，医疗机构应用电子病历应当具有专门的技术支持部门和人员，负责电子病历相关信息系统建设、运行和维护等工作；具有专门的管理部门和人员，负责电子病历的业务监管等工作；建立、健全电子病历使用的相关制度和规程；具备电子病历的安全管理体系和安全保障机制；具备对电子病历创建、修改、归档等操作的追溯能力等有关法律、法规、规范性文件及省级卫生计生行政部门规定的条件。电子病历使用的术语、编码、模板和数据应当符合相关行业标准和规范的要求，在保障信息安全的前提下，促进电子病历信息有效共享。

**34.《"十三五"全国人口健康信息化发展规划》（国卫规划发〔2017〕6号）**

到2017年，覆盖公共卫生、计划生育、医疗服务、医疗保障、药品供应、行业管理、健康服务、大数据挖掘、科技创新等全业务应用系统的人口健康信息和健康医疗大数据应用服务体系初具规模，实现国家人口健康信息平台和32个省级（包括新疆生产建设兵团）平台互联互通，初步实现基本医保全国联网和新农合跨省异地就医即时结算，基本形成跨部门健康医疗大数据资源共用共享的良好格局。

到2020年，基本建成统一权威、互联互通的人口健康信息平台，实现与人口、法人、空间地理等基础数据资源跨部门、跨区域共享，医疗、医保、医药和健康各相关领域数据融合应用取得明显成效；统筹区域布局，依托现有资源基本建成健康医疗大数据国家中心及区域中心，100个区域临床医学数据示范中心，基本实现城乡居民拥有规范化的电子健康档案和功能完备的健康卡；加快推进健康危害因素监测信息系统和重点慢病监测信息系统建设，传染病动态监测信息系统医疗机构覆盖率达到95%；政策法规标准体系和信息安全保障体系进一步健全，行业治理和服务能力全面提升，基于感知技术和产品的新型健康信息服务逐渐普及，覆盖全人口、全生命周期的人口健康信息服务体系基本形成，人口健康信息化和健康医疗大数据应用发展在实现人人享有基本医疗卫生服务中发挥显著作用。

**35.《国务院关于印发"十三五"卫生与健康规划的通知》（国发〔2016〕77号）**

促进人口健康信息互通共享。依托区域人口健康信息平台，实现电子健康档案和电子病历的连续记录及不同级别、不同类别医疗机构之间的信息共享。全员人口信息、电子健康档案和电子病历三大数据库实现数据融合、动态交互和共享，基本覆盖全国人口并实现信息动态更新。建成统一权威、互联互通的国家、省级、地市级、县级人口健康信息平台，实现公共卫生、计划生育、医疗服务、医疗保障、药品供应、综合管理等六大业务应用系统的资源共享和业务协同。普及应用居民健康卡，积极推进居民健康卡与社会保障卡等公共服务卡的应用集成，实现居民健康管理和医疗服务一卡通用。依托国家电子政务网和政府数据共享交换平台，实现各级平台和各级各类卫生计生机构的互联互通和信息共享。建立完善人口健康信息化标准规范体系，强化标准规范的建设和应用管理。面向在线医疗健康信息服务，实施网络安全战略，加强信息安全防护体系建设。引导自主可控的标准化信息产品研

制与应用。(国家卫生计生委、国家发展改革委、中央网信办、工业和信息化部、人力资源社会保障部负责)

积极推动健康医疗信息化新业态快速有序发展。全面实施"互联网+"健康医疗益民服务，发展面向中西部和基层的远程医疗和线上线下相结合的智慧医疗，促进云计算、大数据、物联网、移动互联网、虚拟现实等信息技术与健康服务的深度融合，提升健康信息服务能力。鼓励建立区域远程医疗业务平台，推动优质医疗资源纵向流动，远程医疗服务覆盖50%以上的县（区、市）。全面深化健康医疗大数据应用。推进健康医疗行业治理、临床和科研、公共卫生大数据应用，加强健康医疗数据安全保障和患者隐私保护，积极应用物联网技术、可穿戴设备等，探索健康服务新模式，发展智慧健康医疗便民惠民服务，强化预防、治疗、康复的精细服务和居民连续的健康信息管理业务协同，提高服务能力和管理水平。积极发展疾病管理、居民健康管理等网络业务应用，推进网上预约、线上支付、在线随访、健康咨询和检查检验结果在线查询等服务。以居民电子健康档案为基础，整合居民健康管理及医疗信息资源，开展居民医疗健康信息服务，提高居民自我健康管理能力。完善统计制度，加强统计数据分析能力。(国家卫生计生委、国家发展改革委、中央网信办、工业和信息化部负责)

**36.《国务院关于印发"十三五"国家信息化规划的通知》(国发〔2016〕73号)**

将健康中国信息服务作为优先行动之一。行动目标：到2018年，信息技术促进医疗健康服务便捷化程度大幅提升，远程医疗服务体系基本形成；到2020年，基于感知技术和产品的新型健康信息服务逐渐普及，信息化对实现人人享有基本医疗卫生服务发挥显著作用。

打造高效便捷的智慧健康医疗便民惠民服务。实施国民电子健康信息服务计划，完善基于新型信息技术的互联网健康咨询、预约分诊、诊间结算、移动支付和检验检查结果查询、随访跟踪等服务，为预约患者和预约转诊患者优先安排就诊，全面推行分时段预约。

全面推进人口健康信息服务体系。全面建成统一权威、互联互通的人口健康信息平台，强化公共卫生、计划生育、医疗服务、医疗保障、药品供应、综合管理等应用信息系统数据集成、集成共享和业务协同，基本实现城乡居民拥有规范化的电子健康档案和功能完备的健康卡。实施健康中国云服务计划，构建健康医疗服务集成平台，提供远程会诊、远程影像、病理结果、心电诊断服务，健全检查检验结果互认共享机制。运用互联网手段，提高重大疾病和突发公共卫生事件应急能力，建立覆盖全国医疗卫生机构的健康传播和远程教育视频系统。完善全球公共卫生风险监测预警决策系统，建立国际旅行健康网络，为出入境人员提供旅行健康安全保障服务。

促进和规范健康医疗大数据应用。推进健康医疗临床和科研大数据应用，加强疑难疾病等重点方面的研究，推进基因芯片和测序技术在遗传性疾病诊断、癌症早期诊断和疾病预防检测中的应用，推动精准医疗技术发展。推进公共卫生大数据应用，全面提升公共卫生监测评估和决策管理能力。推动健康医疗相关的人工智能、生物三维打印、医用机器人、可穿戴设备及相关微型传感器等技术和产品在疾病预防、卫生应急、健康保健、日常护理中的应用，推动由医疗救治向健康服务转变。

**37.《国家中医药管理局关于印发中医药信息化发展"十三五"规划的通知》(国中医药规财发〔2016〕25号)**

发展目标：到2020年，中医药信息化水平显著提升，基本建成统一高效、互联互通、惠民便民的中医药信息业务平台，创新健康大数据应用，发展"互联网+中医药"，适应深化医改和中医药健康服务快速发展的需求，为实现"人人基本享有中医药服务"提供有力的信息支撑和技术保障。

中医药信息化基础设施条件显著增强。以国家、省级中医药数据中心建设为核心，建成中医药信息业务平台，与各级人口健康信息平台实现互联互通；中医医疗机构信息化基础设施得到进一步提升。

人民群众对中医药信息获得感明显提升。统筹中医药政务业务信息化建设，完善覆盖全人口、全生命周期的中医药信息业务平台，促进优质医疗资源下沉，中医药信息服务有效供给逐步增多优化，均衡化程度明显增强。

中医药信息化相关产业快速发展。中医药信息化新业态蓬勃发展，"互联网＋"中医医疗等新型医疗服务模式更加丰富，创新健康医疗大数据应用，推进数据采集、体质辨识、疾病诊断、养生保健、康复疗养、科普文化等健康服务产业蓬勃发展。

中医药信息化支撑体系优化完善。中医药信息化人才队伍不断壮大、水平不断提高；中医药信息标准体系不断完善，并在相关领域得到推广应用；中医药安全防护能力不断加强。

**38.《关于印发〈全民健康保障工程建设规划〉的通知》（发改社会〔2016〕2439号）**

在全国人口健康信息化总体框架下，按照《政务信息资源共享管理暂行办法》明确的政务信息资源共享要求实施建设。以省级为主体，按照区域人口健康信息平台应用功能指引，充分整合现有信息系统和数据资源，充分利用云计算、大数据等新兴信息技术，实现公共卫生、计划生育、医疗服务、医疗保障、药品管理、综合管理等六大业务应用系统的数据汇聚和业务协同。

**39.《"健康中国2030"规划纲要》（国务院公报〔2016〕32号）**

完善人口健康信息服务体系建设。全面建成统一权威、互联互通的人口健康信息平台，规范和推动"互联网＋医疗健康"服务，创新互联网健康医疗服务模式，持续推进覆盖全生命周期的预防、治疗、康复和自主健康管理一体化的国民健康信息服务。实施健康中国云服务计划，全面建立远程医疗应用体系，发展智慧健康医疗便民惠民服务。建立人口健康信息化标准体系和安全保护机制。做好公民入伍前与退伍后个人电子健康档案军地之间接续共享。到2030年，实现国家省市县四级人口健康信息平台互通共享、规范应用，人人拥有规范化的电子健康档案和功能完备的健康卡，远程医疗覆盖省市县乡四级医疗卫生机构，全面实现人口健康信息规范管理和使用，满足个性化服务和精准化医疗的需求。

推进健康医疗大数据应用。加强健康医疗大数据应用体系建设，推进基于区域人口健康信息平台的医疗健康大数据开放共享、深度挖掘和广泛应用。消除数据壁垒，建立跨部门跨领域密切配合、统一归口的健康医疗数据共享机制，实现公共卫生、计划生育、医疗服务、医疗保障、药品供应、综合管理等应用信息系统数据采集、集成共享和业务协同。建立和完善全国健康医疗数据资源目录体系，全面深化健康医疗大数据在行业治理、临床和科研、公共卫生、教育培训等领域的应用，培育健康医疗大数据应用新业态。加强健康医疗大数据相关法规和标准体系建设，强化国家、区域人口健康信息工程技术能力，制定分级分类分域的数据应用政策规范，推进网络可信体系建设，注重内容安全、数据安全和技术安全，加强健康医疗数据安全保障和患者隐私保护。加强互联网健康服务监管。

**40.《关于加强生育全程基本医疗保健服务的若干意见》（国卫妇幼发〔2016〕53号）**

将妇幼健康信息系统纳入区域卫生计生信息规划，加强信息化建设与管理，加强妇幼健康信息安全保护。做好重点地区妇幼健康服务监测，建立母婴安全数据定期报送制度，加强工作指导针对性。

**41.《国家中医药管理局关于印发中医药发展"十三五"规划的通知》（国中医药规财发〔2016〕25号）**

完善中医药标准体系。实施中医药标准化工程，重点开展中医基础通用标准、技术操作规范和疗效评价标准的制定、推广与应用。系统开展中医治未病标准、药膳制作标准等研究制定。健全完善中药质量标准体系，加强中药临床使用指南及道地药材、中药材种子种苗等领域标准制修订。加快国内标准向国际标准转化。提升标准化支撑能力，加强标准化专业技术组织建设，依托现有机构建立标准化研究中心，培养专家队伍。强化标准的应用推广，开展中医药标准应用评价。发挥学术组织、行业协会的作用，开展推广培训，推动中医药标准有效实施。

加快中医药信息化建设。推进政务信息化建设，实施全民健康保障信息化工程，实现重点业务信息共享。推进以中医电子病历为基础的中医医院信息化建设。构建基层医疗卫生机构中医馆健康信息云平台。推进"互联网＋中医药"行动计划，促进中医药各领域与互联网全面融合，实现远程医疗、移动医疗、智慧医疗等医疗服务模式创新。完善中医药信息统计制度建设，建立全国中医药综合统计网络直报体系。

**42.《国家卫生计生委办公厅关于印发医院信息平台应用功能指引的通知》（国卫办规划函〔2016〕1110号）**

本文件从惠民服务、医疗业务、医疗管理、运营管理、医疗协同、数据应用、移动医疗、信息安全、信息平台基础9个方面详细阐述了医院信息化的工作标准。

**43.《国家卫生计生委关于全面推进卫生计生政务公开工作的实施意见》（国卫办发〔2016〕30号）**

推进政府数据开放。各地各单位要建立卫生计生政府数据资源清单，制定开放目录，逐步推进卫生计生数据向企业、社会开放，促进数据资源的有效开发、应用和创新。加快建立统一的互联网卫生计生公共服务信息平台，推进大数据与网上政务大厅、卫生计生公共服务信息平台建设相结合，主动推动与其他部门互联共享。利用大数据支持群众企业申办卫生计生公共服务事项材料的历史共享、主题分析、同步分发和协同办理，指导开展定制化和个性化信息推送和业务办理，推进政府服务和政务公开模式创新。

提高信息化水平。积极推进卫生计生信息化建设，进一步提升信息公开服务水平。加快推进"互联网＋政务"，构建基于大数据支撑的卫生计生信息平台，实现跨地区信息交换与共享，对群众关心的政务服务信息进行一站式集中展示，促进各地预约诊疗、新农合跨地区结报、跨省计划生育证件办理等公共服务信息的公开。不断完善网上政务大厅建设，逐步扩大网上审批、查询、交费、办证、咨询、投诉、求助等服务项目的范围，为群众企业提供快捷、方便的政务服务。逐步建设完善卫生计生信用管理平台，并结合政府网站、微博微信等新媒体，及时公开行政许可和行政处罚信息，为公众提供基础性、公共性信息查询服务，逐步联通各省卫生计生信用信息平台，与其他部门开展信息共享，探索开展打击违规医疗广告、打击"号贩子"和"网络医托"等工作的联合惩戒。

**44.《国务院办公厅关于促进和规范健康医疗大数据应用发展的指导意见》（国办发〔2016〕47号）**

发展目标：到2017年底，实现国家和省级人口健康信息平台及全国药品招标采购业务应用平台互联互通，基本形成跨部门健康医疗数据资源共享共用格局。到2020年，建成国家医疗卫生信息分级开放应用平台，实现与人口、法人、空间地理等基础数据资源跨部门、跨区域共享，医疗、医药、医保和健康各相关领域数据融合应用取得明显成效；统筹区域布局，依托现有资源建成100个区域临床医学数据示范中心，基本实现城乡居民拥有规范化的电子健康档案和功能完备的健康卡，健康医疗大数据相关政策法规、安全防护、应用标准体系不断完善，适应国情的健康医疗大数据应用发展模式基本建立，健康医疗大数据产业体系初步形成、新业态蓬勃发展，人民群众得到更多实惠。

**45.《国务院办公厅关于促进医药产业健康发展的指导意见》（国办发〔2016〕11号）**

促进创新能力提升。加大科技体制改革力度，完善政产学研用的医药协同创新体系。加强原研药、首仿药、中药、新型制剂、高端医疗器械等创新能力建设，优化科技资源配置，打造布局合理、科学高效的科技创新基地。运用数据库、计算机筛选、互联网等信息技术，建设医药产品技术研发、产业化、安全评价、临床评价等公共服务平台。

开展智能医疗服务。发挥优质医疗资源的引领作用，鼓励社会力量参与，整合线上线下资源，规范医疗物联网和健康医疗应用程序（APP）管理。积极开展互联网在线健康咨询、预约诊疗、候诊提醒、划价缴费、诊疗报告查询等便捷服务。加强区域医疗卫生服务资源整合，鼓励医疗服务机构建立医疗保健信息服务平台，积极开展互联网医疗保健信息服务。引导医疗机构运用信息化、智能化技术装备，面向基层、偏远和欠发达地区，开展远程病理诊断、影像诊断、专家会诊、监护指导、手术指导等远程医疗服务。

**46.《国务院关于印发中医药发展战略规划纲要（2016—2030年）的通知》（国发〔2016〕15号）**

推动"互联网＋"中医医疗。大力发展中医远程医疗、移动医疗、智慧医疗等新型医疗服务模式。构建集医学影像、检验报告等健康档案于一体的医疗信息共享服务体系，逐步建立跨医院的中医医疗数据共享交换标准体系。探索互联网延伸医嘱、电子处方等网络中医医疗服务应用。利用移动互联网等信息技术提供在线预约诊疗、候诊提醒、划价缴费、诊疗报告查询、药品配送等便捷服务。

推进中医药信息化建设。按照健康医疗大数据应用工作部署，在健康中国云服务计划中，加强中医药大数据应用。加强中医医院信息基础设施建设，完善中医医院信息系统。建立对患者处方真实有效性的网络核查机制，实现与人口健康信息纵向贯通、横向互通。完善中医药信息统计制度建设，建立全国中医药综合统计网络直报体系。

**47.《国务院关于印发促进大数据发展行动纲要的通知》（国发〔2015〕50号）**

结合新型城镇化发展、信息惠民工程实施和智慧城市建设，以优化提升民生服务、激发社会活力、促进大数据应用市场化服务为重点，引导鼓励企业和社会机构开展创新应用研究，深入发掘公共服务数据，在城乡建设、人居环境、健康医疗、社会救助、养老服务、劳动就业、社会保障、质量安全、文化教育、交通旅游、消费维权、城乡服务等领域开展大数据应用示范，推动传统公共服务数据与互联网、移动互联网、可穿戴设备等数据的汇聚整合，开发各类便民应用，优化公共资源配置，提升公共服务水平。

医疗健康服务大数据。构建电子健康档案、电子病历数据库，建设覆盖公共卫生、医疗服务、医疗保障、药品供应、计划生育和综合管理业务的医疗健康管理和服务大数据应用体系。探索预约挂号、分级诊疗、远程医疗、检查检验结果共享、防治结合、医养结合、健康咨询等服务，优化形成规范、共享、互信的诊疗流程。鼓励和规范有关企事业单位开展医疗健康大数据创新应用研究，构建综合健康服务应用。

**48.《国务院关于积极推进"互联网＋"行动的指导意见》（国发〔2015〕40号）**

推广在线医疗卫生新模式。发展基于互联网的医疗卫生服务，支持第三方机构构建医学影像、健康档案、检验报告、电子病历等医疗信息共享服务平台，逐步建立跨医院的医疗数据共享交换标准体系。积极利用移动互联网提供在线预约诊疗、候诊提醒、划价缴费、诊疗报告查询、药品配送等便捷服务。引导医疗机构面向中小城市和农村地区开展基层检查、上级诊断等远程医疗服务。鼓励互联网企业与医疗机构合作建立医疗网络信息平台，加强区域医疗卫生服务资源整合，充分利用互联网、大数据等手段，提高重大疾病和突发公共卫生事件防控能力。积极探索互联网延伸医嘱、电子处方等网络医疗健康服务应用。鼓励有资质的医学检验机构、医疗服务机构联合互联网企业，发展基因检测、疾病预防等健康服务模式。

促进智慧健康养老产业发展。支持智能健康产品创新和应用，推广全面量化健康生活新方式。鼓励健康服务机构利用云计算、大数据等技术搭建公共信息平台，提供长期跟踪、预测预警的个性化健康管理服务。发展第三方在线健康市场调查、咨询评价、预防管理等应用服务，提升规范化和专业化运营水平。依托现有互联网资源和社会力量，以社区为基础，搭建养老信息服务网络平台，提供护理看护、健康管理、康复照料等居家养老服务。鼓励养老服务机构应用基于移动互联网的便携式体检、紧急呼叫监控等设备，提高养老服务水平。

**49.《国务院办公厅关于印发全国医疗卫生服务体系规划纲要（2015—2020年）的通知》（国办发〔2015〕14号）**

云计算、物联网、移动互联网、大数据等信息化技术的快速发展，为优化医疗卫生业务流程、提高服务效率提供了条件，必将推动医疗卫生服务模式和管理模式的深刻转变。

开展健康中国云服务计划，积极应用移动互联网、物联网、云计算、可穿戴设备等新技术，推动惠及全民的健康信息服务和智慧医疗服务，推动健康大数据的应用，逐步转变服务模式，提高服务能力和管理水平。加强人口健康信息化建设，到2020年，实现全员人口信息、电子健康档案和电子病历三大数据库基本覆盖全国人口并信息动态更新。全面建成互联互通的国家、省、市、县四级人口健康信息平台，实现公共卫生、计划生育、医疗服务、医疗保障、药品供应、综合管理等六大业务应用系统的互联互通和业务协同。积极推动移动互联网、远程医疗服务等发展。普及应用居民健康卡，积极推进居民健康卡与社会保障卡、金融IC卡、市民服务卡等公共服务卡的应用集成，实现就医"一卡通"。依托国家电子政务网，构建与互联网安全隔离，联通各级平台和各级各类卫生计生机构，高效、安全、稳定的信息网络。建立完善人口健康信息化标准规范体系。加强信息安全防护体系建设。实现各级医疗服务、医疗保障与公共卫生服务的信息共享与业务协同。

**50.《国务院关于促进云计算创新发展培育信息产业新业态的意见》（国发〔2015〕5号）**

充分发挥云计算对数据资源的集聚作用，实现数据资源的融合共享，推动大数据挖掘、分析、应用和服务。开展公共数据开放利用改革试点，出台政府机构数据开放管理规定，在保障信息安全和个人隐私的前提下，积极探索地理、人口、知识产权及其他有关管理机构数据资源向社会开放，推动政府部门间数据共享，提升社会管理和公共服务能力。重点在公共安全、疾病防治、灾害预防、就业和社会保障、交通物流、教育科研、电子商务等领域，开展基于云计算的大数据应用示范，支持政府机构和企业创新大数据服务模式。充分发挥云计算、大数据在智慧城市建设中的服务支撑作用，加强推广应用，挖掘市场潜力，服务城市经济社会发展。

**51.《基于居民健康档案的区域卫生信息平台技术规范》(WS/T 448-2014)**

本标准规定了基于居民健康档案的区域卫生信息平台的技术架构，区域卫生信息平台注册服务、健康档案整合服务、健康档案存储服务、健康档案管理服务、健康档案调阅服务、健康档案协同服务、区域卫生信息平台信息安全与隐私保护等关键技术要求、区域卫生信息平台IT基础设施建设机构接入要求和性能要求等。本标准不描述基于区域卫生信息平台应用的具体要求。本标准适用于区域卫生信息平台的建设，以及相关医疗卫生机构接入区域卫生信息平台。

**52.《关于加快推进人口健康信息化建设的指导意见》(国卫规划发〔2013〕32号)**

统筹人口健康信息资源，强化制度、标准和安全体系建设，有效整合和共享全员人口信息、电子健康档案和电子病历三大数据库资源，实现公共卫生、计划生育、医疗服务、医疗保障、药品管理、综合管理等六大业务应用，建设国家、省、地市和县四级人口健康信息平台，以四级平台作为六大业务应用纵横连接的枢纽，以居民健康卡为群众享受各项卫生计生服务的联结介质，形成覆盖各级各类卫生计生机构（含中医药机构，下同）高效统一的网络，实现业务应用互联互通、信息共享、有效协同。

以业务和管理需求为导向，全面建成实用、共享、安全的人口健康信息网络体系，为深化医药卫生体制改革，有效落实计划生育基本国策，促进中医药事业发展，提高卫生计生服务与管理水平，实现人人享有基本医疗卫生服务目标提供有力的信息技术支撑和保障。

**53.《国务院关于推进物联网有序健康发展的指导意见》(国发〔2013〕7号)**

改善社会管理，提升公共服务。在公共安全、社会保障、医疗卫生、城市管理、民生服务等领域，围绕管理模式和服务模式创新，实施物联网典型应用示范工程，构建更加便捷高效和安全可靠的智能化社会管理和公共服务体系。发挥物联网技术优势，促进社会管理和公共服务信息化，扩展和延伸服务范围，提升管理和服务水平，提高人民生活质量。

强化资源整合，促进协同共享。充分利用现有公共通信和网络基础设施开展物联网应用。促进信息系统间的互联互通、资源共享和业务协同，避免形成新的信息孤岛。重视信息资源的智能分析和综合利用，避免重数据采集、轻数据处理和综合应用。加强对物联网建设项目的投资效益分析和风险评估，避免重复建设和不合理投资。

**54.《国家中医药管理局关于印发中医药信息化建设"十二五"规划的通知》(国中医药办发〔2012〕28号)**

建设目标：到2015年，中医药信息化取得明显进展，依托国家综合卫生管理信息平台，基本构建统一高效的国家、省、区域（地市或县级）三级中医药信息平台，满足各级中医药管理部门业务应用的需要；基于信息平台的中医药电子政务系统、中医药综合统计管理系统、中医药公共信息服务系统、中医药医疗服务信息系统、中医药预防保健信息系统等初步建成，形成一批覆盖中医药主要业务的应用系统；中医药数据资源库和中医药信息标准体系基本建立，进一步推进中医药信息资源共享、互联互通；建立一支中医药信息化专业复合型人才队伍，为中医药信息化工作开展提供必要的人才保障。

**55.《卫生部办公厅关于加强卫生统计与信息化人才队伍建设的意见》（卫办综发〔2012〕43号）**

本文件要求充分认识加强卫生统计与信息化人才队伍建设的重要性和紧迫性，确立人才优先发展战略，创新卫生统计与信息化人才的培养、选拔和使用制度及机制，增加人才总量，提升人员素质，为全面完成卫生统计与卫生信息化工作任务提供重要的人才保障。

**56.《卫生部办公厅关于印发〈重性精神疾病信息管理办法〉的通知》（卫办疾控发〔2012〕81号）**

为规范重性精神疾病信息管理与利用，确保患者信息安全，充分发挥信息对制定精神卫生政策的支持作用，根据《中华人民共和国统计法》《重性精神疾病管理治疗工作规范（2012年版）》，制定《重性精神疾病信息管理办法》。

**57.《关于加强卫生信息化建设的指导意见》（卫办发〔2012〕38号）**

卫生信息化建设的总体框架。建设国家、省、区域（地市或县级）三级卫生信息平台，加强公共卫生、医疗服务、医疗保障、药品供应保障和综合管理5项业务应用系统，建设居民电子健康档案、电子病历2个基础数据库和一个业务网络，将三级卫生信息平台作为横向联系的枢纽，整合5项业务的纵向功能和应用，以居民健康卡为联结介质，促进互联互通，实现资源共享。到2015年，初步建立全国卫生信息化基本框架。到2020年，建立完善实用共享、覆盖城乡的全国卫生信息化网络和应用系统，为实现人人享有基本医疗卫生服务目标提供有力的技术支撑

工作目标：优化公共卫生、医疗服务、医疗保障、药品供应保障等工作流程，通过居民健康卡和互联互通、信息共享的卫生信息网络，动态更新居民电子健康档案和电子病历，满足居民预约挂号、享受连续的预防、保健、医疗、康复等一系列服务，并参与个人健康管理的需要；规范医疗卫生服务行为，提高服务质量和效率，提高基层尤其是边远地区的医疗卫生服务水平；建立信息共享的疫情报告、医疗服务、血液保障、卫生应急、卫生监督、卫生统计等信息系统，实时生成汇总数据，实现对卫生工作的实时监督、动态管理、科学决策。

**58.《卫生部关于印发〈卫生行业信息安全等级保护工作的指导意见〉的通知》（卫办发〔2011〕85号）**

工作目标：依据国家信息安全等级保护制度，遵循相关标准规范，在卫生行业全面开展信息安全等级保护定级备案、建设整改和等级测评等工作，明确信息安全保障重点，落实信息安全责任，建立信息安全等级保护工作长效机制，切实提高卫生行业信息安全防护能力、隐患发现能力、应急处置能力，为卫生信息化健康发展提供可靠保障，全面维护公共利益、社会秩序和国家安全。

**59.《卫生部办公厅、工业和信息化部办公厅关于印发〈关于做好传染病治疗药品和急救药品类基本药物供应保障工作的意见〉的通知》（卫办药政发〔2011〕139号）**

建立短缺药品信息平台。省级卫生行政部门要会同工业和信息化主管部门充分利用现有药品集中采购平台，进一步拓展服务功能，增设动态更新的短缺药品信息功能，主动发布短缺药品品种、企业生产经营情况、省内库存和储备等信息，充分利用短缺药品现有市场资源，互通有无，保障临床用药需求。

**60.《卫生部关于印发〈卫生监督信息报告管理规定（2011年修订版）〉的通知》（卫监督发〔2011〕63号）**

卫生部负责统筹规划全国卫生监督信息报告系统的建设，规定卫生监督信息报告的范围、内容、

信息标准和方式，建立健全卫生监督信息报告管理制度。

县级以上地方卫生行政部门负责建立健全辖区内卫生监督信息报告管理制度，组织实施信息报告系统建设，协调落实卫生监督信息报告工作，对卫生监督信息报告工作开展监督检查和考核评估。省级卫生行政部门负责省级卫生监督数据资源中心的建设。

卫生部卫生监督中心负责建立国家级卫生监督信息报告系统网络平台及数据资源中心；负责全国卫生监督信息报告的业务管理和培训指导；负责全国卫生监督信息的收集、报告、汇总、分析和反馈；负责卫生监督信息报告系统的运行维护和数据安全。县级以上地方卫生监督机构负责辖区内卫生监督信息报告的业务管理和培训指导；负责辖区内卫生监督信息的收集、报告、汇总、分析和反馈；负责本级信息报告网络系统的运行维护和数据安全。

**61.《卫生部办公厅关于印发〈电子病历系统功能应用水平分级评价方法及标准（试行）〉的通知》（卫办医政发〔2011〕137号）**

以电子病历为核心的医院信息化建设是公立医院改革的重要内容之一，为保证我国以电子病历为核心的医院信息化建设工作顺利开展，逐步建立适合我国国情的电子病历系统应用水平评估和持续改进体系，制定本分级评价方法和标准。

《电子病历系统功能应用水平分级评价方法及标准（试行）》提出，电子病历系统应用水平划分为8个等级，0级最低，7级最高。每一等级的标准包括电子病历系统局部的要求和整体信息系统的要求。具体来讲，对电子病历系统应用水平分级主要从3个方面进行评价：电子病历系统功能状态，电子病历系统有效应用范围，电子病历系统应用的基础环境。

**62.《医疗卫生服务单位信息公开管理办法（试行）》（卫生部令第75号）**

为保障公民、法人和其他组织依法获取医疗卫生服务单位信息，提高医疗卫生服务工作的透明度，促进医疗卫生服务单位依法执业，诚信服务，根据《中华人民共和国政府信息公开条例》和有关卫生法律法规，制定《医疗卫生服务单位信息公开管理办法（试行）》。

卫生部、国家中医药管理局负责统筹指导全国医疗卫生服务单位信息公开工作。县级以上地方人民政府卫生、中医药行政管理部门负责推进、指导、协调、监督本行政区域内医疗卫生服务单位信息公开工作。

医疗卫生服务单位公开信息，应当按照规定权限和程序，遵循公正、公平、便民的原则，做到公开内容真实，公开程序规范。医疗卫生服务单位若发现与自身相关的、可能扰乱社会管理秩序的虚假或者不完整信息，应当及时发布准确的信息予以澄清。

医疗卫生服务单位应当建立健全信息发布保密审查机制，明确审查的责任和程序。信息公开前，应当依照国家保密法律法规和有关规定对拟公开的信息进行保密审查。

医疗卫生服务单位应当将开展信息公开工作所需经费纳入年度预算，保障有关工作正常进行。

**63.《卫生部办公厅关于开展结直肠癌病例信息登记工作的通知》（卫办医政函〔2011〕428号）**

为进一步规范我国结直肠癌诊疗行为，不断提高我国结直肠癌规范化诊疗水平，加强结直肠癌诊疗质量管理和控制，提高医疗质量，保障医疗安全，按照《卫生部办公厅关于开展常见肿瘤性疾病病例信息登记工作的通知（卫办医政函〔2010〕681号）》要求，经研究，卫生部决定在全国开展结直肠癌病例信息登记工作。

**64.《卫生部关于印发〈电子病历系统功能规范（试行）〉的通知》（卫医政发〔2010〕114号）**

本规范是医疗机构建立和完善电子病历系统的功能评价标准，侧重于提高医疗质量、保障医疗安全、提高医疗效率相关的重要功能，不涉及实现各项功能的技术和方式。

电子病历系统功能分为必需、推荐和可选3个等级。必需功能是指电子病历系统必须具备的功能；推荐功能是指电子病历系统目前可以暂不具备，但在下一步发展中应当重点扩展的功能；可选功能是指为进一步完善电子病历系统，医疗机构根据实际情况选择实现的功能。

**65.《中共中央国务院关于深化医药卫生体制改革的意见》（中发〔2009〕6号）**

建立实用共享的医药卫生信息系统。大力推进医药卫生信息化建设。以推进公共卫生、医疗、医保、药品、财务监管信息化建设为着力点，整合资源，加强信息标准化和公共服务信息平台建设，逐步实现统一高效、互联互通。

加快医疗卫生信息系统建设。完善以疾病控制网络为主体的公共卫生信息系统，提高预测预警和分析报告能力；以建立居民健康档案为重点，构建乡村和社区卫生信息网络平台；以医院管理和电子病历为重点，推进医院信息化建设；利用网络信息技术，促进城市医院与社区卫生服务机构的合作。积极发展面向农村及边远地区的远程医疗。

**66.《关于做好互联网医疗保健信息服务管理工作的通知》（卫办新发〔2009〕119号）**

为贯彻落实《中共中央办公厅国务院办公厅关于进一步净化社会文化环境促进未成年人健康成长的若干意见》（中办发〔2009〕6号）精神和全国净化社会文化环境工作会议要求，根据《互联网信息服务管理办法》，卫生部制定了《互联网医疗保健信息服务管理办法》（卫生部令第66号），从2009年7月1日起施行。

要求各省、自治区、直辖市卫生行政部门、中医药管理部门应当明确本部门负责互联网医疗保健信息服务管理的处室，结合本地实际情况，制定具体的管理办法和工作制度，加强本行政区域内互联网医疗保健信息服务管理的受理、审核、复核和日常监管工作。各地应当将互联网医疗保健信息服务管理工作的办事指南在部门网站上登载，并推进该项工作的在线受理、审核等。

**67.《互联网医疗保健信息服务管理办法》（卫生部令第66号）**

为规范互联网医疗保健信息服务活动，保证互联网医疗保健信息科学、准确，促进互联网医疗保健信息服务健康有序发展，根据《互联网信息服务管理办法》，制定《互联网医疗保健信息服务管理办法》。

在中华人民共和国境内从事互联网医疗保健信息服务活动，适用本办法。本办法所称互联网医疗保健信息服务是指通过开办医疗卫生机构网站、预防保健知识网站或者在综合网站设立预防保健类频道向上网用户提供医疗保健信息的服务活动。开展远程医疗会诊咨询、视频医学教育等互联网信息服务的，按照卫生部相关规定执行。

互联网医疗保健信息服务分为经营性和非经营性2类。经营性互联网医疗保健信息服务，是指向上网用户有偿提供医疗保健信息等服务的活动。非经营性互联网医疗保健信息服务，是指向上网用户无偿提供公开、共享性医疗保健信息等服务的活动。

从事互联网医疗保健信息服务，在向通信管理部门申请经营许可或者履行备案手续前，应当经省、自治区、直辖市人民政府卫生行政部门、中医药管理部门审核同意。

**68.《信息安全等级保护管理办法》（公通字〔2007〕43号）**

《信息安全等级保护管理办法》指出，信息系统建设完成后，运营、使用单位或者其主管部门应当选择符合本办法规定条件的测评机构，依据《信息系统安全等级保护测评要求》等技术标准，定期对信息系统安全等级状况开展等级测评。第三级信息系统应当每年至少进行一次等级测评，第四级信息系统应当每半年至少进行一次等级测评，第五级信息系统应当依据特殊安全需求进行等级测评。信息系统运营、使用单位及其主管部门应当定期对信息系统安全状况、安全保护制度及措施的落实情况进行自查。第三级信息系统应当每年至少进行一次自查，第四级信息系统应当每半年至少进行一次自查，第五级信息系统应当依据特殊安全需求进行自查。经测评或者自查，信息系统安全状况未达到安全保护等级要求的，运营、使用单位应当制定方案进行整改。

**69.《2006—2020年国家信息化发展战略》（中办发〔2006〕11号）**

加强医疗卫生信息化建设。建设并完善覆盖全国、快捷高效的公共卫生信息系统，增强防疫监控、应急处置和救治能力。推进医疗服务信息化，改进医院管理，开展远程医疗。统筹规划电子病历，促进医疗、医药和医保机构的信息共享和业务协同，支持医疗体制改革。

（刘宇薇　刘靓靓　任慧玲）